기초투석 HAND BOOK

Authorized translation from the Japanese language edition, entitled
透析ハンドブック 第5版
ISBN 978-4-260-03447-0
監修：小川 洋史/岡山 ミサ子/宮下 美子
編集：新生会第一病院在宅透析教育センター
published by IGAKU-SHOIN LTD., TOKYO Copyright ⓒ 2018

기초투석 HAND BOOK

제 2 판

editorial supervised by: Hiroshi Ogawa/Misako Okayama/Yoshiko Miyashita

edited by: Center for Continuous Ambulatory Peritoneal Dialysis,
Shinseikai Daiichi Hospital

편 역: 강성귀 · 박재홍 · 문치영 · 장용범

고려의학 医学書院
KOMB Korea Medical Book Publishing Company

편저자 머리말

대한민국에 혈액투석이 도입된 것은 1960년대이다. 1969년에 최초로 콩팥이식수술에 성공하였고, 1980년 초에 지속적 복막투석요법이 보급되기 시작하였으며, 2000년에는 전 국민 의료보험통합시행법이 실시되면서 혈액투석의 의료보험 혜택을 크게 받게 되었다.

2019년 대한신장학회의 발표에 의하면 2018년 말 우리나라에서 콩팥대치요법을 받고 있는 환우의 총수는 103,984명으로 혈액투석 77,617명, 복막투석 6,248명, 신장이식 20,119명이다. 또한 전국에 분포된 투석센터가 983개소이고, 투석기는 28,355대에 이른다.

혈액투석 의료환경은 주 3회를 기본으로 1992년 31.0%이던 것이 현재는 91.2%로 크게 증가하였다. 이와 같은 투석환자 증가의 원인으로는 원인질환이 당뇨병성신증의 증가(48.8%), 국민 전체의 고령화와 투석환자의 고령화(평균 57.2세) 및 투석환자의 장기생존율 증가에 따른 것이다. 그러나 최근 투석환자의 1년 생존율은 94.7%로 좋아졌지만, 10년 생존율은 54.5%로 장기적인 예후는 악화되고 있는 현실이다(그림 3-2).

만성질환 치료의 기본은 환자 스스로 자신의 병을 관리해야한다. 그렇기 때문에 좋은 치료효과를 위해서는 의료진의 치료도 중요하지만 환자 스스로 가진 병의 성질과 치료의 기본을 아는 것이 대단히 중요하다. 그래서 이 책은 일본의 小川洋史 등이 감수한 투석핸드북(제5판)을 기초하여 우리나라의 실정에 맞추어 저술하였다. 저자들은 인공신장실에서 수 년간의 임상경험을 토대로 하여 투석관리에 중점을 두고 간결하고 명료하게 기술하는 것을 원칙으로 하였기 때문에 의료인 뿐만 아니라 투석환우들도 이해하기가 퍽 쉬울 것이다.

좋은 투석, 특히 예후가 좋은 투석을 위하여, 투석을 실시하는 투석간호사를 포함한 의료인과 의학도들은 기본을 충실하게 배워야 한다. 그리고 언젠가는 환우들을 위하여 배운 것을 유용하게 쓸 수 있게 될 것이라고 믿는다. 또한 투석환자 스스로도 자신의 병을 이해하고 치료에 대하여 적극적으로 참여함으로써 좋은 예후를 기대할 수 있다. 따라서 이 책은 투석치료 효과의 향상과 함께 삶의 질의 향상에도 반드시 도움이 될 것이라고 생각한다. 환우 여러분의 보다 충실한 투석치료를 바라는 바이다.

끝으로 이 책자가 출판되어 나오기까지 적극적으로 수고하여 주신 고려의학 최병진 사장과 여러분께 고마움을 드린다.

2019년 10월

강성귀 · 박재홍 · 문치영 · 장용범

제5판 서문

1985년에『투석 핸드북』초판이 간행되었습니다. 1991년에 제 2판, 2000년에 제 3판, 2009년에 제4판이 이어 출간되었습니다. 그리고 이번 2018년에 제 5판이 간행되었습니다. 제 5판에서는 지금까지의 『투석 핸드북』과는 전혀 달리 대상을 투석환자보다 의학을 공부하는 학생과 의료인용으로 전환하였습니다.

2009년부터 2018년 사이 우리나라의 투석의료는 크게 변화하고 있습니다. 2015년 12월말 우리나라의 만성투석인구는 324,966명이었습니다. 일본투석의학회 통계조사위원회의 발표에 의하면 2021년 348,873명으로 최대가 된 후 감소추세로 돌아설 것이라고 추계하고 있습니다.

1998년에는 투석을 통해 유입된 1차 질환의 제 1위였던 만성사구체신염을 제치고 당뇨병성신장증이 그 자리를 차지하게 되었고, 2011년의 투석환자 총수에서도 역시 당뇨병성신장증이 만성사구체신염을 넘어서고 있습니다. 만성사구체신염의 도입은 감소하고 있지만, 신경성경화증의 투석도입은 서서히 증가하고 있습니다. 2015년 12월말 도입환자의 1차 질환 비율은 만성사구체신염 16,9%, 간경화 14,2%로 많은 차이를 보이지 않고 있습니다.

당뇨병, 고혈압증이라고하는 전신질환에 문제를 일으키는 다른 질병들이 신장병을 일으킨 경우 뇌, 심장, 말초혈관에도 이미 영향을 미치고 있는 상태입니다. 이 때문에 투석환자의 기대수명이 10년 이상 되는 장기적인 생존의 예후는 낮아지는 추세에 있습니다. 또 장기생존의 예후저하에는 고령화도 한 요인이 되고 있습니다. 도입연령이 해마다 상승하여 2015년 12월 말에는 69.2세가 되었습니다. 따라서 투석환자의 고령화로 재택생활을 유지하기 위한 근력저하, 근육량 감소, 저 영양의 문제도 대두되고 있습니다.

질병의 변화는 시간이 지남에 따라 그리고 사회구조의 변화와 함께 나타납니다. 변화에 대처하는 능력을 얻기 위해서는 근본적인 능력이 중요합니다. 이 『투석 핸드북』은 기본적인 능력에 초점을 맞추었으며 초판부터의 전통에 대한 간결하고 명확한 묘사는 변하지 않았습니다. 이 책을 활용하여 내일의 의료를 담당하는 훌륭한 의료인이 되어 주시기 바랍니다.

2018년 1월 25일

신생회 제일 병원 원장
오가와 히로시사(小川　洋史)

초판을 내면서

신생회에서 신 장애자 여러분들께 자주관리투석을 원활하게하기 위한 교과서를 드릴 수 있게 된 것을 진심으로 기쁘게 생각합니다. 이 책은 우리 신생회의 교육훈련센터에서 개발한 것으로 실무 간호사를 중심으로 한 의료팀에 의하여 작성된 것입니다.

신생회의 자주 관리투석은 오랜 세월에 걸쳐 실행해오는 동안 쌓아온 비법이라고 할 수 있습니다. 의료팀은 장애자 여러분이 가지고 있는 힘과 역량을 면밀하게 살피고, 말 하나 하나가 여러분에게 잘 이해되고 있는지 아닌지를 생각하면서 이 책을 만들었습니다. 그렇기 때문에 이 교과서는 여러분들과 같은 장애를 여러분들보다 일찍부터 가진 선배장애인들과 함께 만든 교과서라고 할 수 있습니다.

처음 자주 관리의 투석을 하시는 장애인 여러분께서는 과연 자신이 이런 훈련을 할 수 있을까 하고 생각하실 것입니다. 그러나 의료팀과 협력아래 충분히 할 수 있는 일입니다. 장애인 여러분은 모두 훌륭한 사회인으로 자립능력을 가지고 있기 때문입니다. 의료팀은 이 교과서를 이용하여 자주 관리투석을 하고 있는 여러분들의 모습을 보는 것을 최대의 자랑과 기쁨으로 생각하기 때문에 밤낮을 가리지 않고 열심히 연구하고 있는 것입니다. 현재도 이 교과서를 기초로 하여 도시와 멀리 떨어진 외진 지방에서도 가정투석프로그램을 행하고 있음은 여러분들이 잘 아시는 일일 것입니다.

신생회가 여러 해 동안 마음을 다하여 만들어 온 이 교과서를 투석을 받고 있는 장애자 여러분은 물론 투석의료에 종사하는 많은 의료인들께서도 읽어보시면 좋겠습니다. 그리하여 한 사람이라도 더 많은 사람들이 장애를 딛고 사회에 복귀하여 안정되고 행복한 생활을 할 수 있게 되기를 진심으로 바랍니다.

1985년 5월

오타와 굉(太田　和宏)

처음에….

우리 병원이 신장병 전문병원으로 시작한지 47년이 지났다. 이 책은 병원 개원 이래 활발히 활동하고 있는 자가진단 투석팀의 실천을 바탕으로 한 책이다. 이후 관련 직원들은 세대교체 되었지만 자기 관리지원을 통하여 많은 환자와 가족 관계자와 함께 성장하면서 오늘날까지 계승되어 왔다.

초판부터 제4판 까지는 환자와 가족이 자기관리 향상, 의료 이용에 도움이 되기를 바라고 또 의료인들도 활용할 수 있도록 출판하였다. 이번 제 5판은 의료인을 대상으로 편집하여 투석실에서 근무하는 분이나. 병동 · 재택 등 여러 곳에서 신부전 환자에 관여하는 의료인들의 기본적인 지식을 포함시켜 사진이나 컬라 일러스트를 넣어 보기 쉽도록 하였다. 그러나 지금까지와 같이 우리는 신부전환자들이 자신의 신체나 질병에 대해 더 많이 알고, 투석을 하면서 더 나은 삶을 살기를 바라고 있다.

신장병 영역의 의료진을 둘러싼 환경이 변화하고 있다. 혈액투석 뿐 아니라 만성신장질환의 범위도 확대되고 있다. 투석치료 지도 간호사들도 만성신장질환 치료 강사로 이름을 바꾸면서 투석 인증간호사와 만성질환 치료간호 간호사의 수를 늘리고, 신장질환 치료 강사 자격을 신설했다. 임상엔지니어 협회는 혈액정화를 위해 전문 임상 엔지니어들을 인증하는 시스템을 갖추고 있다. 이곳은 고도로 전문화된 분야이지만, 이 책은 첫 단계부터 도입가이드로 활용하기 위한 것이다. 이 책의 초판 이후 33년 동안 저자는 이 책을 사용한 많은 환자들과 의료인들이 이용하고 있어 저자 모두에게 감사하고 있다.

이 책을 세상에 내보낼 때는 당사 의학서원에 재적하고 있던 노누가 마사오씨가 출판을 권유해 주셨고, 초판부터 이번 개정판까지 나나오 키요시씨를 통하여 한번 이상의 지원을 받았다. 나나오씨는 본서의 시리즈인『생활과투석』,『CAPD핸드북』,『재택혈액투석핸드북』,『당뇨병핸드북』등 환자나 의료인을 위한 책도 함께 출판해왔다. 또 초판부터 이번 개정판까지 지도를 아끼지 않으신 전 원장 사이토 아키라씨, 전 간호부장 이케이 미야코씨, 곤도 시게코씨, 이나다 키요미씨, 전 간호사 나가호소노 요코씨, 타마부치 메구미씨께 진심으로 감사를 드린다. 그리고 제 1판부터 이 책을 만들어 출판하는 일에 관여하신 많은 분들께 깊은 감사를 표한다.

2018년 1월 말

집필자 일동

차례

1

신장의 구조와 기능

신장은 소변을 어떻게 만드는가?

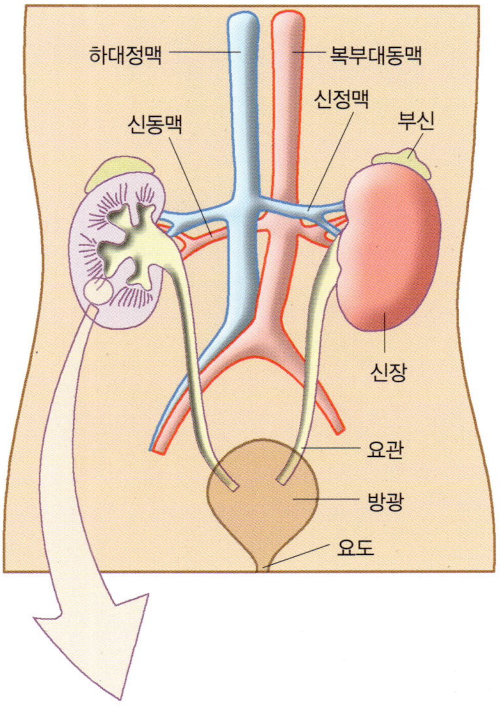

신장은 배(복부)의 뒤쪽에 좌우로 1개씩 있는 복막 장기이다. 오른쪽 신장은 간의 바로 밑, 왼쪽 신장보다 2~3 cm 낮은 위치에 있다. 신장의 모양은 누에 콩 모양으로 지름 11 cm, 짧은 지름 6 cm, 두께 3 cm이다. 1개의 무게는 약 100 g이고 주먹만한 정도의 크기이다.

신장 위에는 지방으로 덮인 부신이 있다.

신장의 혈관은 복부 대동맥에서 갈라진 혈관이 신장에 들어가 심박출량의 1/4의 대량의 혈액이 들어와서 신장을 통한 혈액은 신장정맥으로부터 하대정맥으로 돌아온다.

신장의 일부를 확대해 보면 아래 그림과 같은 형태를 하고 있다. 머리에는 '보우만'이라고 불리는 주머니가 있고, 그 안에는 가는 혈관이 실 꾸러미 같은 상태로 된 사구체가 들어 있다. 사구체의 총 표면적은 1.2~1.5 m^2로 이곳에서 혈액을 걸러(여과) 요세관으로 보낸다. 요세관 1개의 길이는 4~5 cm이고, 콩팥 총 요세관을 이으면 약 110 km가 된다. 보우만씨낭 · 사구체 및 요세관을 총칭해서 네프론이라고 한다. 2개의 신장에는 약

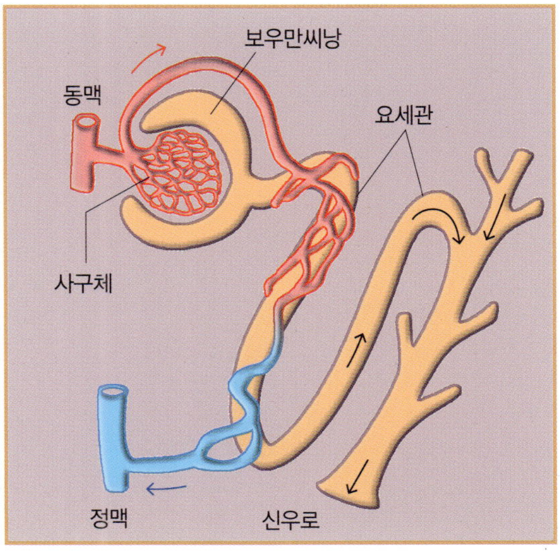

200만 개의 네프론이 있어 혈액의 불순물을 없애는 중요한 기능을 하고 있다.

이와 같이 네프론에서 만들어진 소변은 요관을 통해 방광으로 보낸다. 방광에 모인 소변은 '소변이 마렵다'고 느껴지면 요도를 통해 몸 밖으로 내보낸다.

네프론의 기능

사구체의 벽에는 눈에 보이지 않는 작은 구멍이 있다. 혈액 중 혈구나 단백은 그 구멍보다 커서 넘쳐 나오지 않지만, 그 외 것(Na, K, 수분, BUN, Cr 등)은 가지고 나와 보우만낭에서 나와 요세관으로 들어간다. 요세관에서 몸에 필요한 것은 선택적으로 혈액으로 재흡수되어 몸에 필요 없는 것 여분의 수분, BUN · Cr 등 최종적으로 소변에 섞어 배출시킨다.

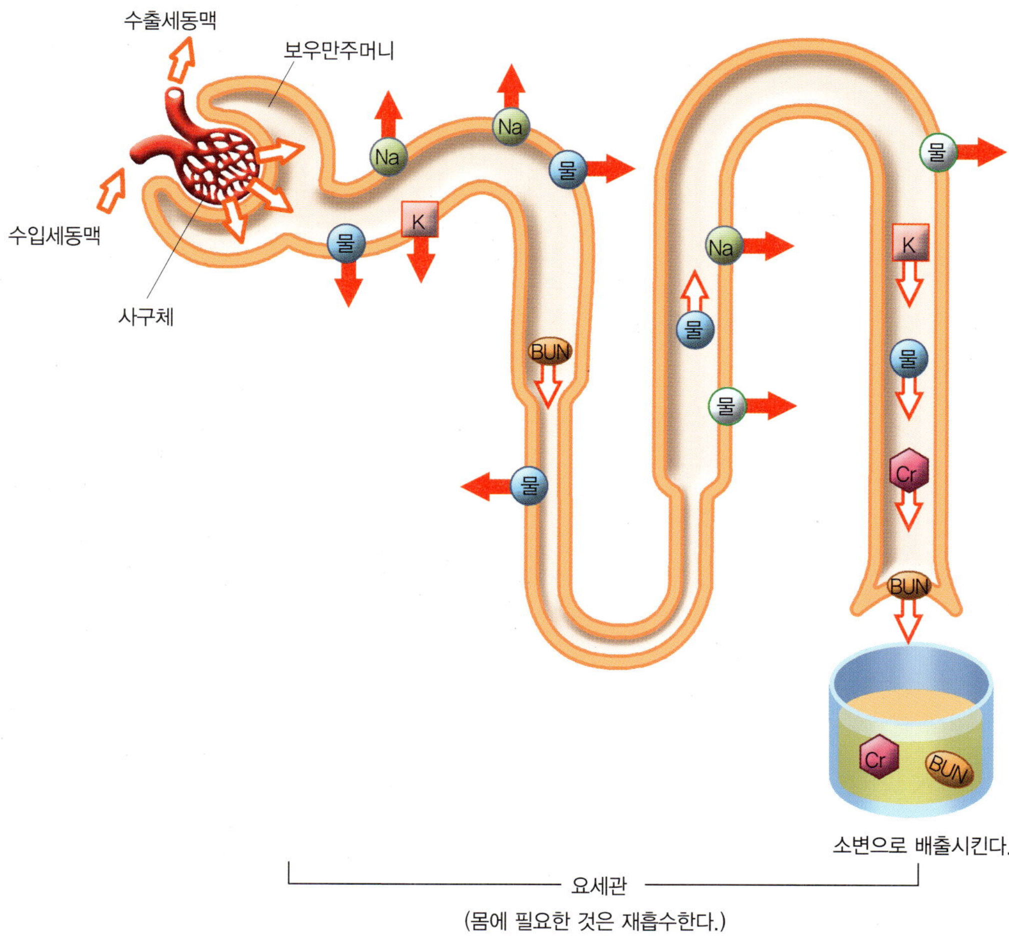

- 신장의 기능은 사구체여과량(GFR)으로 나타낼 수 있다. GFR은 1분 동안 사구체가 혈액을 여과하는 양을 말한다. 신장 기능이 떨어지면 GFR은 저하되고, 만성 신부전에서는 사구체나 요세관에 장애가 일어나서 혈뇨나 단백뇨가 나오거나 몸에 필요 없는 것이 고이게 된다. 따라서 몸은 균형을 잃게 되어 여러 가지 증상이 나타난다.

심장에서 내보낸 혈액이 소변이 될 때까지

신장은 소변을 만들기 위해서 혈액을 여과해, 몸에 필요 없는 것을 선별한다. 그중에서 몸에 필요한 물질을 재흡수하기 위해 많은 혈액을 필요로 한다. 심장에서 하루에 약 6,000 L의 혈액이 전신을 순환한다. 그중 신장에는 하루 약 1,500 L의 혈액이 흘러들어와 사구체 하나하나에 들어가 여과되고, 여과된 나머지는 소변으로 만들어진다. 이 소변은 하루 약 150 L이며, 요세관 소변은 요세관에서 99%가 재흡수되고 나머지 1%인 약 1.5 L가 소변으로 배설된다.

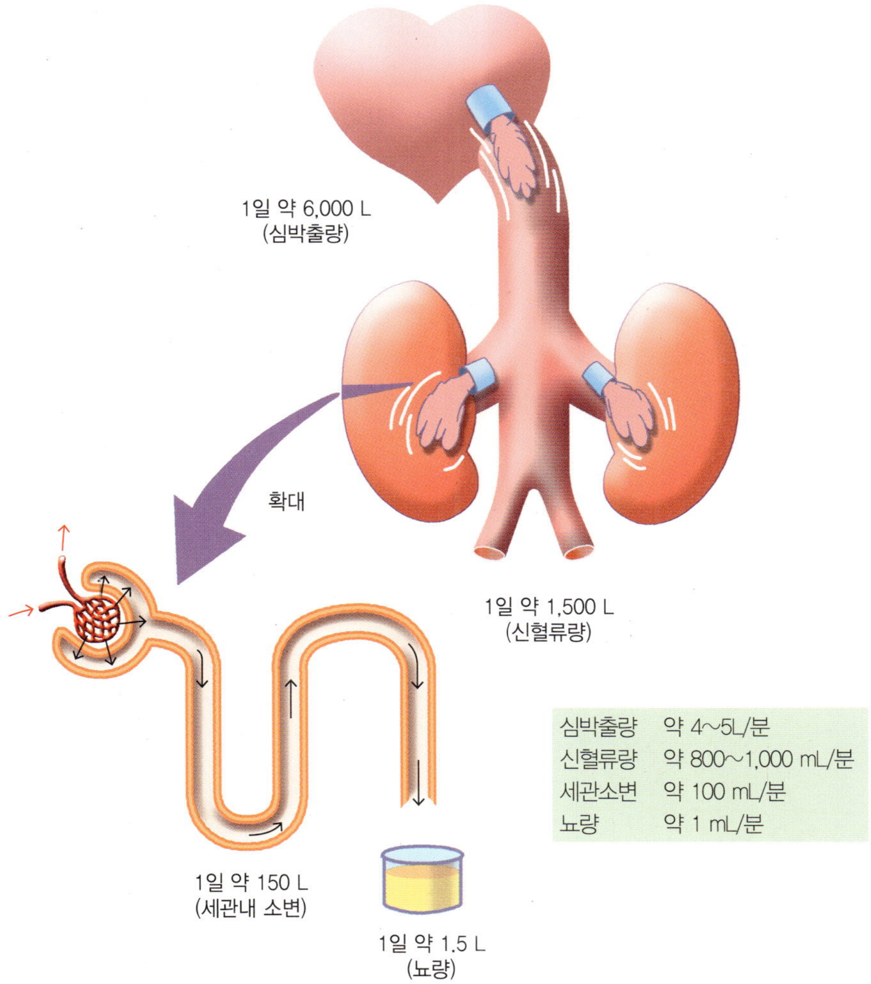

신장은 어떤 기능을 하고 있을까?

신장은 몸에 필요한 것을 재흡수하고 필요없는 것을 소변으로 배출한다. 그중 아래에 8가지의 기능을 알아보자

1. 노폐물 배설

(1) 요독소를 배설한다.

요독소는 종류에 따라서 분자량의 크기가 다르다.

① **소분자량 물질**(분자량 500 이하)

BUN(요소 질소), Cr(크레아티닌), UA(요산), IP(무기인)

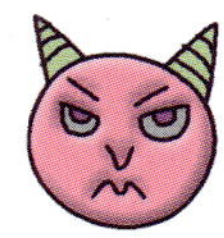

- K(칼륨), Na(나트륨) 등의 전해질은 인체에 필요하지만 신부전 상태에 따라 비정상적으로 증가하면 해로운 독소로 작용한다.

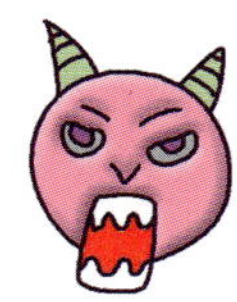

② **중분자량 물질**(분자량 500~5,000) 호르몬

③ **고분자량 물질**(분자량 5,000 이상) : β_2 마이크로글로불린 (분자량 11,800) 등

(2) 몸속에서 불필요한 중금속, 약제, 유해 물질 등을 배설한다.

- 신부전일 때에는 소변이 나오지 않아 이런 물질이 몸에 쌓인다.

2. 수분 조절

신장에서는 소변의 농도와 양을 조절해 몸 안의 수분을 일정하게 유지한다. 예를 들면, 몸속

체내 수분이 적을 때

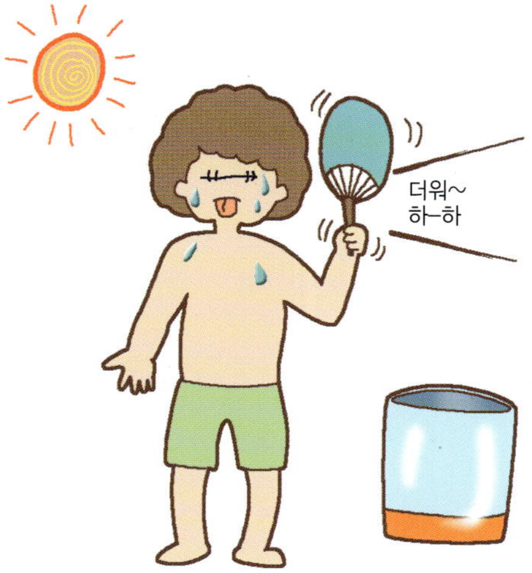

소변이 적고 진하다

체내 수분이 많을 때

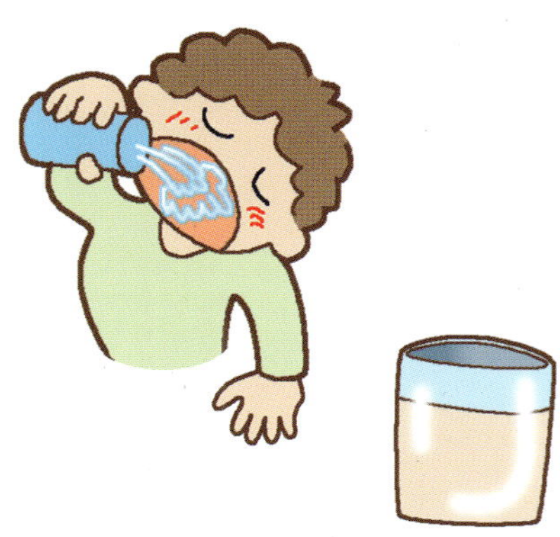

소변이 많고 묽다

의 수분이 적을 때는 색이 진하고 양은 적다. 반대로 몸속의 수분이 많을 때는 색이 엷고, 양이 많아 나오는 수분과 들어가는 수분의 균형이 잘 유지된다.

- 신부전일 때에는 소변이 나오지 않아 수분이 몸에 쌓인다.

3. 전해질 조절

전해질에는 Na(나트륨), K(칼륨), Ca(칼슘), Cl(염소), Mg(마그네슘), P(인), HCO_3(중탄산) 등이 있다. 신장에서는 이러한 전해질의 혈액 중 농도를 정상으로 유지하고 있다.

신부전에서는 이러한 전해질에 과부족이 생겨서 생명유지에 중대한 영향을 미친다.

4. 산 · 염기의 조절

일반적으로 혈액의 pH는 7.4이고, 약알칼리성이다. 신장에서는 알칼리성 물질(중탄산)을 만들어 몸에 쌓인 산성 물질을 중화시키고 혈액을 약알칼리성 상태로 유지하고 있다.

- 신부전에서는 이러한 중화작용이 원활하지 않아 산성 물질이 쌓여서 혈액이 산성으로 기운다.

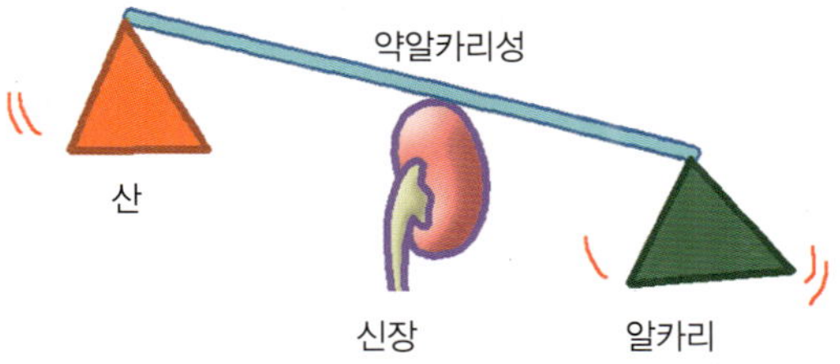

5. 조혈자극호르몬의 분비

적혈구는 골수에서 만들어진다. 신장은 조혈자극호르몬(erythropoietin, 에리트로포이에틴)을 생성 · 분비하여 골수에 적혈구 생산을 자극하고 있다.

- 신부전에서는 신장에서 분비되는 에리트로포이에틴(erythropoietin)이 적어서 빈혈이 된다.

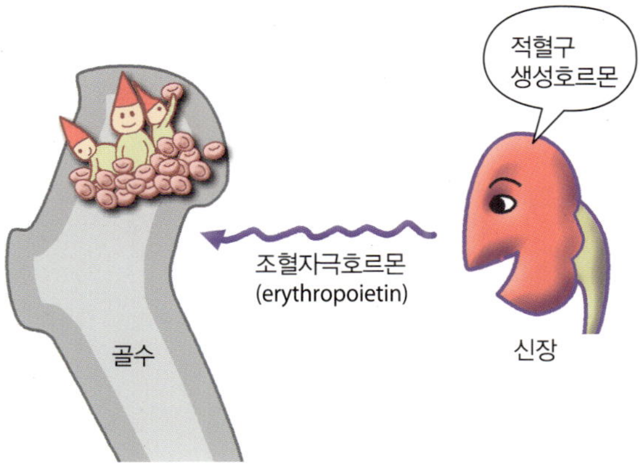

6. 비타민D 활성화

비타민D는 음식으로 섭취하기도 하고 햇빛의 자외선에 의해 피부에서 만들어진다. 그 후 간장에서 한번 대사되고 신장에서 활성화되어 활성형 비타민D(1,25-디히드록시 비타민 D_3)가 된다. 활성형 비타민D는 소장에 칼슘 흡수를 돕고 있다.

신부전에서는 이와 같은 기능이 떨어지고 혈액 중 칼슘이 낮아져서 뼈가 약해진다.

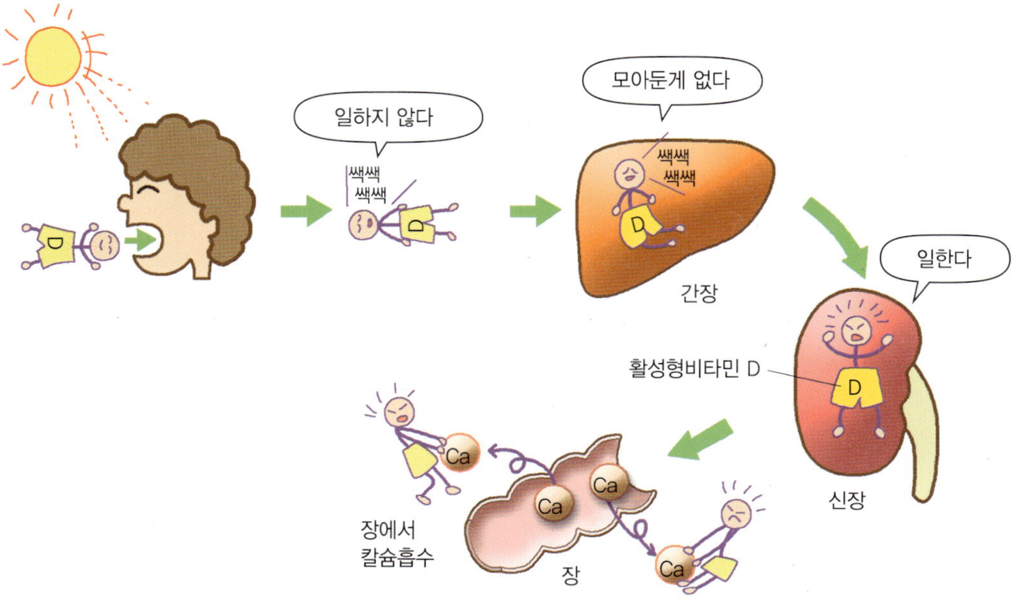

7. 혈압 조절

보통 혈압이 내려가 신혈류량이 감소하면 신장에서 레닌이라는 호르몬이 분비되어 혈압을 높여준다.

신부전에서는 레닌이 과잉으로 분비되어 이에 따라 혈압이 상승하는 것을 볼 수 있다.

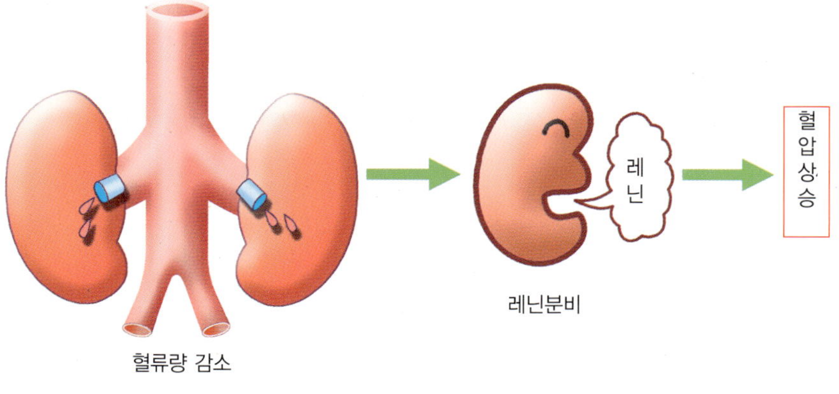

8. 불필요한 호르몬의 분해 · 배설

호르몬은 혈액 속에 분비되는 물질로 미량이지만 몸의 기능을 조절한다. 신장은 몸에서 불필요한 호르몬을 파괴하거나 버린다(인슐린, 성장호르몬, PTH 등).

신부전에서는 이러한 호르몬의 분해 · 배설이 불가능해진다.

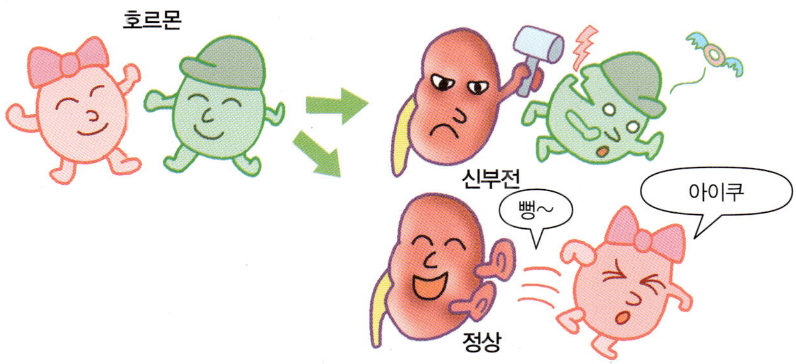

2

만성 신부전증(CKD)과 신부전증

만성 신부전증(chronic kidney disease : CKD)이란?

신장 기능 저하 또는 만성적인 신장 기능 저하를 나타내는 모든 소견은 다음과 같이 정의된다.

CKD의 정의(일본신장학회 : CKD 진료 가이드 2012에서 인용, 일부 개변)

① 소변 이상, 영상진단, 혈액, 병리로 신장 장애의 존재가 나타나는 경우 특히 단백뇨*의 존재가 중요(신장의 장애) ② GFR(사구체 여과량) < 60 mL/분/1.73 m^2 (신장 기능의 저하) ①, ②의 하나, 또는 양쪽이 3개월 이상 지속되는 경우

* 정확히는 0.15 g/gCr 이상의 단백뇨(30 mg/gCr 이상의 알부민, 소변)

CKD는 자각증상이 별로 없이 진행되어 투석 등이 필요한 말기 신부전(end-stage kidney disease : ESKD)이나 심근경색, 뇌경색 등 심혈관 질환(cardiovascular disease : CVD)을 일으키는 위험도가 높고, 건강을 위협하는 질환이다.

신부전이란?

신부전은 말 그대로 신장 기능이 제대로 이루어지지 않아 몸 안에 노폐물이 쌓여서 신체의 여러 기능이 제대로 수행되지 않는 상태를 말한다. 신장기능이 감소하는 속도에 따라 수일 간에 발생하는 급성 신부전과 3개월 이상에 걸쳐 서서히 진행하는 만성 신부전으로 크게 나눌 수 있다. 급성 신부전은 신장 기능을 악화시킨 원인을 제거하면 신장 기능을 회복할 가능성이 있다. 그러나 만성 신부전 중 잔여신장의 기능이 없어진 상태라면 투석이나 신장 이식과 같은 신대체요법을 시행하지 않으면 생명 연장이 어려운 말기 신부전이 된다.

이전부터 만성 신부전(CRF)이라고 하는 개념이 사용되어 왔다. 그러나 만성 신부전까지 미진한 신기능저하 상태에서도 심혈관질환(CVD)의 위험이 높고 불가역적으로 신부전으로 진행되므

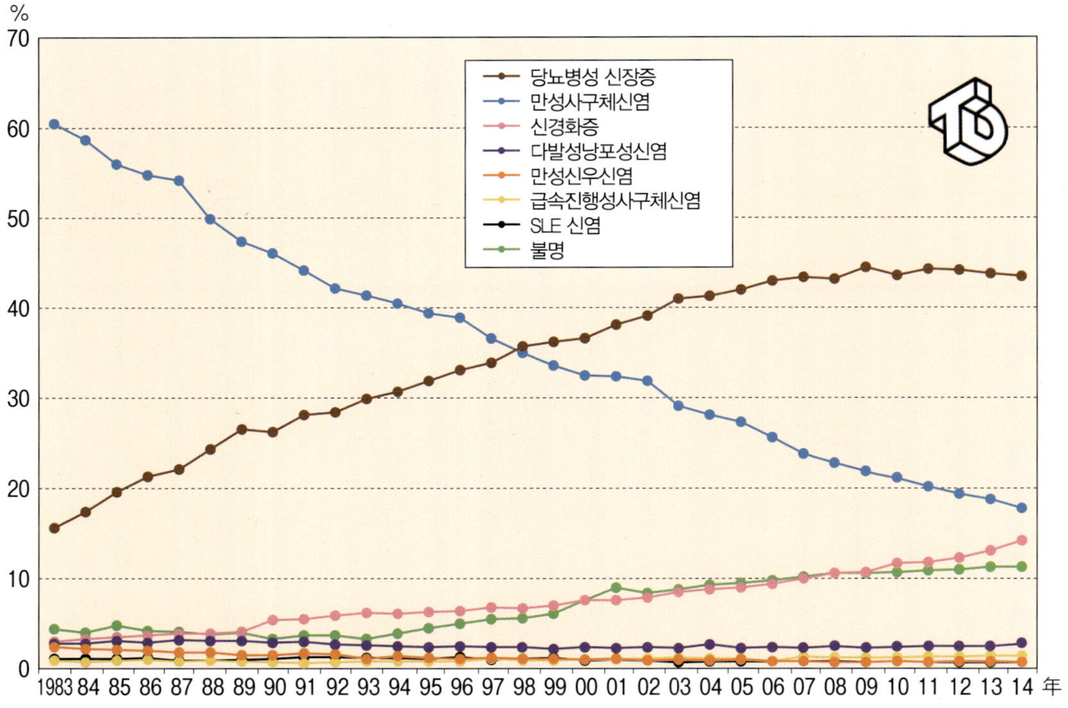

투석도입환자의 주요원인질환의 추이(일본투석의학회 : 그림설명은 일본의 투석의료의 현황이다)

로 그 진행을 조기에 막기 위해 더 큰 개념으로 제창된 것이 만성 신장질환(CKD)이다.

투석 도입 원인이 되는 질환을 위 그림에 나타낸다. 이차성 신장질환에서 가장 많고, 투석 도입 질환의 1위는 1998년 만성사구체신염에서 당뇨병성 신장질환으로 바뀌었다. 이후, 당뇨병성 신장증이 1위를 차지하고 있다.

CKD가 중요한 이유는?

일본에서 CKD 대책이 중요한 이유는 당뇨병, 고혈압, 대사증후군 등 생활형 관련 질병의 위험성이 뒷전이기 때문이다. 건강검사와 같은 단백뇨와 혈청 크레아티닌 수치를 주기적으로 검사하고 조기에 발견해 치료를 시작하여 신장 기능의 저하를 예방할 필요가 있다.

CKD의 중증도 분류

CKD 중증도는 원인, 신장 기능(GFR : 사구체 여과량), 단백뇨 또는 알부민 뇨로 분류된다. 단계별로 분류하여 사망, 말기신부전(ESKD), 심혈관사망(CVD)발증 위험을 녹색을 기준으로 노랑, 오렌지, 빨간색 순으로 단계가 상승할수록 위험도가 상승한다. 단계는 GFR로 구분되는 신장 기능만을 나타내지만, 단백뇨가 독립된 위험인자인 것이 확인되었기 때문에, GFR와 단백뇨의 편성으로 분류되게 된다.

CKD의 중증도 분류

<table>
<tr><th colspan="2">원인질환</th><th colspan="2">단백뇨 구분</th><th>A1</th><th>A2</th><th>A3</th></tr>
<tr><td colspan="2" rowspan="2">당뇨병</td><td colspan="2">요알부민 정량(mg/일)</td><td>정상</td><td>미세알부민뇨</td><td>보이는
알부민뇨</td></tr>
<tr><td colspan="2">요알부민 Cr비(mg/gCr)</td><td>30</td><td>30~30~299</td><td>300 이상</td></tr>
<tr><td colspan="2" rowspan="2">고혈압
신장염
다발성 낭포신염
이식신장
불명
기타</td><td colspan="2">요단백질 정량(g/일)</td><td>정상</td><td>경도 단백뇨</td><td>고도 단백뇨</td></tr>
<tr><td colspan="2">요단백질/Cr비(g/gr)</td><td>0.15 미만</td><td>0.15~0.49</td><td>0.50 이상</td></tr>
<tr><td rowspan="6">GFR 구분
(mL/분/
1.73 m^2)</td><td>G1</td><td>정상 또는
높음</td><td>≧ 90</td><td></td><td></td><td></td></tr>
<tr><td>G2</td><td>정상 또는
경도 저하</td><td>60~89</td><td></td><td></td><td></td></tr>
<tr><td>G3a</td><td>경도~
중등도 저하</td><td>45~59</td><td></td><td></td><td></td></tr>
<tr><td>G3b</td><td>중등도~
고도 저하</td><td>30~44</td><td></td><td></td><td></td></tr>
<tr><td>G4</td><td>고도 저하</td><td>15~29</td><td></td><td></td><td></td></tr>
<tr><td>G5</td><td>말기 신부전
(ESKD)</td><td><15</td><td></td><td></td><td></td></tr>
</table>

중증도는 원질환 · GFR 구분 · 단백뇨 구분을 합친 단계에 의해 평가된다. CKD의 중증도는 사망, 말기 신부전, 심혈관 사망률의 위험성을 녹색 ■의 단계를 기준으로 한 노랑 ■, 오렌지 ■, 빨강 ■의 순서대로 단계가 상승할수록 위험도는 상승한다(KDIGO CKD guideline 2012를 일본인용으로 개편).

CKD의 발병 또는 진행의 위험 인자와 대응

고혈압, 당뇨병, 지질이상, 비만 · 대사증후군, 과도한 음주, 흡연, 고령 등이 CKD의 위험인자로 알려져 있다. CKD는 1에서 5까지의 단계가 있다. 제 1단계는 신장장애가 있지만 GFR는 정상 또는 약간 증가된 상태이다. 2단계에서 제4단계는 신장장애가 있어 GFR의 저하를 볼 수 있다. 제5단계가 되면 말기신부전 증상이 나타나기 대문에 투석요법이 필요하게 된다.

<table>
<tr><th>CDK 단계</th><th>G1 · G2</th><th>G3a, b</th><th>G4</th><th>G5</th></tr>
<tr><td>추산 GFR</td><td>60 이상</td><td>59~30</td><td>29~15</td><td>15 미만</td></tr>
<tr><td>신장 기능의 정도</td><td>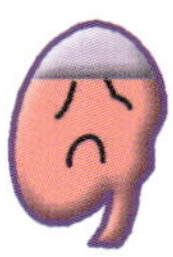</td><td>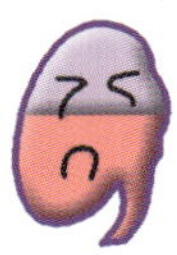</td><td>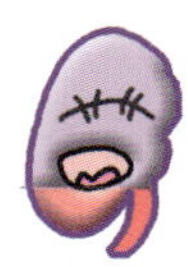</td><td>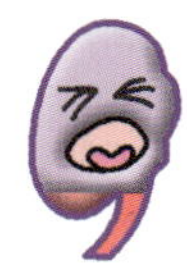</td></tr>
<tr><td rowspan="2">치료법</td><td colspan="4">생활개선 · 약물요법 · 식사요법</td></tr>
<tr><td></td><td></td><td colspan="2">투석 · 이식의 준비</td></tr>
<tr><td>생활 습관 개선</td><td colspan="4">금연 · BMI 25 미만</td></tr>
<tr><td rowspan="4">식사 관리</td><td colspan="4">나트륨 감소 6g / 일</td></tr>
<tr><td></td><td colspan="3">단백질 제한</td></tr>
<tr><td></td><td>(50 kg)
(40 g~45 g/일)</td><td colspan="2">(50 kg)
(30 g~40 g/일)</td></tr>
<tr><td></td><td></td><td colspan="2">칼륨수치가 높으면 칼륨 제한</td></tr>
<tr><td>혈압 관리</td><td colspan="4">130/80 mmHg 미만 · ACE 억제제 · ARB</td></tr>
<tr><td>혈당 관리</td><td colspan="4">HbA1c 6.9% 미만</td></tr>
<tr><td>지질 관리</td><td colspan="4">LDL-콜레스테롤 120 mg/dL 미만</td></tr>
<tr><td>빈혈 관리</td><td></td><td colspan="3">Hb 10~12 g/dL EPO · 철분제</td></tr>
<tr><td>뼈 무기질 대사</td><td></td><td colspan="3">혈청 P. Ca의 관리</td></tr>
<tr><td>요독증 대사</td><td></td><td></td><td colspan="2">경구흡착제</td></tr>
</table>

한국에서 만성신장병 관리를 위한 단계적 전략

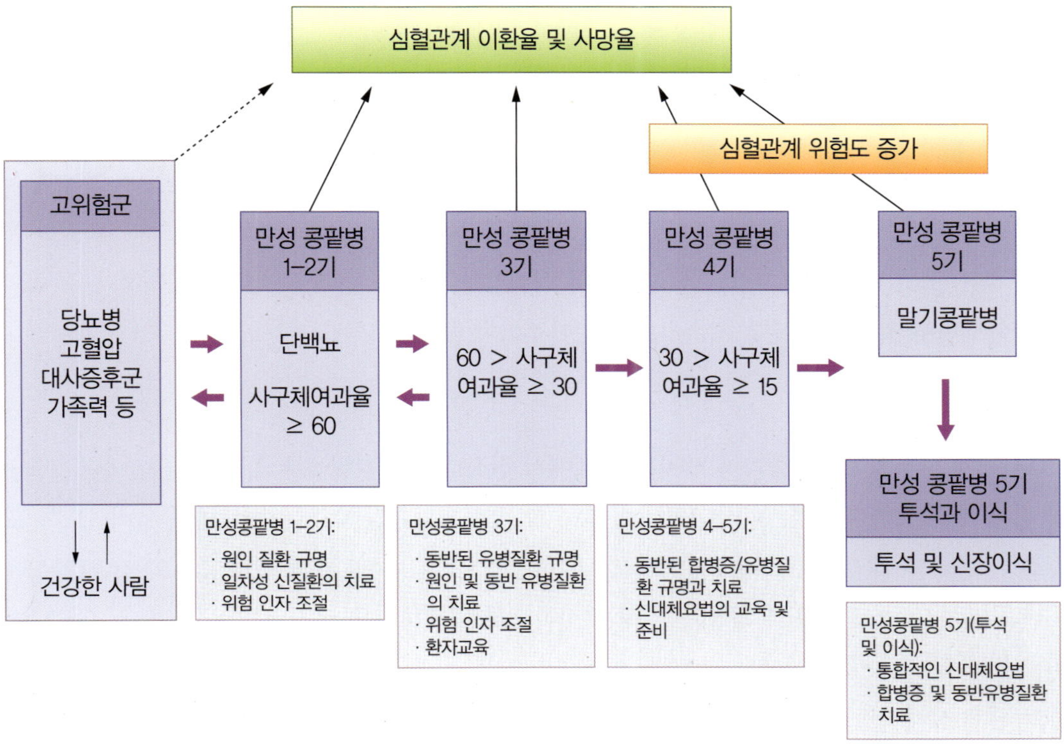

CKD 단계마다 일상생활상의 주의점

〈G1 · G2〉

이 시기는 고혈압, 당뇨병 등을 치료하거나 생활 습관을 개선해 CKD의 발병과 진행을 예방하고자 노력하는 것이 중요하다. 식이요법으로는 염분을 줄이는 것이 중요하다. 염분과 혈압의 관계, 고혈압이 신장에 미치는 영향 등을 설명하고 이들이 일상생활에서 소금 섭취를 줄이도록 돕는다. CKD는 친밀한 병이나 자각 증상 없이 진행되는 것을 이해하여 정기적인 진찰을 중단하지 않는 것이 매우 중요하다. 단백뇨가 높은 경우에는 전문의와 상담하여 치료 방침을 검토해야 한다.

〈G3a, b〉

검사 데이터에 변화가 나타나는 시기이다. 눈에 보이는 요단백이 나타나고 혈액 데이터(요소질소나 크레아티닌, 요소 등)가 상승하지만, 자각 증상이 적고, 환자는 자신의 신장이 어느 정도 나쁜지, CKD의 증상이나 향후 경과 등에 대해 이해할 수 없는 경우가 많다. 자신의 병에 대해 어떻게 생각하는지, 그리고 어떻게 생활하는지 알아내도록 한다. 의사, 간호사, 관리영양사,

약사, 물리치료사와 협력하여 개인 및 집단 지도와 지원을 제공하여 지속적인 자기 관리를 하도록 해야 한다.

모든 단계에서 생활 습관의 개선, 식사, 약물요법이 필요하다.

식이요법은 ① 감염, ② 단백질의 제한, ③ 적절한 에너지 섭취로 구성된다. 당뇨병성 신장병에서는 지금까지의 칼로리 제한 식사 요법에서 CKD 식이요법으로 바꾸면서 혼란이 생길 수 있어 지금까지의 경과나 생활 배경, 연령에 따라서 개별 지도가 필요하다. 감염식이나 저단백 식품의 유통 서비스 등을 이용하는 것도 좋다. 또, 고령자에서는 '안정'을 취하는 것보다 '적절한 운동'을 하는 것이 비만이나 고혈압을 예방하며 심폐기능 강화와 근력 유지에 효과적이다. 주치의와 상담하면서 적절한 운동을 계속하도록 도와주어야 한다.

〈G4, G5〉

G4 단계는 신장기능저하가 심해지는 단계에서 신장대체요법(혈액투석, 복막투석, 신장 이식)의 정보 제공을 한다. 각각의 장단점을 설명해 환자의 생활습관에 맞는 치료법을 선택하도록 도와준다. 환자와 가족의 심리상태를 파악하는 것도 필요하다. 때로는 부정과 분노와 같은 감정을 표현하는 것을 보고 수용의 과정을 통해 점진적으로 발전하도록 정서적 지원을 한다. G5 단계는 말기 신부전(ESKD)이라는 요독증 증상이 나타난다. 투석 요법이나 신이식이 필요하다. 환자의 신체 상태 변화를 주의 깊게 관찰하고 증상이 나타나면 어떻게 대응해야 하는지 설명한다.

CKD의 증상

CKD가 진행되면 다음과 같은 증상이 나타난다.

신장의 작용	신장기능저하의 결과	증상
1. 노폐물 배설	요독소가 몸에 쌓임	요독증 증상(식욕 저하, 구토, 구취, 의식 장애, 기억력 · 사고력 저하, 피부 가려움증 등) 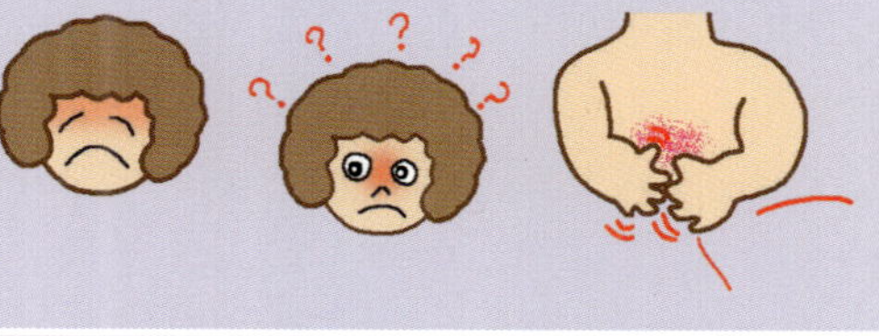
2. 수분 조절	수분이 몸에 쌓임	순환 혈액량 증가로 부종, 심부전 증상, 흉수, 호흡 곤란 등
3. 전해질 조절	전해질을 조정할 수 없음	고칼륨혈증에 의한 부정맥 등
4. 혈액을 약알칼리성으로 유지	혈액이 산성으로 바뀜 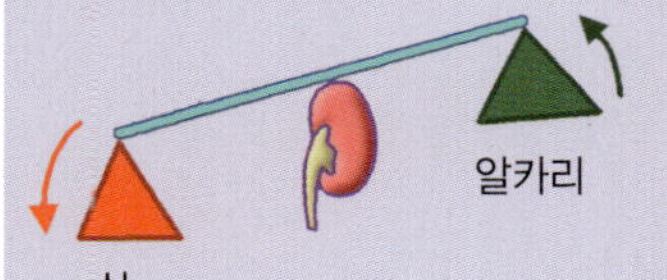	호흡이나 전해질 균형이 무너짐
5. 조혈자극 호르몬의 분비	에리트로포이에틴의 분비 저하로 인한 빈혈이 생김	빈혈로 인한 가슴답답, 숨이 가쁘고 안색이 불량, 휘청거림 등
6. 비타민 D 활성화	비타민D가 활성화되지 않아 혈액 중 칼슘이 부족	뼈가 약해지고, 부러지기 쉬움
7. 혈압 조절	레닌 과잉 분비	혈압 상승
8. 불필요한 호르몬의 분해와 배설 (인슐린 · 성장 호르몬 · PTH 등)	호르몬을 분해 · 배설할 수 없음	저혈당 위험도 상승, 뼈 · 무기질 대사 이상 등

3

신장 대체 요법

신장 대체 요법이란

만성신부전(CKD)이 말기 만성 신부전증으로 이어질 경우, 이전의 보존 치료는 더 이상 효력이 없어 생명 유지보수는 어떤 형태로든 신장 대체 요법이 필요하다.

신장 대체 요법에는 혈액정화법(HD), 복막투석(CAPD), 신장이식이 있다.

혈액정화법

혈액정화법은 혈액의 체외순환으로 인공신장(다이알라이자) 또는 헤모다이아필터에 혈액을 통해 요독소를 제거하는 것으로 혈액여과법(HF)과 혈액투석여과법(HDF)이 있다(자세한 것은 5. 혈액투석의 원리를 참조).

더 알고 싶은 사람을 위해

1. 혈액여과법(HF)

HF (hemofiltration)는 투석액 없이 혈액 회로에 다량의 보충액을 부어 여과물의 흐름과 함께 막의 모공에서 나오는 물질을 여과한다. 혈액투석(HD)에 비해 소분자량 물질의 제거는 적지만 중 · 대분자량 물질을 많이 제거할 수 있다.

2. 혈액투석여과법(HDF)

HDF (hemodaia filtration)란 HD와 HF를 병용한 치료법으로 HD와 마찬가지로 투석액이 혈액회로를 통해 흐를 수 있다. 따라서 이 방법은 HF의 중 · 대분자량 물질이 많이 제거될 수 있다는 장점과 HD의 소분자량 물질이 많이 제거될 수 있다는 장점을 합친 방법이다. 투석 아밀로이드증에 따른 관절장애, 가려움, 초조감, 빈혈 등에 효과가 있다.

통상의 혈액투석에 가세해 동맥 혈액 회로보다 치환액을 투석 필터(헤모다이어 필터)에 주입해 치환액을 동시에 투석액측으로부터 동량을 제거하는 방법을 전치환이라고 한다. 정맥측 혈액회로로부터 체내에 주입해 동시에 투석액측에서 주입량과 같은 양을 제거하는 방법을 후치환이라고 한다. HDF에는 게다가 on-line HDF와 I-HDF라고 하는 방법도 있다.

* 혈액투석(hemodialysis, HD)과 혈액여과(hemofiltration, HF)는 구조가 크게 다르지 않지만 HD 치료에 사용되고 HDF 치료에는 혈액여과(hemofiltration, HF)가 사용된다.

(1) on-line HDF

기존의 HDF는 대용량의 치환액이 필요하여 번거롭고 노동 집약적일 수 있다. 따라서 투석기는 여러 필터로 세척되어 치환액 대신 사용하며 혈액회로에서 체내에 주입된다. 이를 통해 많은 보충액을 확보하여 초 · 중 · 대분자량 물질을 폭넓게 제거할 수 있다.

현재 on-line HDF의 치료를 실시하려면 on-line HDF 전용기로 인가된 투석 장치로 on-line HDF 전용의 헤모다이필터의 사용이 의무화되어 있다.

(2) I-HDF (Intermittent Infusion Hemodiafiltration)

I-HDF는 '간헐적 재생혈액투석여과'라고 한다. I-HDF에서는 간헐적(예, 30분에 1회 정도)에 반대 여과에 의한 보액을 정기적으로 실시하여 물질 교환이 촉진되어 보충 물과 동량의 여과(제수를 계획적으로 하는 치료이다. on-line HDF의 한 법으로 인정된 치료로 플라스마리 필링1)의 촉진에 의해 말초순환 개선순환 동태의 안정 등의 효과로 치료 중 혈압저하를 경감할 수 있다. on-line HDF와 달리 역여과로 다이얼라이저의 투석액측에서 혈액측에 직접 보액되는 것이 특징이며, 파울링(단백질성분의 막부착)의 억제효과가 있다고 여겨지고 있다.

* 제수에 의해 제거된 혈관 내 수분을 보충하기 위해 세포 내(간질 내)에서 물이 이행되어 오는 현상

3. 한(체)외 여과법(ECUM)

ECUM (Extra-Corporal Ultrafiltration Method)은 투석액이 투석기로 흘러들어가지 않고 초유압(음압)을 통해서만 물을 제거하는 치료법이다.

투석액이 흐르지 않아 물질 이동량이 적고 삼투압도 유지되므로 혈압의 변동도 적은 상태에서 물을 제거할 수 있다.

4. 흡착형 혈액정화법(릭 셀)

릭셀은 일반 혈액투석과 함께 사용되며 투석기 앞에 직렬로 연결된다. 혈액이 릭셀을 통과할 때, β2 마이크로글로불린은 선택적으로 흡착되어 제거할 수 있다. 장기투석 합병증에서 나타나는 투석 아밀로이드증이 적합하다.

CAPD[연속(지속) 휴대식 복막 투석]

이 혈액을 정화하는 방법은 내부 장기를 덮고 있는 복막을 투석막으로 사용하여 약 2 L 투석액을 직접 복막강으로 주입하고 투석판을 통해 정해진 시간 동안 투석막을 통해 투석판을 저장하는 방법이다. 복막투석액에는 나트륨, 칼슘, 마그네슘, 염소, 젖산, 포도당 등의 물질이 들어

있으며 투석액을 하루 4~5회 반복적으로 배출한다(Bag 교환).

CAPD는 정기검진 이외의 병원에 통원할 필요가 없고 매일 가정이나 직장에서 치료를 받을 수 있어 의사와 상의하여 치료 시간대를 결정할 수 있다. 또한 심혈관 계통에 부담이 적고, 신장 기능을 유지할 것으로 기대할 수 있다. CAPD는 또한 식이제한과 같은 혈액투석에 비교해 느슨한 것도 CAPD의 특징이다.

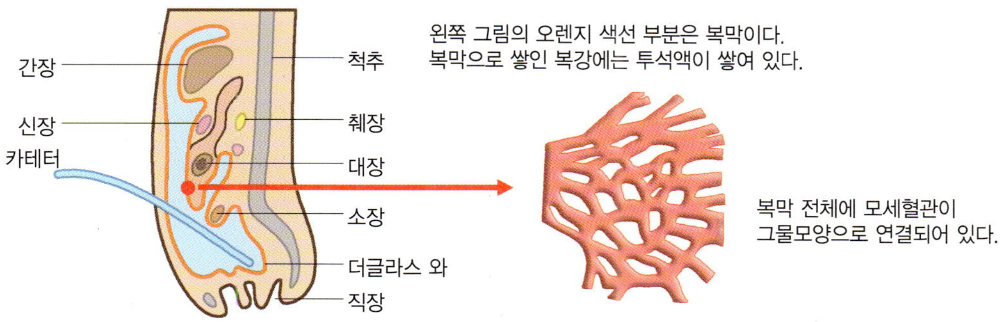

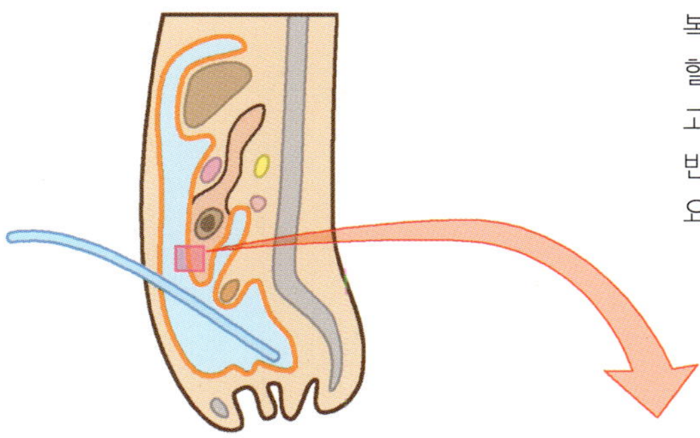

복막의 모세혈관과 복막강 내의 투석관을 통해 흐르는 혈액은 혈액 속의 물질을 투석체로 옮겨서 제거하는 확산 원리를 가지고 있다. 또한 삼투압의 원리에 의해 포도당의 수분을 제거한다. 반투막인 복막막을 확대하면 작은 구멍이 생긴다. 작은 구멍은 요독소나 전해질과 같은 물질에 접근할 수 있게 한다.

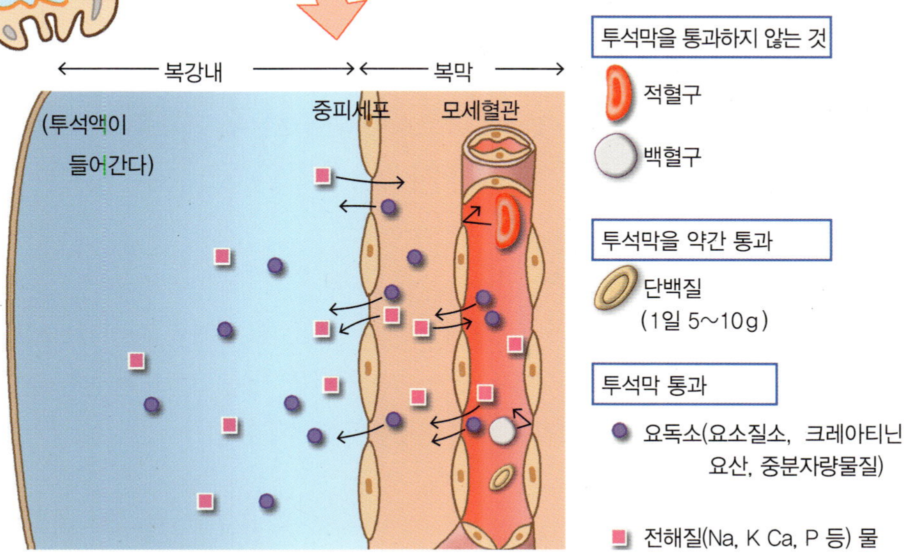

- 복막의 구멍이 커서 혈액투석보다는 중 · 대 분자량 물질을 제거하는 것이 좋다.
- 백혈구는 복막염 등의 염증일 때 구멍에 출입한다.

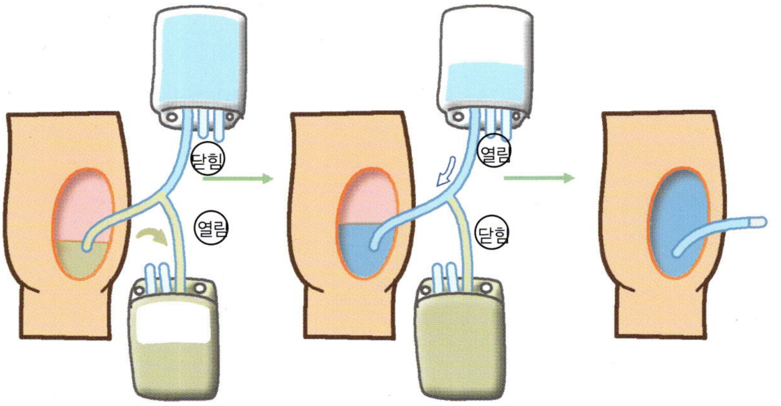

배액(약 20분)
노폐물과 과잉 수분이
포함된 투석액을 제거

주액(약 10분)
비어있는 복강에
새 투석액을 주입

저류(약 4~6 시간)
복강에서 4~6시간
가량 저류

낮에 백을 교환하는 경우 야간에 백을 교환하는 경우

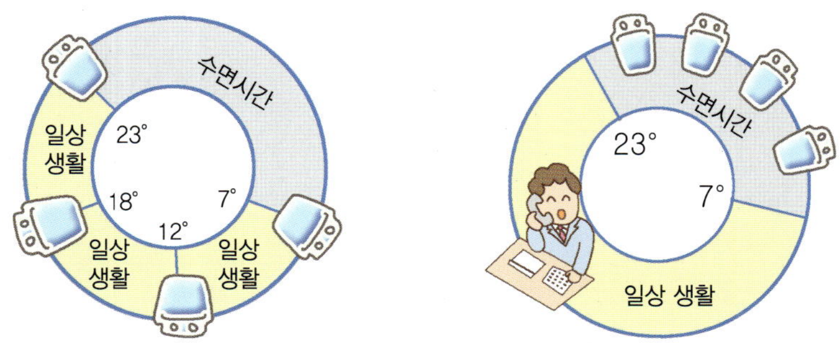

(1) 낮에 백을 교환하는 경우

백 교환은 일이나 일상생활에 맞추고 하루 4~5회 실시한다. 1회 백 교환에 드는 시간은 약 30분(배액 : 약 20분, 주입의 경우 약 10분)이다.

(2) 야간에 백을 교환하는 경우

야간 수면 중에 APD 장치(자동으로 투석액의 주입 및 배액을 실시하는 장치)를 사용하는 5~10시간 정도 걸어서 복막 투석액 주입, 저액, 배액을 자동으로 교체한다. 낮의 백 교환 횟수를 줄이거나 없앨 수 있어 낮 시간을 유효하게 활용할 수 있다.

더 알고 싶은 사람을 위해

복막투석액의 복막에 미치는 영향

복막투석액은 고농도 포도당(1.5~4.5%)과 미네랄로 구성된다. 포도당은 단기간에 인체에 미치는 영향은 거의 없지만, 복막벽막이 오랜 기간에 걸쳐 포도당에 노출되면 복막 열화(劣化)를 일으킨다. 복막 기능의 변화는 물 제거의 감소와 상승의 출현을 초래할 수 있다.

복막투석을 시작할 때 임파선 흡수보다 한외 여과적이 더 많고, 제거된 물의 양이 약 2시간 내가 가장 많다. 그 후 임파 흡수가 감소하면서 제거되는 물의 양이 감소하게 된다.

이코드스트린 투석액(Icodextrin teadysate)은 복막 기능이 저하되고 배수 불량으로 제거되는 물의 양이 낮아질 때 사용된다. 포도당 투석제와 달리 보존 시간이 길수록 초유화율과 탈수율이 높아진다. 그 이유는 콕소덱스트린이 복강에 머무는 시간이 길고 복강의 농도가 낮아지지 않아서이다.

가정 혈액투석(HHD : home hemodialysis)

1. 가정 혈액투석이란

가정 혈액투석은 집에서 환자와 간병인이 함께 협력하여 혈액을 투석하는 치료법이다. 이 치료는 삶의 리듬에 맞게 혈액투석 스케줄을 짤 수 있어 충분한 사회 복귀가 가능하다. 가정 혈액투석에서는 환자가 혈액투석에 필요한 지식과 기술을 준비하는 것에서부터 자가시술, 투석의 시작과 종료, 투석 중 관찰, 문제해결, 정화에 이르기까지 배우는 것이 중요하다.

2. 가정 혈액투석의 적응 기준

(1) 투석 환자가 스스로 원해야 하며 간병인의 동의를 받는다.
(2) 합병증이 심하지 않아야 한다.
(3) 자기 관리
(4) 투석장치 및 물처리 장비를 설치하고 필요한 재료를 보관할 수 있는 장소
(5) 의사에게 가정 혈액투석의 승인을 받아야 한다.
(6) 사회복귀와 생활설계상 유용해야 한다.

3. 가정 혈액투석을 이행할 때까지의 경과

가정 혈액투석 관련 직원은 가정 혈액투석을 원하는 환자와 보조자를 면담한다. 면접 담당자가 가정 투석에 적합하다고 판단되면 환자의 집을 방문하여 가족의 상태와 수질을 확인한다. 이후 환자와 간병인 모두 3~4주 정도 집에서 온라인 강좌를 듣는다. 그 후 병원에서 약 3주에서 6주 동안 집에서 혈액투석을 가르친다.

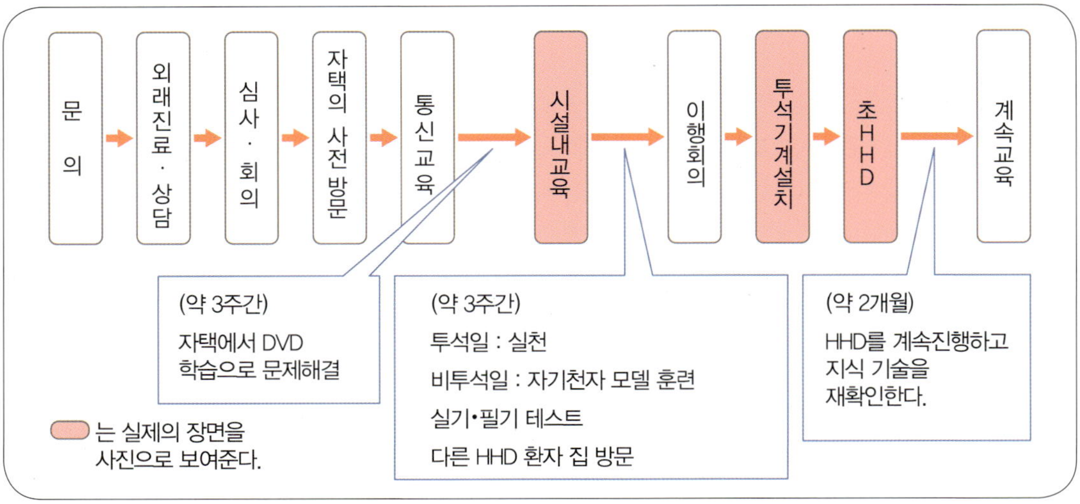

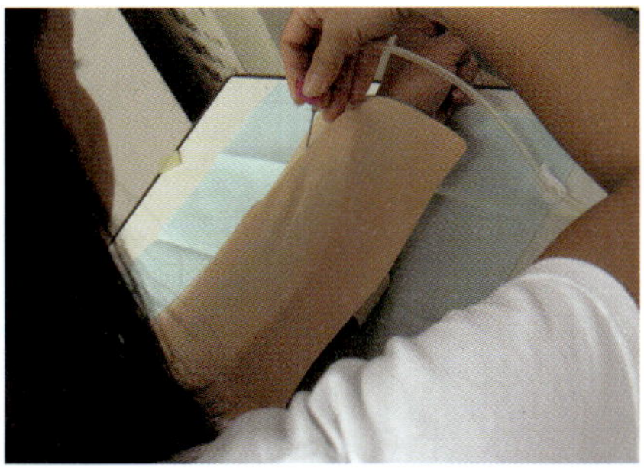

① 자기천자모델연습(비투석일)

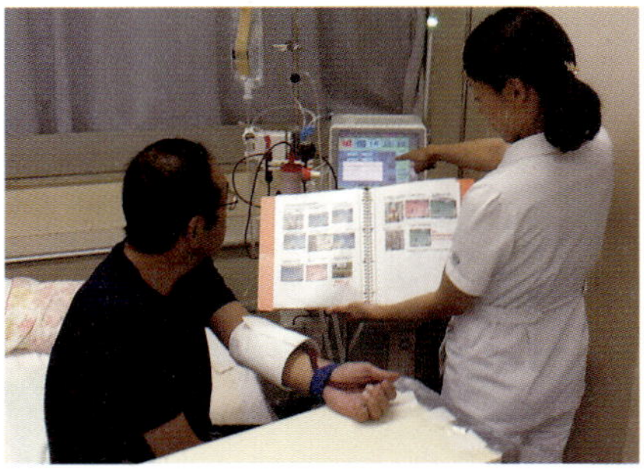

② 투석 중의 지도모습

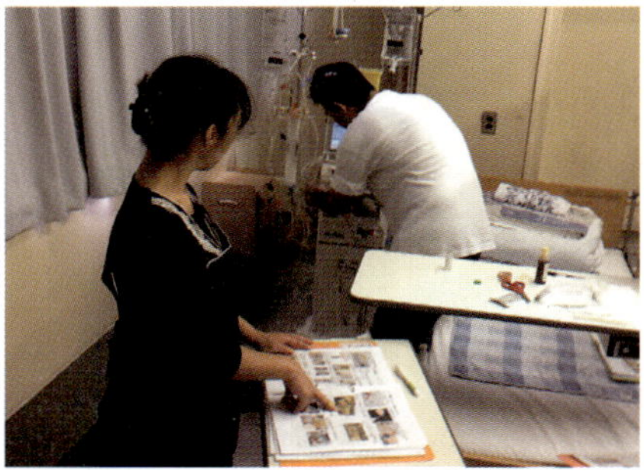

③ 투석일 실천(투석 준비)

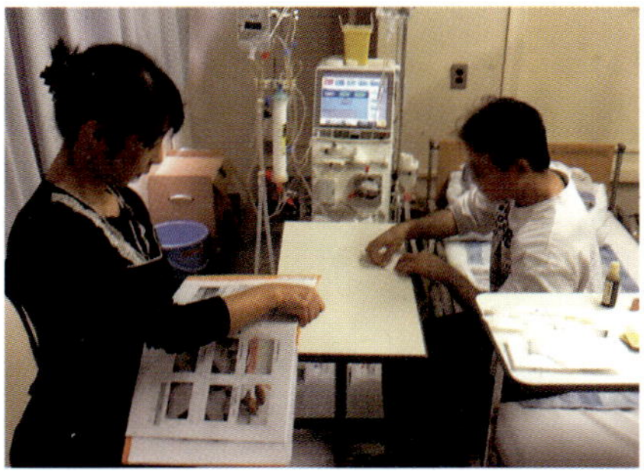

④ 투석일 실천(투석시작)

시설내 교육

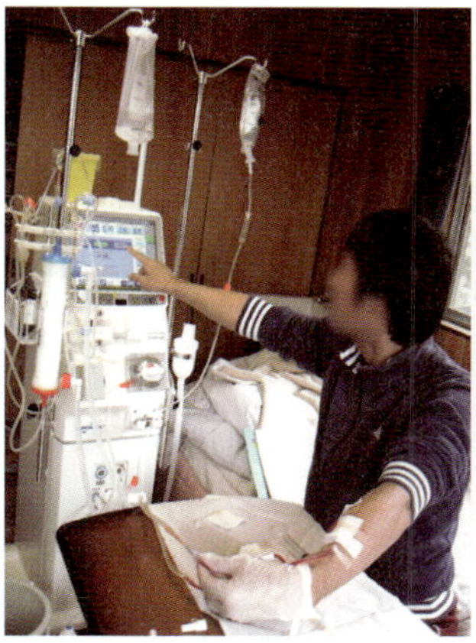
① 처음 HHD 투석시작

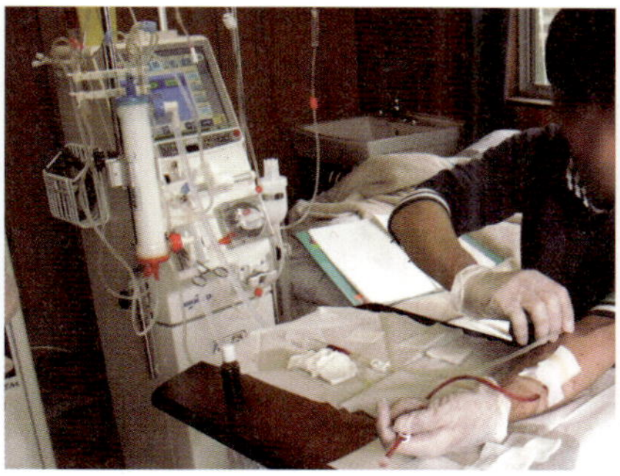
② 처음 HHD(자기천자)

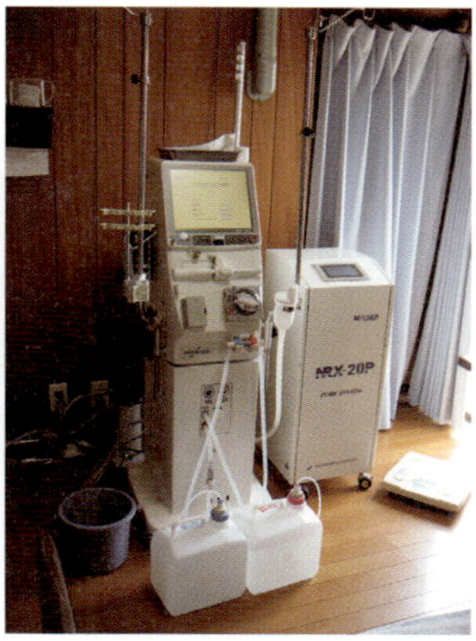
③ 투석기계설치

가정에서의 HHD의 모습

"가정 혈액투석으로 전환된 후에도 지속적인 교육을 실시하고 지식과 기술을 심화시킨다."

당신은 한 달에 한 번, 당신이 건강할 때 투석의 조건과 처방을 조정할 수 있다. 투석 장치 유지보수를 위해 정기적으로 방문한다. 우리는 신체 상태가 좋지 않거나 투석 중이거나 기계가 오작동할 때 전문 의료진과 24시간 연락할 수 있는 시스템을 갖추고 있다.

홈투석연구그룹(http://jshhd.jp/)은 가정 투석을 위한 의료와 경제 환경 개선, 가정 투석 관리시스템의 연구 개발, 가정 투석 확산과 개발을 위해 노력하고 있다.

홈페이지에서 실제 가정 투석 영상을 볼 수 있다.

신장 이식

신이식은 만성 신부전 환자가 다른 사람에게 건강한 신장을 제공받아 신기능이 회복되는 치료법이다. 신장이식에는, '생체이식'과 '뇌사자 이식'이 있다.

신장 제공을 기다리는 사람을 '복수자', 신장을 제공해 주는 사람 '기증자'라고 부른다.

1. 생체 신이식

건강한 친족에게서 두 개의 신장 중 한 개의 신장을 제공 받아 실시한다. 기부자들은 기본적으로 민법이 정하는 6촌 이내의 인척 및 3촌 이내의 혼인(배우자) 상대가 대상이 된다. 이식받고 싶은 병원에 가면 기증자와 함께 적합성 검사를 받아 적합하면 이식수술을 하게 된다. 이전에는 부모가 아이에게 신장을 제공하는 부모와 자식 간 이식이 주를 이루었으나, 최근에는 배우자 간의 이식이 증가하고 있다.

선행 헌신 이식

투석 치료를 시작하기 전 또는 몇 차례의 투석 치료를 받고 나서 신이식을 받는 방법으로 증가 추세이다.

2. 뇌사자 기증자 이식

신장에 문제가 없는 분이 뇌사 또는 심장사 하였을 때, 돌아가신 본인과 가족의 유지로 신장을 제공하여 이식하는 방법이다. 뇌사자 이식을 희망하는 경우에는 투석 시설에서 이식 시설에서의 검사를 한 뒤에 우리나라 장기이식 네트워크에 이식 희망 등록이 필요하다.

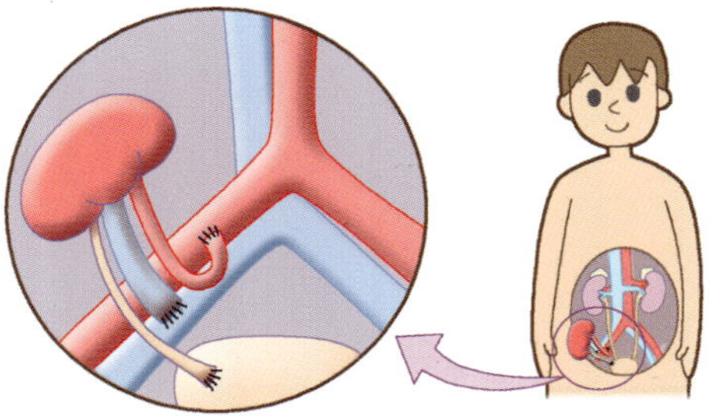

한국 신장대체 요법 현황과 ESRD 3대 원인질환과 생존율

우리나라 투석요법의 현황은 1985년 부터 대한신장학회의 등록사업으로 매년 투석 및 콩팥이식 현황이 집계되어 발표되고 있으며, 1980년대 이후로 투석 및 콩팥이식환자가 매년 꾸준히 증가되고 있다(표 3-1). 대한신장학회는 2018년 말까지 콩팥대체요법을 받고 있는 환자의 총 수는 103,984명(혈액투석 77,617명 복막투석 6,248명, 신장이식 20,119명)으로 보고하고 있다. 새로 발생한 말기 신부전환자의 원인적 질환은 1985년 혈액투석을 통해 나타난 일차 질환에 1위였던 만성 사구체신염을 제치고 당뇨병성 신증이 1993년 기점으로 만성사구체 신염을 넘어서게 되었다. 그림 3-1과 같이 말기신부전 3대 원인 질환인 당뇨병성 신증(48.8%), 고혈압성 신경화증(19.8%), 만성사구체신염(7.7%)의 순으로 나타나고 꾸준히 증가 추세에 있다.

표 3-1 **Prevalence of Renal Replacement Therpay**

Year	HD		PD		Transplant		Total	
1980	198	(4.9)	30	(0.7)	–	–	228	(60)
1986	1,335	(32.6)	573	(13.9)	621	(15.1)	2,534	(61.7)
1988	3,012	(74.0)	1,058	(25.2)	982	(23.4)	5,142	(122.7)
1990	4,311	(101.8)	1,130	(26.7)	1,866	(44.1)	7,307	(172.6)
1992	5,890	(135.3)	1,599	(36.7)	2,862	(65.8)	10,351	(237.8)
1994	7,387	(162.7)	2,284	(50.3)	4,116	(90.6)	13,787	(303.6)
1996	9,635	(207.5)	2,976	(64.1)	5,461	(117.6)	18,072	(389.2)
1998	13,473	(285.6)	3,912	(82.9)	6,515	(138.1)	23,900	(506.7)
2000	15,853	(330.4)	4,671	(97.4)	7,522	(156.8)	28,046	(584.5)
2002	20,010	(412.4)	5,712	(117.7)	8,271	(170.5)	33,993	(700.6)
2004	25,335	(516.5)	7,569	(154.3)	8,987	(183.2)	41,891	(854.0)
2006	29,031	(585.0)	7,990	(161.0)	9,709	(195.7)	46,730	(941.7)
2008	33,427	(663.3)	7,840	(155.6)	10,722	(212.8)	51,989	(1031.6)
2010	39,509	(768.1)	7,309	(142.1)	12,042	(234.1)	58,860	(1144.4)
2011	42,596	(823.6)	7,694	(148.4)	13,051	(252.4)	63,341	(1224.8)
2012	48,531	(935.4)	7,552	(145.6)	14,128	(272.3)	70,211	(1353.3)
2013	52,378	(1006.1)	7,540	(144.8)	15,124	(290.5)	75,042	(1441.5)
2014	57,256	(1115.3)	7,423	(144.6)	15,995	(311.6)	80,674	(1571.5)
2015	62,634	(1215.5)	7,352	(142.7)	17,028	(330.5)	87,014	(1688.6)
2016	68,853	(1331.9)	6,842	(132.4)	18,189	(351.8)	93,884	(1816.1)
2017	73,059	(1411.0)	6,475	(125.1)	19,212	(371.0)	98,746	(1907.1)
2018	77,617	(1497.6)	6,248	(120.6)	20,119	(388.2)	103,984	(2006.4)

(   ) : Number of patients per million population. Rep. of Korea's population at the end of 2018 : 51,826,059.

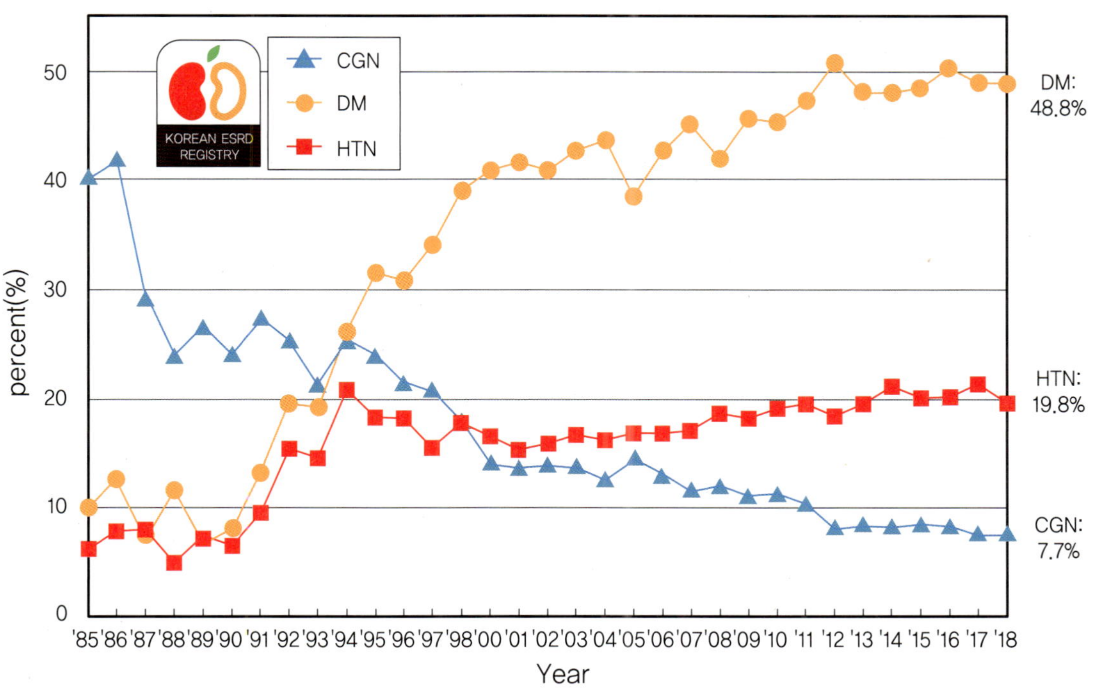

그림 3-1. Three Major Causes of ESRD

그림 3-2에서 보는 바와 같이 당뇨병성 신증으로 투석받고 있는 환우들이 1년 생존율은 94.2%, 3년 생존율은 77.8%, 10년 생존율은 34.1%, 조사되었다.

기타 만성사구체염, 고혈압증 및 기타 원인으로 인한 혈액투석의 생존율은 그래프와 같다(대한신장학회 2018년).

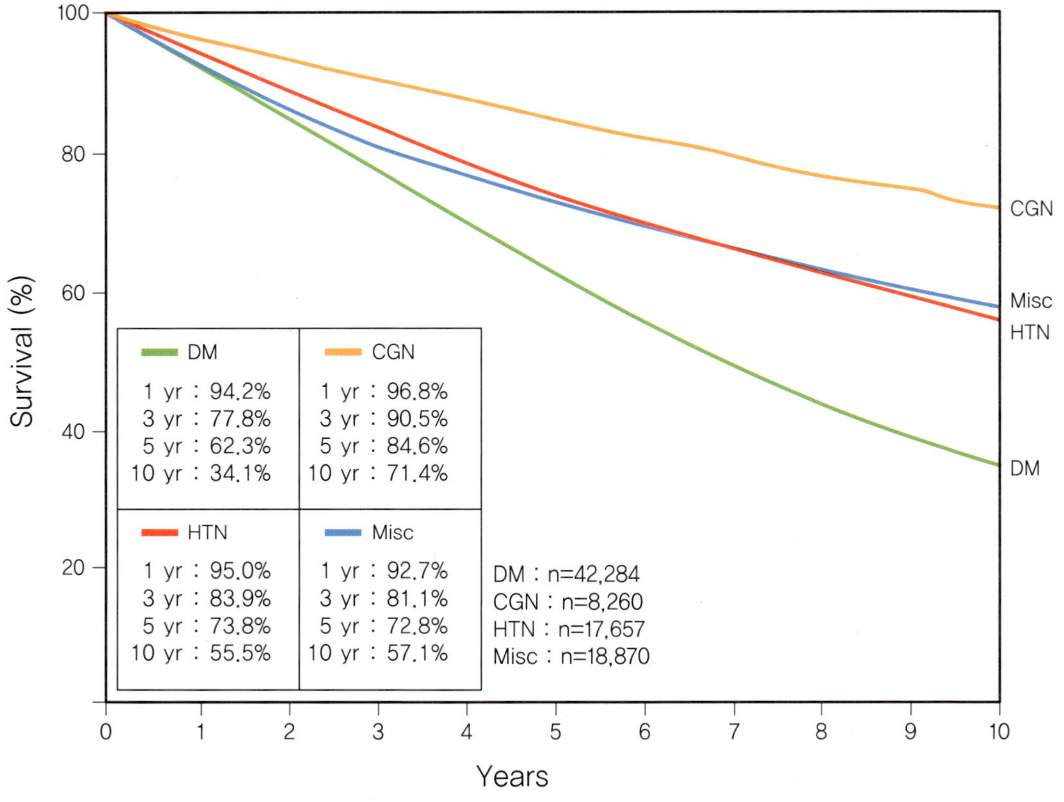

그림 3-2. Registered dialysis patient since 2007

4

혈액투석의 원리 · 투석기 · 투석액

혈액투석의 기능

혈액투석(Hemodialysis, HD)은 신부전으로 신장이 제기능을 하지 못할 때 행하는 치료 방법이다. 하지만 신장의 모든 일을 대신할 수는 없다.

혈액투석에서는 사구체와 비슷한 작용을 하고 있지만, 몸에 필요한 것, 불필요한 것을 선택해서 재흡입하거나 배설하는 요세관의 기능은 하고 있지 않다. 또 일하는 시간을 비교해도 신장이 하루 24시간 일하고 있는데 비하여, 혈액투석은 1주일에 12~15시간(주 3회)으로 짧다.

이와 같이, 혈액투석은 신장에 비해 질적, 시간적으로 불완전한 것으로, 그 만큼 식사나 운동 등의 일상생활에도 주의가 필요하다.

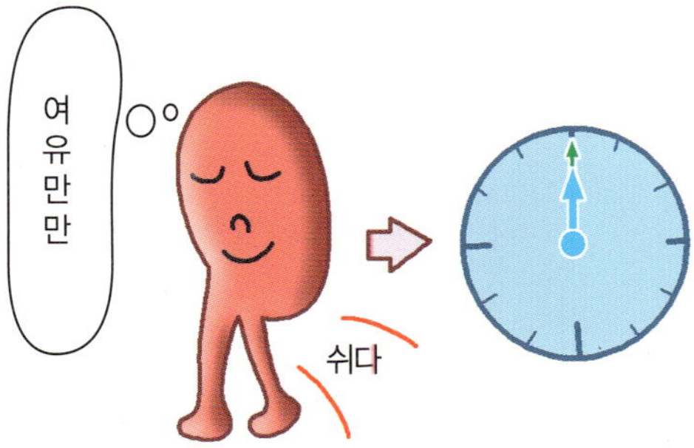

1일 24시간

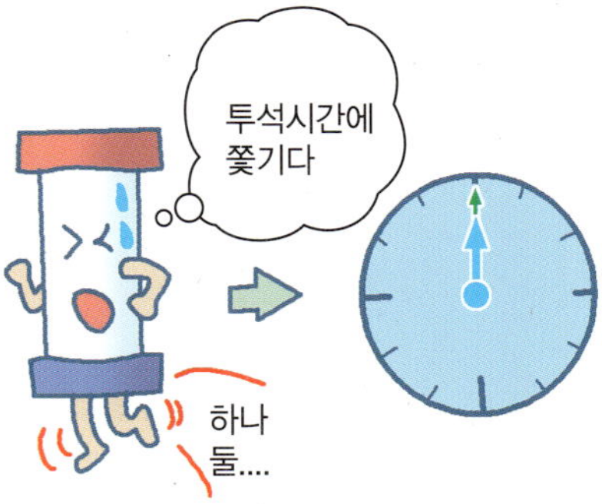

1 주일 간 12~15시간

혈액투석의 기능을 요약하면 ① 요독소를 없앤다. ② 과잉의 수분을 없앤다. ③ 전해질을 조절한다. ④ 혈액의 pH를 일정하게 유지한다.

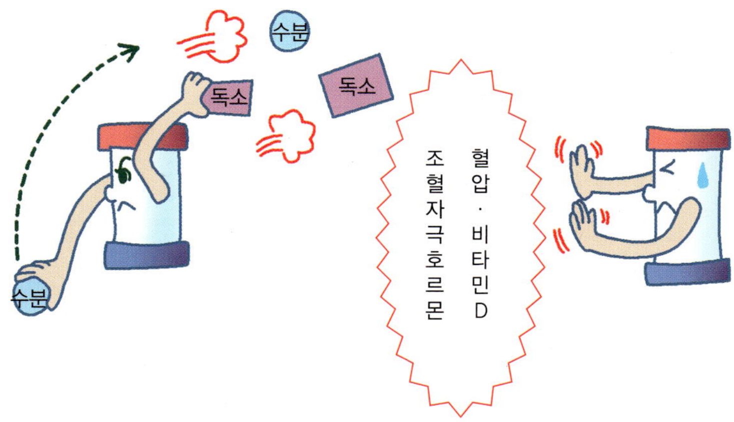

혈액투석의 작용

1. 요독소를 제거한다.
2. 여분의 수분을 제거한다.
3. 전해질을 조절한다.
4. 혈액의 pH를 일정하게 유지한다.

혈액투석의 원리

1. 물질의 제거 및 보완 방식

혈액투석에서는 혈액과 투석제를 투석기의 반투막과 접촉시켜 체내에 축적된 요독소를 제거하고 몸에 부족한 물질을 보충한다.

투석기 안에는 반투막이라는 얇은 막이 들어 있어 이것을 특수한 전자현미경으로 들여다보면 작은 구멍이 무수히 뚫려있는 것을 알 수 있다. 이 구멍을 통해 여러 가지 물질이 들어오고 나가지만 물질의 크기에 따라 일부 물질은 막의 구멍을 통과하고 일부는 통과하지 못한다.

그림에서 막의 구멍을 통과하는 것과 통과하지 못하는 것을 알아보자.

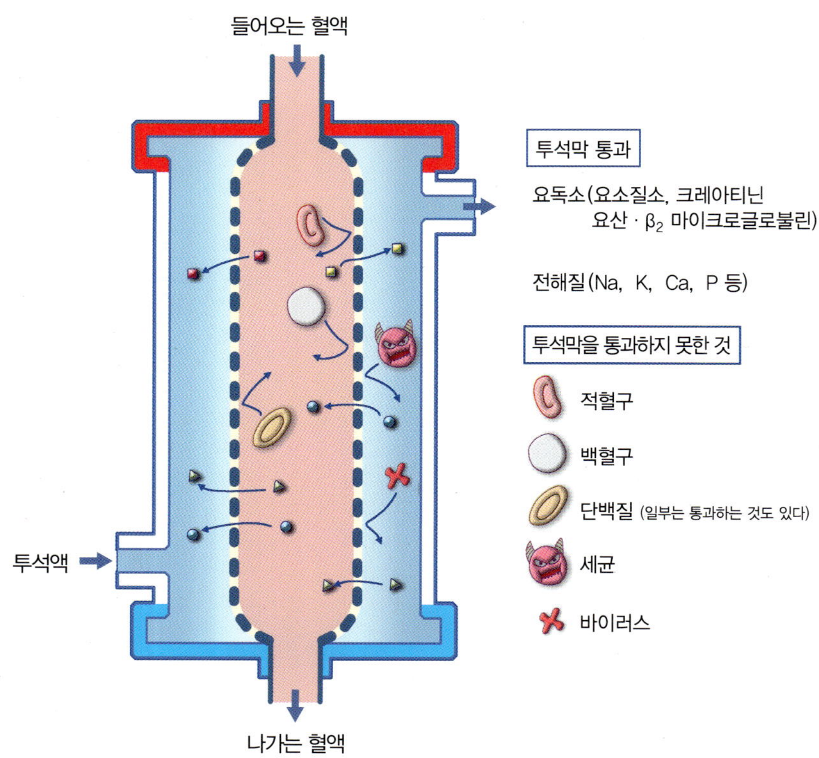

확산 원리

"막에 작은 구멍이 왜 물질의 움직임을 유발하는가" 물질의 이동이 왜 일어나는 것일까? 왜냐하면 서로 다른 농도의 용액을 반투막 사이에 놓았을 때 그 속의 물질은 자연히 혼합되어 균일화되는 경향이 있다. 이것을 확산이라고 한다.

그러면 요소질소와 칼슘의 움직임을 예로 들어보자.

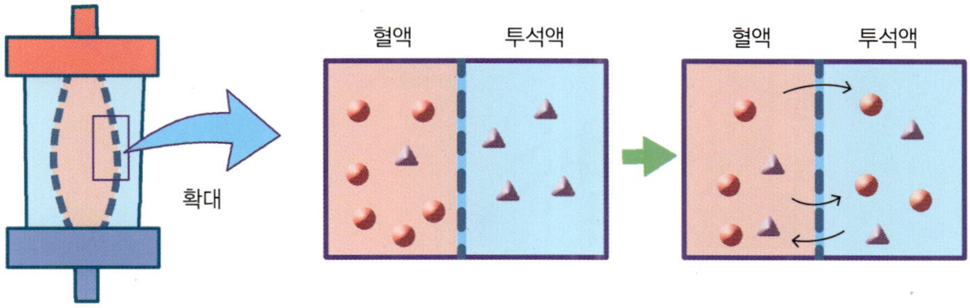

사례 1) ● 요소 질소가 영이면 투석액에는 전혀 포함되지 않기 때문에 균일하게 되려고 혈액 중 요소 질소는 투석액으로 이동한다.

2) ▲ 혈액 중 칼슘농도가 적어 투석액 중에 칼슘을 많이 넣으면 혈액 속 칼슘량과 균일하게 되려고 투석액 중의 칼슘은 혈액으로 이동한다.

흡착

투석기의 투석막 안에는 물질을 흡착하는 타입이 있다. 투석막과 물질의 사이에 잡아당기는 힘이 작용해 투석막 표면에 물질이 쌓인다. β_2 마이크로글로불린을 흡착할 수 있는 투석막도 있다.

2. 수분 제거 방법

체내에 저류한 수분은 어떻게 제거되는가? 아래에 설명하는, 한(체)외 여과법이나 삼투압에 의해서 제거된다.

한(체)외 여과법(초여과)

혈액투석은 그의 몸에서 수분을 제거하기 위해 '수분을 제거하기 위한 기계압력'의 원리를 이용한다. 이것은 투석액 공급에 따라 양압(+) 또는 음압(−)이 될 수 있다. 현재는 음압에 의한 방식이 주류이다.

음압

투석기 투석액 측면에 압력을 가하고 물을 빨아들이는 것을 음압이라고 하는데, 마치 빨대로 주스를 빨아들이는 것과 같다.

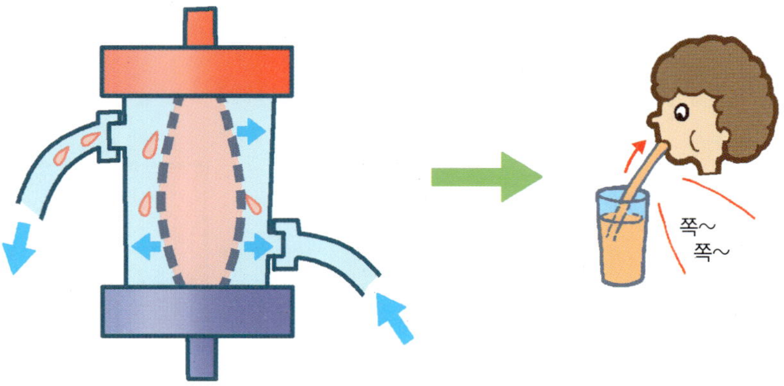

삼투압

농도가 다른 두 액체를 반투막으로 막아 놓았을 때, 용질의 농도가 낮은 쪽에서 농도가 높은 쪽으로 용매가 옮겨가는 현상에 의해 나타나는 압력이다. 물을 끌어당기는 힘을 삼투압이라 한다.

- 혈액과 투석액의 삼투압은 거의 똑같아서 실제로는 삼투압의 차이로는 물이 제거되지 않는다(한외 여과에 의해 제거된다).
- 복막투석에서는 삼투압의 원리를 이용하여 물을 제거한다.

혈액과 투석액의 흐름

혈액은 혈액펌프에 의해 동맥측천자침에서 나와 일정량 투석기에 보내진다. 투석기에 들어간 혈액은 투석기의 빨간 쪽에서 파란 쪽으로 향해 반투막 안쪽을 통과한다.

한편, 투석액 공급 장치에서 보낸 투석액은 투석기의 파란 쪽에서 붉은 쪽으로 향하며 반투막의 바깥쪽을 통과한다.

이렇게 혈액과 투석액은 각각 반대 방향으로 흘러간다. 투석기로 깨끗해진 혈액은 정맥측 혈액회로를 통해서 체내에 돌아온다.

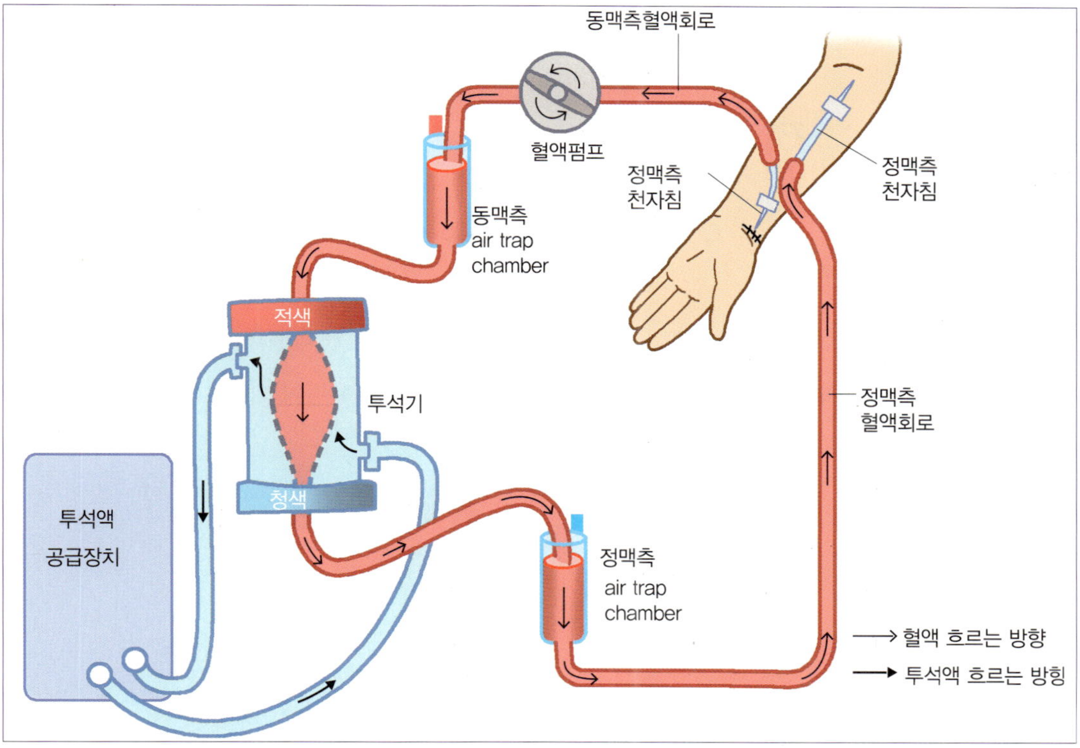
동맥측혈액회로
혈액펌프
정맥측
천자침
정맥측
천자침
동맥측
air trap
chamber
적색
투석기
청색
투석액
공급장치
정맥측
혈액회로
정맥측
air trap
chamber
혈액 흐르는 방향
투석액 흐르는 방힝

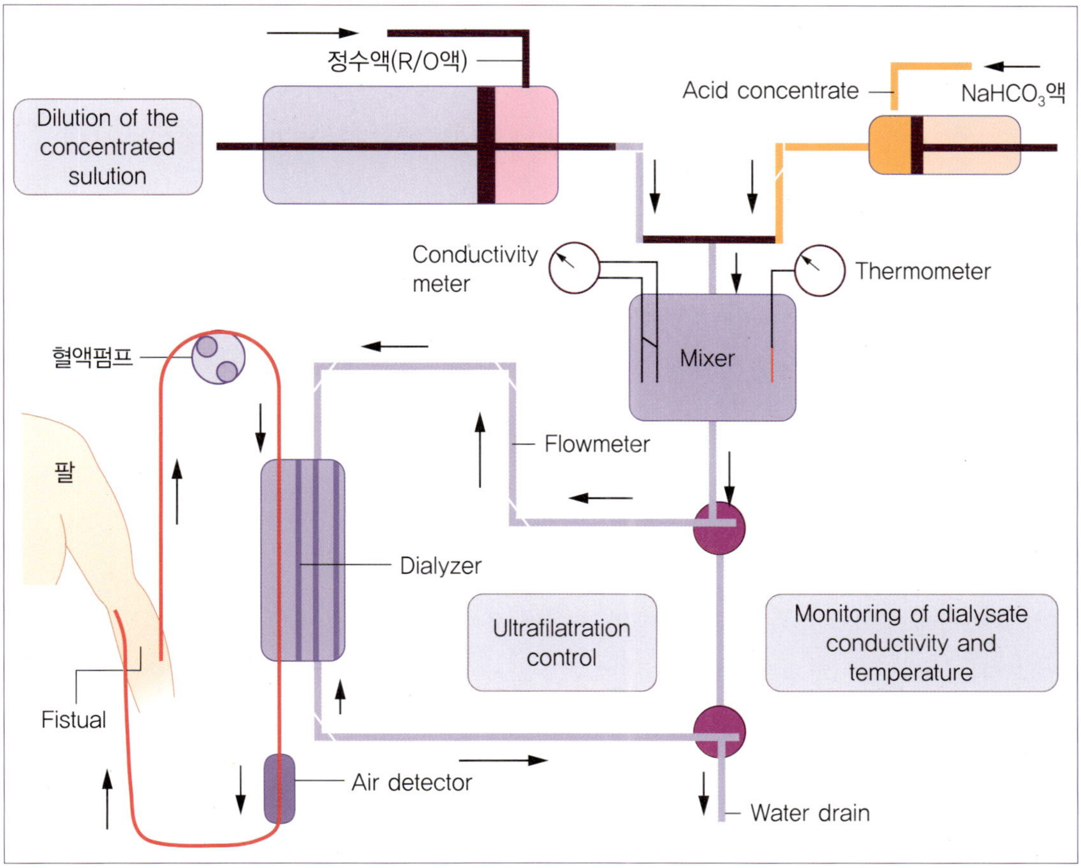
정수액(R/O액)
Dilution of the
concentrated
sulution
Acid concentrate
NaHCO$_3$액
Conductivity
meter
Thermometer
혈액펌프
Mixer
팔
Flowmeter
Dialyzer
Ultrafilatration
control
Monitoring of dialysate
conductivity and
temperature
Fistual
Air detector
Water drain

우리나라 혈액투석 모델

투석기(혈액정화기)

투석기는 신장을 대신하는 중요한 것이다. 투석기의 역사 · 이름 · 멸균법 · 면적 · UFR · 효율성과 막의 성질에 대해 알아보자.

1. 투석기의 역사

우리나라의 만성 유지 혈액투석은 1960년대 후반에 시작해서 현재에 이른다. 초기에는 코일형이나 용골형(적층형)이었지만, 1970년대부터는 투석 효율성과 편이성으로 현재의 hollow로 섬유형(모세관 섬유형)으로 전환했다.

또한, 막의 재질도 처음에는 셀룰로오스막이 주로 요소 질소 등의 작은 분자를 제거함과 동시에 적당한 수분을 제외하는 것이 목적이었다. 1980년대가 되면서 투석 기간이 10년 넘은 사람이 생겨나면서 각종 합병증이 나타났다. 그래서 고성능막(투석막의 구멍을 크게 한 막)이 개발되어 지금까지도 치료 시 문제가 되는 빈혈, 뼈통증, 가려움증 등의 증상을 개선하게 되었다.

1985년에는 투석 아밀로이드증의 원인 물질이 β_2 마이크로글로불린으로 보고되어 β_2 마이크로글로불린을 제거할 수 있는 고성능막 투석기의 필요성이 커졌다. 그래서 1990년대 이후에는 고성능으로 생체 적합성이 좋은 막이 주로 사용되고 있었다.

현재의 고성능 막은 분자량 6만 6천 개의 알부민 누출을 감소시키는 막을 가지고 있으며, 분자량 약 3만 개의 저분자 무게 단백질 영역의 제거 성능을 향상시키는 막이 사용되고 있다.

2. 투석기의 종류

투석기에는 속빈 섬유형(hollow fiber), 평행판 투석기형(parlled plate)의 두 종류가 있다. 근년에는 속빈 섬유형의 투석기가 많이 이용되고 있다.

속빈 섬유형(hollow fiber type)

원통형의 용기에 가는 빨대장의 투석막이 약 8,000~20,000개가 묶여 들어가 있다. 이 가는 빨대장의 막 안쪽에는 혈액이 흐르고, 한 개 한 개의 투석막 외측에는 투석액이 흐르고 있다.

이 투석기에 투석막은 가는 빨대상태라서 혈액 용량이 적고 막 면적이 넓어서, 투석 효율이 좋다는 특징이 있다. 이 투석막을 모두 펼치면 1.6 m^2에서 2.5 m^2이고, 접으면 1.62 m^2이다.

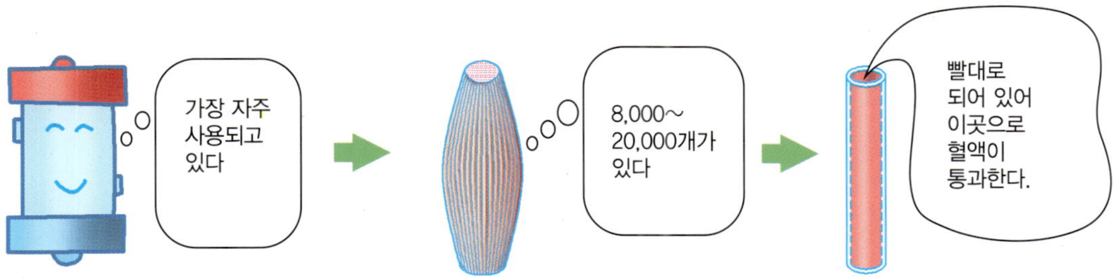

또 투석막의 고정판은 필요 없는 것으로 소형화 · 경량화되고 있다.

최근에는 투석막 개량이 개선되어 투석막의 잔혈이나 막 파괴도 거의 볼 수 없다.

3. 투석기 양상과 성능

투석의 성능은 투석 효율상 가장 중요하다. 막의 재질, 두께, 구멍의 크기, 막 면적에 의해서 투석의 성능은 다르다.

투석기의 성상

	항목		특징
성상	1.멸균 방법	고압증기 멸균. 에틸렌옥사이드 가스멸균(EOG 멸균)	• 현재, 주로 고압 증기 멸균, 감마-선멸균을 이용한다. • 에틸렌옥사이드 가스에 의해서, 가려움이나 발진 등의 알레르기 모양의 증상이 나타난다.
	2. 막의 재질	**천연막** 초산셀룰로즈 개량된 셀룰로즈	• 막의 구멍이 비교적 균일하고 밀도가 높기 때문에, 소분자량물질의 효율이 좋다. • 셀룰로즈막의 구멍을 크게 해, 중분자 · 대분자량 물질을 제거 할 수 있게 되었다.
		합성막 PAN막 PMMA막 EVAL막 PS막 PES막 PEPA막 PAES막	• 천연막에 비해 막의 구멍이 크기 때문에, 중분자 · 대분자량 물질의 효율이 좋다 • 막의 구멍이 고르지 않음으로 밀도가 낮기 때문에, 소분자량 물질의 효율이 나쁜 것도 있다. • 생체 적합성이 좋다(혈액과 투석막이 닿는 것에 따라서 일어나는 생체의 반응이 적다)
	3. 막의 두께	10~60 μ 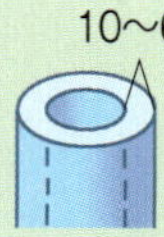	• 막이 두꺼우면 물질의 제거가 나쁘고, 얇으면 물질의 출입이 좋다.
	4. 막의 구멍 크기	20~50 Å	• 구멍이 크면 중분자 · 대분자량 물질이 잘 빠진다.
	5. 막 면적.	0.6~2.5 m^2	• 막면적이 넓으면 효율이 좋다. • 너무 넓으면 불균형 증후군을 초래
성능	6. 한계여과율	5~80 mL/mmHg/hr	• 1시간당 1 mmHg의 압력이 투석막에 충분히 걸려있을 때에는 수분제거를 대부분 할 수 있다
	7. 클리어런스치	BUN:170~199 mE/분 Cr : 145~195 mL/분	• 요독소의 발효율을 나타내, 수치가 큰 만큼 효율이 좋다. • 일반적으로 면적이 큰 만큼 효율이 좋다.
	8. 낡은 계수치	β_2마이크로블린 : 0.2~0.95	• 요독소가 여과에 의해서 빠지는 비율을 나타낸다.

투석액

투석액은 투석액 공급 장치에서 투석기로 1분간 500 mL가 보내져 혈액에서 필요 없는 것을 없애고 부족한 것을 보충하고 있다. 다음은 투석액의 성분과 역할 그리고 작성상의 주의를 나타내었다.

투석액의 성분과 역할

	건강한 사람의 혈중농도	신부전	투석액 농도	투석 후 혈중농도
나트륨 (Na)	135~145 mEq/L	증가 ↑→ 정상	140 mEq/L	변화 없다.
칼륨 (K)	3.5~5.0 mEq/L	↑	2.0 mEq/L	정상농도로 내린다.
칼슘 (Ca)	8.4~10.0 mg/dL	↓	2.5~3.0 mEq/L	보충된다.
마그네슘 (Mg)	1.2~1.9 mEq/L (1.5~2.3 mg/dL)	↑	1.0 mEq/L	다소 내린다.
염소 (Cl)	95~107 mEq/L	↑→	110~114.5 mEq/L	변화 없다.
중탄산 (HCO_3)	27 mEq/L	↓	25~30 mEq/L	보충된다.
포도당	65~110 mg/dL	→	100~150 mg/dL	변화 없다.
요소질소(BUN)	10~20 mg/dL	↑	0	제거된다.
크롬(Cr)	♂ 0.6~1.1 mg/dL			
	♀ 0.4~0.7 mg/dL			
요산(UA)	♂ 3.5~7.0 mg/dL			
	♀ 2.5~6.0 mg/dL			
인(P)	2.5~4.5 mg/dL			
Osm 투석압	285~295 mOsm/L	→	285~300	변화 없다.

1. 나트륨(Na)

신부전에서는 나트륨이 소변으로 배설되지 않고 몸에 쌓인다. 나트륨은 투석으로 수분과 함께 제거된다. 그 때문에 그 이상 많은 나트륨을 없앨 필요는 없고, 투석액 중 나트륨은 혈액과 거의 같거나 약간 적은 양으로 설정되어 있다. 투석 중 혈압 하강을 방지하기 위해 물을 마신 사람에게는 투석액의 나트륨을 혈액보다 높게 설정한다(고나트륨 투석).

2. 칼륨(K)

신부전에서는 칼륨이 소변으로 배설되지 않고, 혈액 중의 칼륨은 증가한다. 투석액의 칼륨량을 줄여서 혈액의 칼륨을 제거한다. 그러나 투석액 중에 칼륨이 없으면 저칼륨혈증을 일으키기 때문에 투석액 중에는 약간의 칼륨이 들어가 있다.

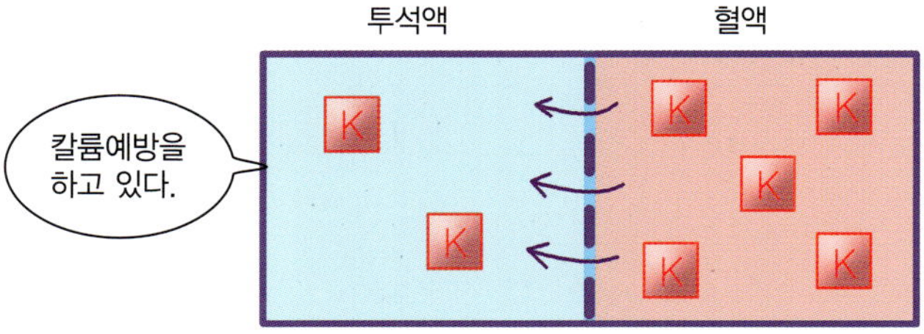

3. 칼슘(Ca)

신부전에서는 비타민D가 활성화되지 않기 때문에 소장으로부터 혈액에 칼슘이 흡수되지 않는다. 따라서 혈액의 칼슘은 감소되어 있어서 투석액에서 Ca이 보충된다.

혈액 중 칼슘의 약 반은 단백질과 결합되어 있고 나머지의 반은 이온화칼슘으로 되어 있다. 투석액 중 칼슘의 농도는 투석액의 이온화칼슘보다 약간 높게 하여 혈액에 칼슘을 보충하고 있다. 칼슘이나 인의 조절에 탄산칼슘이나 활성형 비타민D가 사용되기 위해서는 투석액의 칼슘 농도는 낮게 설정되어 있다.

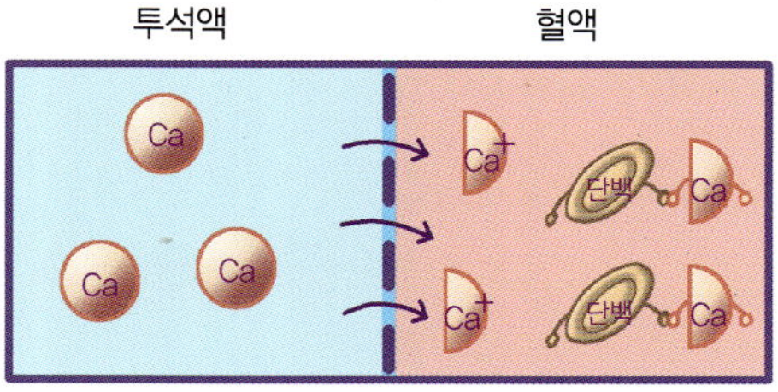

4. 마그네슘(Mg)

신부전에서는 혈액 중 마그네슘이 약간 높아져서 투석액 중 마그네슘은 약간 낮게 되어 있다.

5. 염소(Cl)

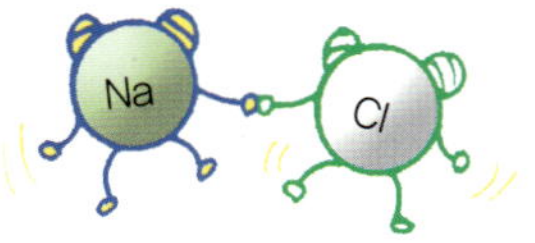
Na
Cl

염소는 나트륨과 함께 움직인다.
투석액 중 염소는 혈액 중 염소보다 약간 높게 설정되어 있다.

6. 중탄산(HCO_3)

신부전에서는 산성 물질이 혈액에 축적되어 pH를 산성으로 만든다. 따라서 투석액에는 혈액 속 pH를 교정하기 위해 중탄산염이 들어 있다.

7. 포도당

포도당은 투석액의 삼투압을 증가시키기 위해서 넣으며 저혈당증을 예방하기 위해 사용된다. 보통 투석기의 삼투압은 혈액의 삼투압과 거의 같다.

8. 삼투압

보통 투석액의 삼투압은 혈액의 침투압과 거의 비슷하다.

9. 기타

BUN(요소 질소), Cr(크레아티닌), UA(요산), IP(유기인) 등의 물질은 신부전이 되면 몸에 쌓인다. 이것들을 충분히 제거하기 위해 투석액에는 포함되어 있지 않는다.

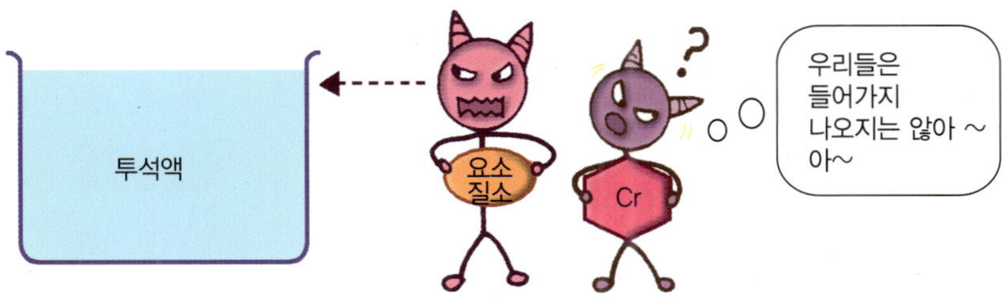
투석액
요소 질소
Cr
우리들은
들어가지
나오지는 않아 ~
아~

더 알고 싶은 사람을 위해

지적(至適) 투석이란

최적의 투석은 여러 가지 다양한 방법으로 설명될 수 있지만, 어떻게 정의되는지를 살펴보자. 간단히 말해서 사망률이 낮고 생존율이 높은 투석은 투석아밀로이드증, 확장형심근증, 이소성 석회화 침착, 동맥경화에 의한 혈관 병변, 만성 폐쇄성 동맥경화증, 허혈성 심질환, 심장 판막증, 뇌혈관장애와 이차성 부갑상선 기능항진증 등의 합병증이 생기지 않고 일상생활에서 충분한 삶의 질(quality of life, QOL)이 유지된 상태를 지적투석이라고 표현할 수 있다.

혈액투석에서는 투석 시간과 투석 횟수가 최적화된 투석의 주요 요인이다. 투석시간 측면에서 프랑스의 Charra1과 같은 장기투석이나 잦은 일일투석, 단기투석 등이 표준 투석시간인 4시간/주 3회 투석보다 낫다고 보고되었다.

최적의 투석은 요소질소, K, P와 같은 분자량이 적은 물질을 제거하기 위해 필요할 뿐만 아니라 투석 아밀로이드증의 원인 물질인 β_2 마이크로글로불린과 같은 큰 분자 물질을 충분히 제거하기 위해서도 필요하다. 그런데 kt/V(urea)는 요소의 투석량을 나타내는 지표다.

투석의 목표는 Hb, alb, K, P, Ca, 부갑상선 호르몬의 적정 수준을 유지하는 것이다.

5

투석액 공급 시스템

물처리 시스템

투석액을 만들려면 물(수돗물, 우물물)을 이용한다. 물에는 칼륨이나 마그네슘, 알루미늄이 포함되어 있거나 정화수에서는 정화에 이용되는 약물이 포함되어 있다. 이 물의 성분은 지방에 따라 차이가 있고 또 계절에 의해서 변동한다. 그러므로 투석에 안전하게 사용할 수 있는 물인지 어떤지 수질검사를 하여 필요하면 물 처리를 해야 한다. 물 처리는 다음과 같은 장치를 이용하고, 다음의 순서로 실시한다.

1. 여과 장치

수돗물을 먼저 여과하고 RO(역삼투) 장치나 연수 장치를 잘 보호해야 한다.

2. 연수 장치

수돗물 중 경수 성분인 칼슘(Ca) · 마그네슘(Mg)이 높으면 초조함, 구토, 혈압변동과 같은 경수 증후군을 일으키기 때문에 나트륨을 넣어 이런 증후군을 없앤다. 나트륨이 높아질 수 있도록 농도 조절을 한다.

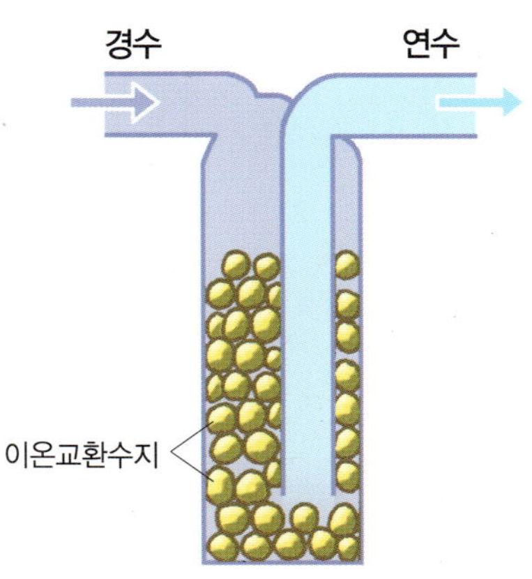

3. 활성탄 필터

수돗물 중의 유리염소, 클로라민은 빈혈의 원인이 되기 때문에 활성탄 필터로 흡착하여 없애야 한다.

4. RO(역삼투압) 장치

물에 고압을 가해 반투막을 통과시키는 역침투 원리를 이용한 장치로 원수를 깨끗한 RO물로 바꾼다. 이온(칼슘, 알루미늄 등)의 95%, 세균은 거의 완전히 제거할 수 있다.

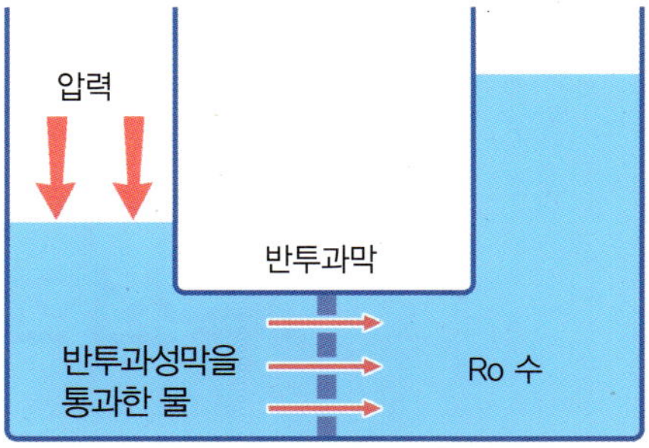

유해 물질

클로라민, 알루미늄(Al), 불소, 구리, 망간(Mn), 철, 엔도톡신(endotoxin) 등

엔도톡신(Endotoxin)

엔도톡신은 그람음성균의 외벽에 포함되는 독성 물질로 염소에 의해 사멸된 세균이 파손되어 균체가 죽으면 세균의 세포에 포함되는 엔도톡신(ET)이라는 독소가 배출된다.

엔도톡신은 수돗물, R/O물, 투석액에 혼입되어 몸에 큰 영향을 주는 것으로 수질오염의 지표로서 주목받고 있다. 엔도톡신이 몸 안에 많이 들어오면 생체 반응으로 추운 느낌, 발열, 혈압 저하, 쇼크, 탈진, 두통 등의 증상이 나타난다.

투석액 청정화로 기대되는 임상 효과

- 신장성 빈혈의 개선
- 투석아밀로이드증의 발증 억제
- 피부발진의 개선
- 염증 반응(CRP)의 개선 등이 있다.
- 최근에는 합병증(영양장애 · 염증 · 동맥경화 증후군)과 투석액 청정화와도 관련이 있다고 한다.

더 알고 싶은 사람을 위해

투석액의 엔도톡신의 농도

일본 임상 공학 기사회 발행의 투석액 청정화 가이드 라인(Ver 2.01)에서는 투석 시행시의 수질 기준을 다음과 같이 정하고 있다. 한국에서도 투석액의 엔도톡신 농도는 대한신장학회지 17(3)453-460) 1998년에 투석액의 엔토톡신 농도에 대해 발표된 바 있다.

4-2-2 투석 용수 생화학적 오염 관리 기준
생균 수 : 1 CFU/mL 미만(목표치 0.1 CFU/mL 미만)

4-2-3 A액체 용해 장치, B액체 용해 장치(투석용 물)
ET 활성치 : 0.001 EU/mL 미만
생균 수 : 1 CFU/mL 미만(목표치 0.1 CFU/mL 미만)
측정 빈도 : 다인수용 투석액 공급장치의 투석액이 기준치 이상일 경우 실시한다.

4-2-4 개인용 온라인 HDF/HF 장치(투석용 물)
ET 활성치 : 0.001 EU/mL 미만
생균 수 : 1 CFU/mL 미만(목표치 0.1 CFU/mL 미만)
검체 채취량 : 1 mL~100 mL
측정 빈도 : 제조업체의 첨부문서에 기재된 관리기준에 준한다.

4-3-1 많은 사람의 투석 공급 장치
ET 활성치 : 0.001 EU/mL 미만
생균 수 : 1 CFU/mL 미만(목표치 0.1 CFU/mL 미만)
측정 빈도 : 월 1회 이상 측정

4-3-3 투석액 응용 전자동 장치
ET 활성치 : 0.001 EU/mL 미만
생균 수 : 1 CFU/mL 미만(장치 유입부는 1 CFU/mL 미만)
검체 채취량 : 10 mL~100 mL
측정 빈도 : 제조업체의 첨부문서에 기재된 관리기준에 준한다.

4-3-4-1 온라인 HDF/HF 장치(유입부)
ET 활성치 : 0.001 EU/mL 미만
생균 수 : 1 CFU/mL 미만
검체 채취량 : 1 mL~100 mL
측정 빈도 : 제조업체의 첨부문서에 기재된 관리기준에 준한다.

4-3-4-2 온라인 HDF/HF 장치(온라인 보충 분해액)
ET 활성치 : 0.001 EU/mL 미만
생균 수 : 10-6 CFU/mL 미만

4-3-4-3 초순수 투석액 기준
세균 수 : 0.1 CFU/mL 미만
ET 활성치 : 0.001 EU/mL 미만(측정 감도 미만)

CFU : colony forming unit 코로니 형성 단위　ET : endotoxin 엔도톡신
EU : endotoxin unit 엔도톡신의 양

일본 임상공학기사회 투석액 등 안전위원회(2014.3.11.)

투석액 공급 장치

물처리를 한 수돗물을 체온 정도로 따뜻하게 한 뒤 물과 투석액 원액을 혼합하여 투석액을 만든다. 만들어진 투석액을 농도와 온도를 확인한 뒤, 유량을 조절하여 혈액투석기에 보낸다.

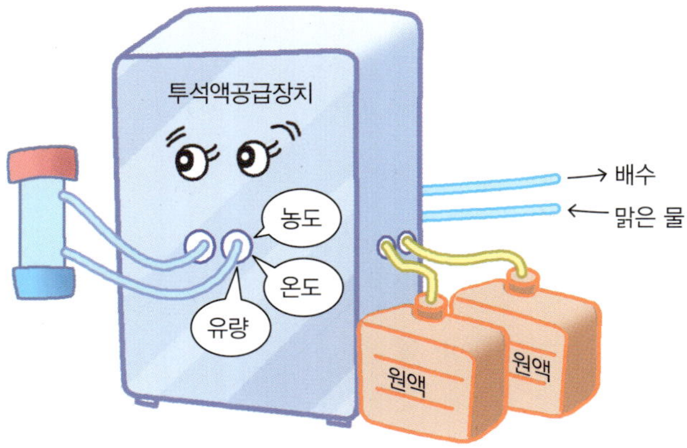

1. 투석액의 조건

(1) 정확한 농도

(2) 온도는 37℃ 전후

(3) 일정한 유량

(4) 청결

2. 공급 장치의 종류

(1) 많은 사람용 공급 장치(central system) : 한 번에 많은 사람의 투석액을 만들어 보낸다.

(2) 개인용 공급 장치 : 1명용의 투석액을 만든다.

더 알고 싶은 사람을 위해

투석 장치의 자동화

최근 몇 년 동안, 투석기는 프라이밍, 혈액제거, 보액(補液), 반혈(返血)의 각 공정을 자동화한 투석 장치가 개발되어 많은 투석 시설에서 사용되었다.

자동화된 장치를 통해 사용하는 것으로 집중적인 투석 환자 시작, 투석 종료까지 업무 시간절약을 크게 서포트하는 것이 가능하게 되었다.

생리식염액 대신 청정화된 투석액을 사용할 수 있어 작업의 효율화와 함께 비용 절감을 실현할 수 있다. 또 투석액을 꺼내는 방법에는 회사마다 차이가 있어, 다이얼라이저 앞에 설치된 포토부에서 꺼내는 방식과 다이어라이저부에서 투석액을 역여과시켜 꺼내는 방식이 있다.

향후 자동화 기능을 탑재한 투석장치의 보급이 예상되어 투석치료를 실시하는 투석요원에서는 투석장치에 대한 지식과 기술 및 안전관리능력의 향상에 힘쓰는 것이 중요하다.

혈액 펌프

혈액 펌프는 일정량의 혈액을 동정맥류(shunt)에서 투석기로 보내기 위해서 이용한다. 사용상 주의 사항을 지키고, 올바르게 조작한다.

[혈액 펌프 사용 시 주의 사항]

1. 혈액 회로는 혈액 펌프의 회전 방향에 맞추어 단단하지도, 느슨하지도 않게 단다.
2. 혈액 펌프를 돌리기 전에, 회전수는 0으로 하여, 돌릴 때에는 천천히 회전 속도를 올린다.
3. 혈액 펌프를 돌리기 전에, 지혈감자(케리)로 혈액의 회로를 멈추게 하고 있지 않은가 확인한다.
4. 혈액 회로의 각 접속 부분을 확실히 접속한다(정맥압 모니터 라인 · 해파린 라인 · 천자침과의 접속부 등).
   (1) 일반적으로 동맥 측 천자침에서 혈액 펌프까지 틈이 있으면 공기가 주입된다는 의미이다.
   (2) 일반적으로 혈액 펌프에서 정맥측 천자침까지 틈이 있으면 출혈을 의미한다.

6

투석 순서

투석 시작 순서

(1) 혈액의 체외 순환 조작이 안전하게 이루어지도록 한다.

(2) 투석 조건의 설정이나 투석 중 관찰, 공개 · 종료 조작을 매뉴얼에 따라서 실시할 수 있다.

(3) 병원 감염 예방에 유의한다.

- 자세한 조작 순서는 각 시설의 순서에 따라 정한다. 여기서는 대략적인 흐름을 이해한다.

[투석전의 준비]

① 시작 당시의 필요 물품의 준비 ② 주사 세팅, ③ 체중 측정,
④ 입실 시의 관찰, ⑤ 투석 조건 지시 확인과 설정, ⑥ 손씻기

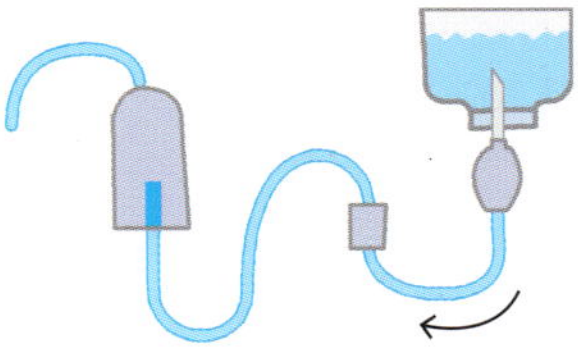

↓

[투석 개시 조작]

① 션트 사항의 관찰, ② 천자,
③ 혈액 순환 조작

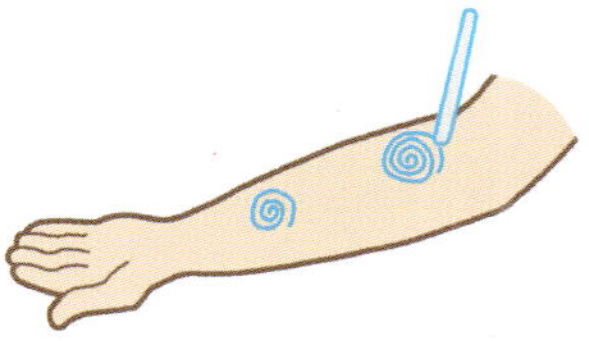

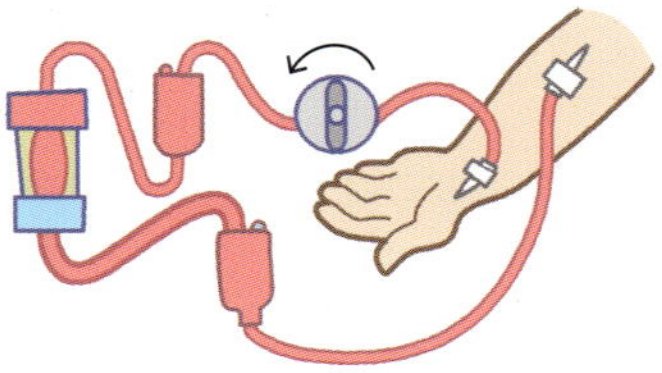

↓

[투석중의 관찰 · 기록]

↓

[투석종료조작]

① 종료 시 필요 물품 ② 투석 종료 전의 관찰 · 확인

③ 반혈 조작 ④ 투석 후 관찰 · 기록

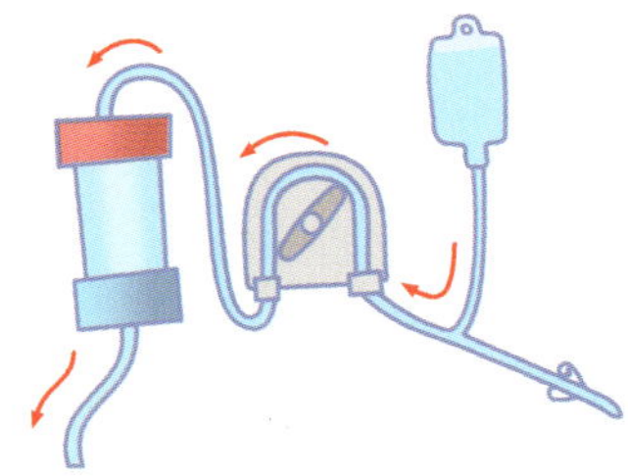

투석 전 준비

1. 초기에 필요한 물품을 준비한다.

(각 시설에서 필요물품은 차이가 나기 때문에 각 시설의 순서를 참조)

(1) 투석액 공급장치의 세척이 완료되었는지 확인하여 투석액을 준비한다(공급장치에 따라 방법이 다르다).

(2) 투석기, 혈액 회로, 지혈 감자, 생리 식염수, 항응고제, 일회용 장갑, 앞치마, 고글, 주사기, 배액 로트, 소독 솜, 천자 바늘 2개(동맥용, 정맥용), 시작 세트, 구혈대, 청진기, 혈액 정화 기록 용지, 봉투, 비관통성 감염성 폐기 박스를 준비한다.

2. 프라이밍 세트

프라이밍이란 투석기 · 혈액회로 내를 세척해, 기포를 제거, 투석기 · 혈액 회로를 생리식염수로 채우는 것이다. 청결 조작을 준수해 실시한다. 투석기 혈액회로의 불량이나 이물질의 유무를 확인한다.

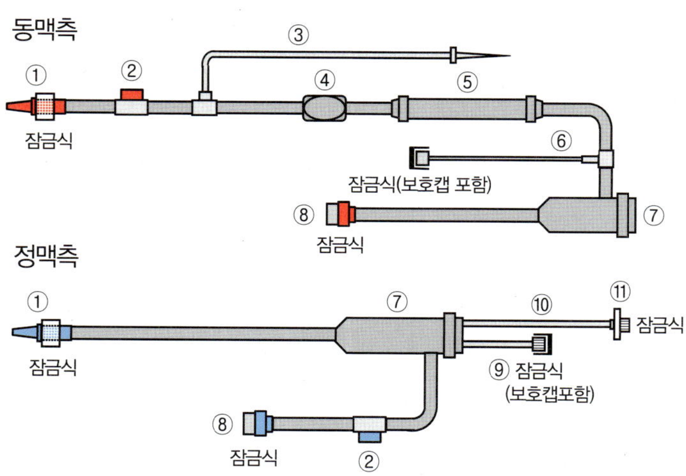

각 부 명칭이름

① 접속부
② 니들 리스 통로포트
③ 수액라인
④ 베개(4° 12)
⑤ 펌프 세그먼트부
⑥ 항응고제 주입 라인
⑦ 에어 트랩 챔버
⑧ 투석기 접속부
⑨ 액면 조절 라인
⑩ 압력 모니터라인
⑪ 트랜스 듀사 보호 필터

"투석용 혈액 회로 표준화 기준" 일본 임상 공학 기사회 투석 장치 안전 위원회 2012
출처 : 투석용 혈액 회로의 표준화에 관한 보고서 2006

프라이밍 후 모든 크리미가 닫혀 있는 것을 확인하고, 투석액 호스를 투석기에 이어 투석액을 채워 공기를 빼낸다.

3. 체중 측정

투석하여 수분을 제거하기 위해서는 수분 증가량을 정확히 측정하여 투석 시 체중의 변화량을 파악하여 물제거 계획의 지표로 사용한다.

(1) 종류

① 체중계의 최소 표시는 100 g 단위로 한다.

② 크고 보기 쉬운 디지털 표시의 체중계를 사용된다.

(2) 준비

① 체중계는 진동 등의 영향을 받지 않는 평평한 장소, 항상 일정한 장소에 설치한다.

② 체중계는 벽 등에 접하지 않는 것, 측정 시 흔들림이 없는 것, 체중 측정 전에는 0으로 표시되는지 확인한다.

(3) 체중계 주변 확인

① 체중계 주변에 물건이 떨어져 있지 않은지 확인한다.

② 바닥에서 3 cm 정도의 틈이 있어서 연필이나 지우개 등 필기 용구나 쓰레기가 들어가서 체중계에 오차가 생길 수 있다.

(4) 측정 방법

① 투석실 직원이 입회하여 체중측정을 한다.

② 환자의 몸을 정확히 측정한다.

③ 체중에 초과되는 물건이 없는지 확인한다.

④ 저울에 오르면서 숫자가 안정될 때까지 움직이지 않도록 주의한다.

⑤ 약간 힘든 환자에게는 몸무게 계통의 난간을 잡아 신체를 지지하도록 지도한다.

⑥ 환자 안전에 우선순위를 두고 측정자는 환자와 함께 체중을 확인하고 측정한다.

⑦ 중앙감시시스템이 도입된 시설에서는 체중 측정에 앞서 환자 카드를 카드 판독기에 놓고 환자 이름을 확인한다. 이름을 확인한 후 환자에게 저울에 오르라고 하고, 화면에 무게가 표시되면 저울에서 내린다.

4. 입실 시 관찰

(1) 환자의 이름을 확인한다.
(2) 환자의 체중과 혈압 · 맥박 · 체온을 확인한다.
(3) 전반적인 상태를 관찰한다.
(4) 출혈 유무를 관찰한다.

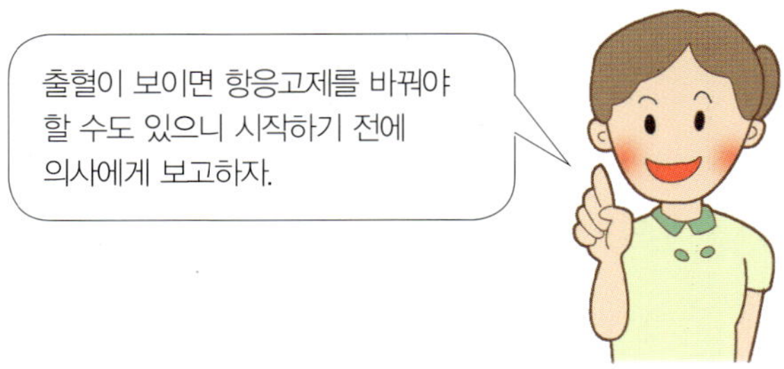

5. 투석 상태 지침 확인 및 구성

(1) 투석기의 종류를 확인한다.
(2) 적정 체중에 맞춘 물제거 목표량, 물제거 속도를 확인한다.
(3) 투석 시간, 투석액 농도, 투석액 유량, 투석액 온도를 확인한다.
(4) 항응고제를 확인 후, 항응고제의 주입 라인에 접속해 작동하고 주입 속도를 확인한다.
(5) 모든 조건을 확인 후, 혈류 이외의 상태가 설정된다.

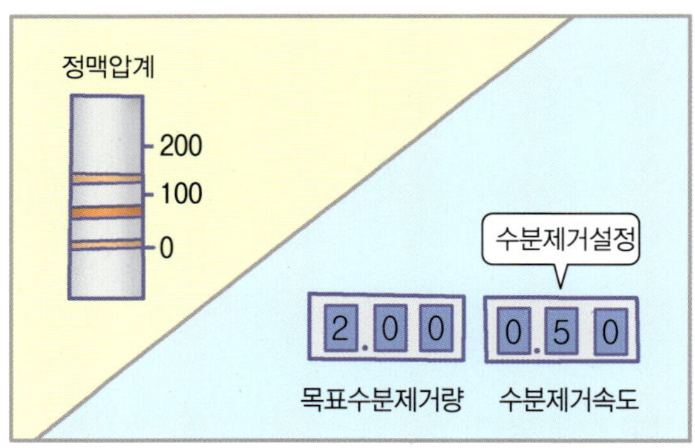

더 알고 싶은 사람을 위해

적정체중이란

혈액투석 환자의 심혈관 합병증 평가와 치료에 관한 가이드라인에서는 체액량이 적정하며 투석 중인 과도한 혈압 저하를 일으킬 수 없으며 장기적으로도 심혈관계 부담이 적은 체중으로 알려져 있다.

6. 손 씻기

투석 환자는 천자 부위 감염으로 생명이 위태로울 수 있다. 또, 투석실에서는 다수의 환자에 혈액을 다루어서 전염병이 전파되기 쉬운 환경이다. 표준 예방대책(스탠더드 프리 주의)에 따른 감염 대책을 실시할 필요가 있다. 환자의 처치에 해당되는 곳에 세면대를 설치하고, 혈액 오염이 있는 손은 즉시 세척하여 다른 환자에게 감염되지 않도록 유의한다.

또, 환자도 마찬가지로 손을 씻어야 하지만, 특히 투석 시작 전은 션트를 손끝에 만져서 조심스럽게 손을 씻도록 지시할 필요가 있다.

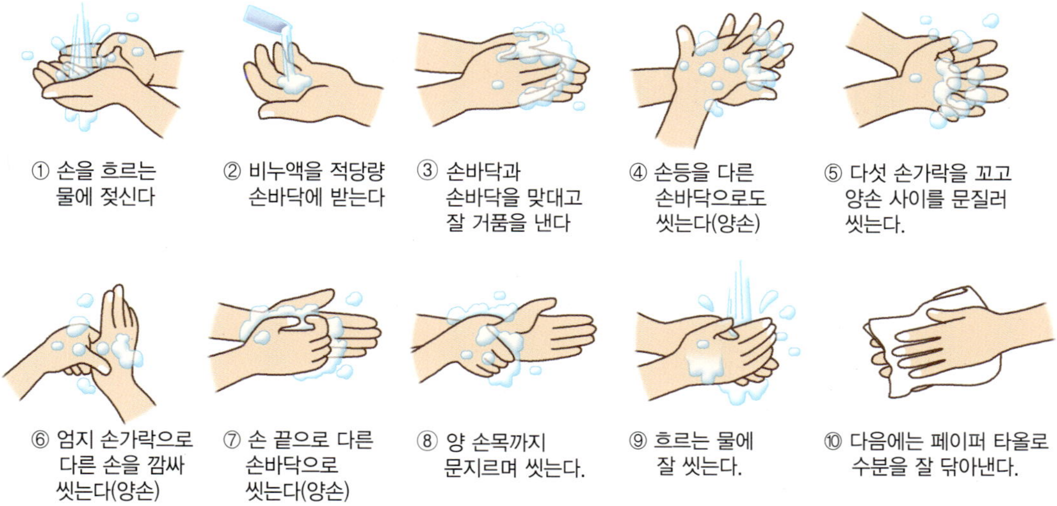

투석 시작 조작

1. 션트 사항의 관찰

션트는 조기에 이상을 발견하기 위해 주의 깊게 관찰하고 듣고 만질 수 있어야 한다.

(1) 보기

수술 기록에서 션트 혈관의 이동과 문합 방법, 인공혈관의 종류, 혈액 흐름의 방향 등을 확인한다.

발적, 종창, 동통, 고름의 유무 등 감염 징후를 관찰하고, 션트 전체를 관찰하여 혹 상처 부위, 내출혈 등이 없는지 관찰한다.

(2) 듣기

청진기로 문합부에서 중추까지 광범위하게 션트 소리를 듣는다.

(3) 만지기

션트 부분은 손가락으로 만져서 피부의 처짐이나 두께, 경도 등을 촉진한다.

혈관의 가동성, 깊이, 경도, 벽의 두께, 탄력, 유연함, 내공의 크기를 혈관을 통해 확인한다.

2. 천자

충분히 투석하기 위해서는 동맥측 · 정맥측의 확실한 천자가 필수이다. 동시에 천자실패는 환자에게 고통을 준다. 또, 확실한 천자 · 지혈을 실시하는 것은 션트가 장기간 개방될 수 있다. 천자나 지혈에 대해 중요한 것을 이해한다.

(1) 천자는 충분히 깨끗한 환경 하에서 시행한다.

(2) 천자 앞 션트 사항을 관찰(소리, 특히 협착 소리는 요주의, 스릴, 피부 상태, 테이프 발진 등) 한다.

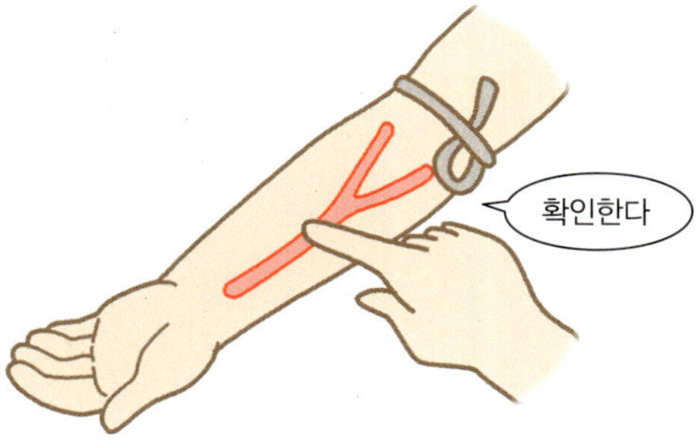

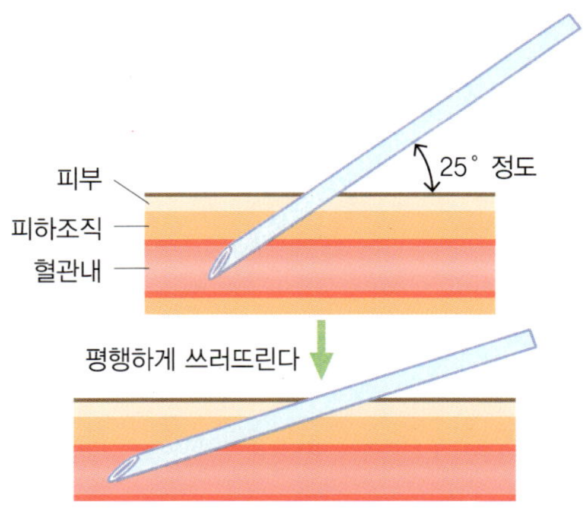

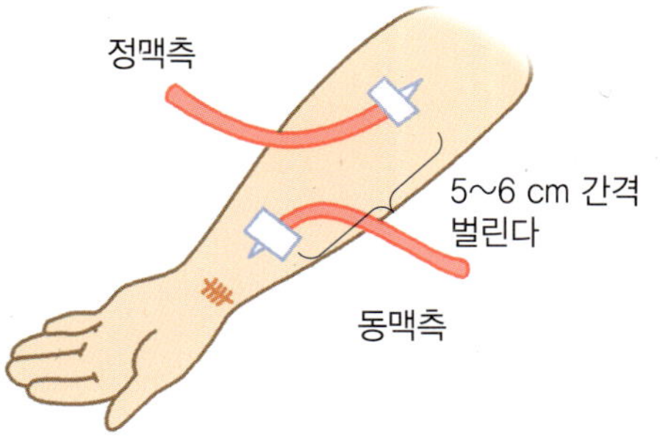

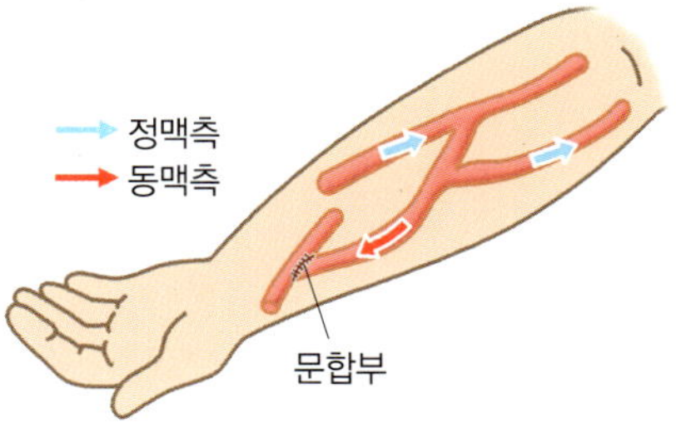

(3) 천자 부위를 선택한다. 문합부 바로 옆은 피하고, 문합부 근처를 선정해도 5 cm를 분리하는 것이 바람직하다. 이전의 천자부보다 5 mm 밀어낸다. 재순환을 방지하는 의미에서 양측의 천자 바늘의 바늘 끝은 5 cm 이상 떼어 낸다. 또한 투석 중에 션트지를 움직여도, 천자 바늘끝이 이동하지 않는 장소를 선택한다.

(4) 천자부를 중심으로 원을 그리도록 소독을 실시하고, 구혈하는 정맥 측보다 천자한다. 천자부의 소독에는 소독용 알코올만, 소독용 포피돈요오드액만 사용된다. 또는 소독용 알코올과 소독용 포피돈 요오드 액을 함께 사용한다.

(5) 자기 혈관(AVF)의 평균적인 천자 각도인 25도 안팎에서 천자한다.

(6) 금속 바늘로 천자하는 경우는 천자 바늘의 바늘 끝이 혈관벽을 통과할 때 천자 바늘을 놓고 신중하게 바늘 끝을 천천히 밀고 나간다.

(7) 맨틀 바늘의 경우 혈관벽을 통과할 때 안쪽 바늘을 조금 뽑고, 혈관 내강을 따라 바깥쪽 바늘의 플라스틱 튜브를 밀어 넣는다.

3. 혈액 순환 조작

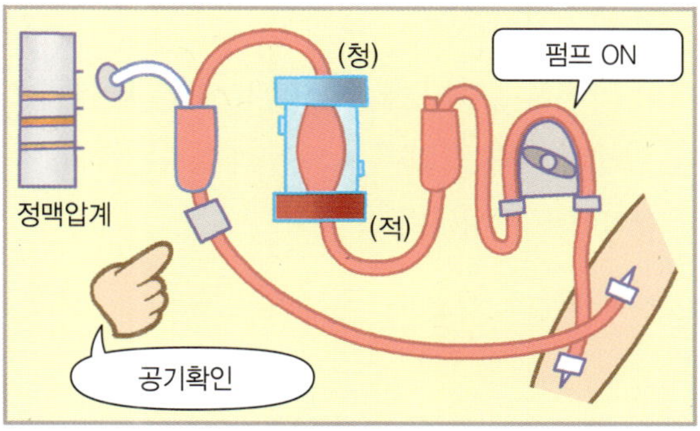

(1) 동맥측의 천자침과 동맥측의 혈액 회로에 연결되며, 혈액 펌프는 100 mL/분 이하로 회전하여 환자 상태를 확인한다.

(2) 항응고제를 주입한다(개인에 적합한 첫회 주입량을 주입).

(3) 투석기 혈액회로가 열게 빨갛게 되면, 정맥 쪽의 혈액회로를 연결하고 정맥 쪽의 구멍 바늘을 연결하여 공기가 들어가지 않도록 하며, 미리 정해진 혈류량에 따라 혈액을 맞춘다.

(4) 정맥압이 안정된 것을 확인한 투석용 감시 장치의 투석 스위치를 눌러 투석을 시작한다.

- 동맥측과 정맥측의 회로를 동시에 연결하여 혈액순환을 하는 방법도 있다.

투석 중의 관찰 · 기록

1시간마다 다음 항목을 관찰하는 기록을 합니다.

몸의 상태	충분한 투석	안전한 투석
• 혈압 • 맥박 • 체온 • 신체상태	• 혈류량 • 투석혈류량 • 물제거량(한외여과압) • 투석시간	• 투석시간 투석액 농도 • 투석액 온도 • 정맥압 • TMP(막간압력차) • 항응고제 주입량 속도 • 응혈, 공기, 출혈 확인 • 천자침과 혈액회로 접속부 이완 • 혈액회로의 고정 굴곡

* 투석 중에는 위의 내용을 확인한다.

종료 조작 순서

종료 조작의 목적은 체외 순환된 혈액을 청결하고 안전하게 체내에 되돌림에 있다. 감염예방 및 안전을 위해 작업이 종료될 때까지는 투석 감시장치에서 벗어나지 않는다.

- 자세한 조작 순서는 각 시설의 순서에 따른다.

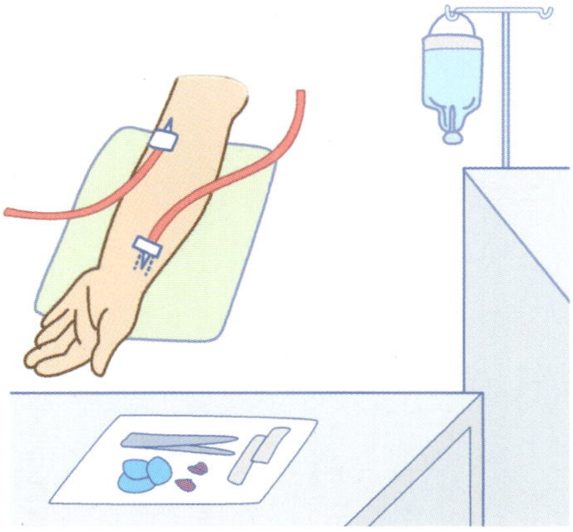

1. 종료 시 필요한 물품

생리식염수, 소독물품, 일회용장갑, 앞치마, 고글, 종료세트, 쓰레기봉투, 지혈벨트 등이다.

2. 투석 종료 전의 관찰과 확인

(1) 먼저 손 씻기를 하고, 예정하고 있던 투석 시간, 수분 제거량을 종료하고 있는 일을 확인한다.

(2) 환자의 혈압 변화, 상태를 관찰하다.

(3) 검사와 약제 투여 여부를 확인한다.

3. 혈액 회수

(1) 혈액 펌프를 100 mL/min 정도에 혈류를 낮춘다.

(2) 채혈, 주사를 확인하고 실시한다.

(3) 수액라인에서 생리식염수를 흘러가게 하여 혈액을 체내에 되돌린다.

(4) 생리식염수가 없어지면, 혈액 펌프를 멈추고 바늘을 빼내 지혈한다.

(5) 투석기의 남아 있는 혈액의 유무를 확인한다.

(6) 사용된 투석기 혈액 회로는 남은 혈액이 없도록 폐쇄 상태로, 감염성 폐기물로 폐기한다.

※ 전자동투석장치에 의한 투석액으로의 반혈도 있다.

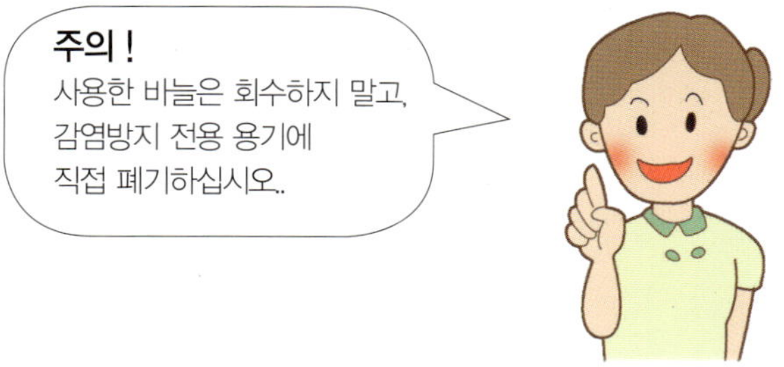
주의 !
사용한 바늘은 회수하지 말고,
감염방지 전용 용기에
직접 폐기하십시오.

4. 지혈과 보호

(1) 지혈 전 혈압을 확인하고 혈관의 주행, 깊이, 피부와 천자 구멍의 차이 등을 확인한다.

(2) 천자부를 10% 포피돈요오드액에 소독한다.

(3) 천자 바늘 고정 테이프를 벗긴 후 바늘 자입부에 멸균 거즈를 대고 천자 바늘을 빼낸다.

(4) 바늘을 빼내면 동시에 멸균 거즈로 스릴을 확인하면서 스릴이 소실되지 않고 거즈에 출혈하지 않은 정도의 힘으로 압박한다.

(5) 혈관 위에서부터 천자하는 것이 아니기 때문에 실제 혈관의 구멍은 피부의 구멍과는 수밀리미터 어긋나고 있는 경우도 있음을 염두에 두고 압박한다.

(6) 내 션트에서는 최초 5분 정도는 스릴이 확인할 수 있는 압력이며, 이후 5~10분 정도는 서서히 느슨하게 한다.

(7) 지혈 밴드를 사용하는 경우 개인 전용으로 한다.

(8) 지혈이 확인되면 멸균의재로 천자부를 보호한다.

(9) 감염이 일어나기 쉬운 인공 혈액 관내 션트는, 지혈 확인 후 다시 10% 포비돈 요오드에서 천자부를 소독하고 멸균의 자재로 천자부를 보호한다.

(10) 지혈이 끝난 뒤 이상이 없는 것을 확인하고 환자를 퇴실시킨다.

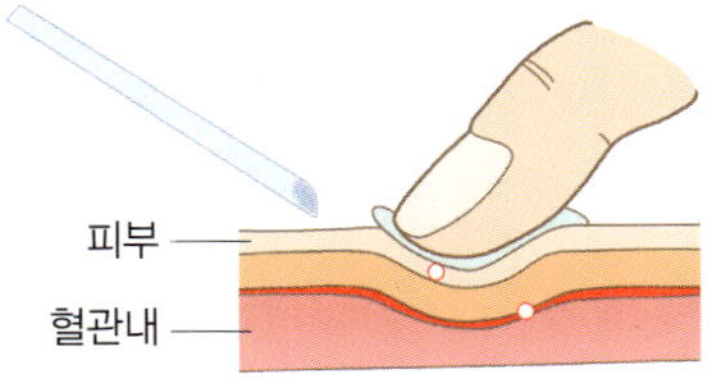

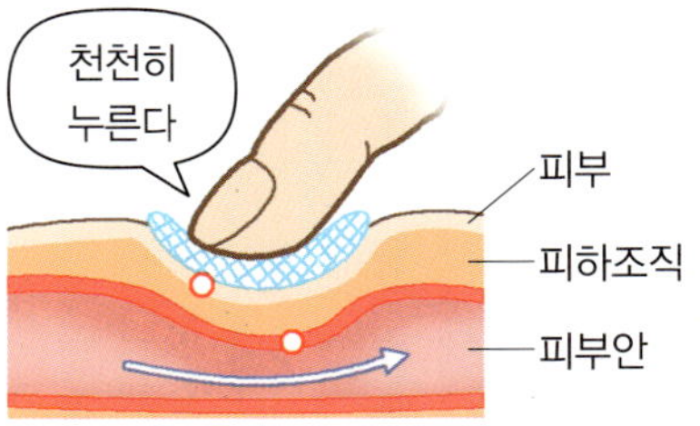

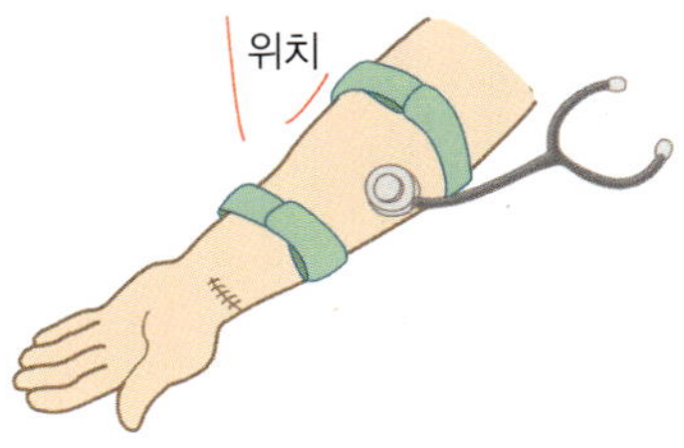

5. 투석 후 관찰과 기록

혈압, 맥박, 체중 측정, 일반상태를 관찰하여 기록한다.

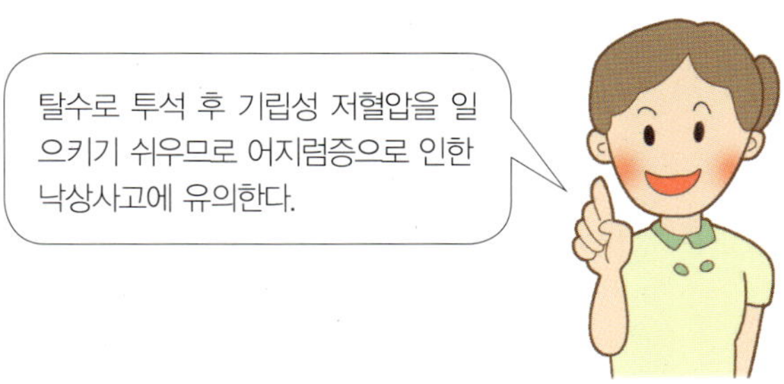
탈수로 투석 후 기립성 저혈압을 일
으키기 쉬우므로 어지럼증으로 인한
낙상사고에 유의한다.

더 알고 싶은 사람을 위해

천자 시 요령

1. 천자 시 주의 사항

(1) 광범위한 천자부를 선정한다.
(2) 동일 부위의 반복적인 천자를 되도록 피한다.
(3) 자신의 타이밍에 당황하지 않는다.
(4) 그렇게 하지 않으면 후속 조치와 도움이 아니라 환자 치료로 이어진다.
(5) 아프지 않는 천자는 없으므로 반드시 환자의 반응을 보고 묻는다.
(6) 천자 통증이 강한 환자는 리도카인 테이프 부착 등을 고려한다. 리도카인 테이프는 천자의 1~2시간 전, 늦어도 천자의 30분 전까지 붙인다.
(7) 자기혈관의 천자는 수술 후 10일 이상 경과한 후 바람직하다.

2. 인공 혈관의 천자 시 주의 사항

(1) 천자 부위를 선정하고 10% 포피돈요오드액을 광범위하게 소독하고 2~3분 정도 건조시킨다.
(2) 그라프트 전체에 아직 부기가 남아 있는 경우에는 주위를 손가락으로 누르면 그라프트가 일시적으로 떠오르다.
(3) 동일 부위에서 반복 천자를 피하고 그라프트 혈관 전체에 꼼꼼히 천자하는 것이 바람직하다.
(4) 인공 혈관(AVG)의 천자 각도는 자기 혈관(AVF)보다 둔각에서 천자가 바람직하다.
(5) 천자 각도는 45도, 혈액의 역류가 있으면 외투만 삽입한다.
(6) 루프형 인공 혈관의 경우에는 재순환을 조심한다.

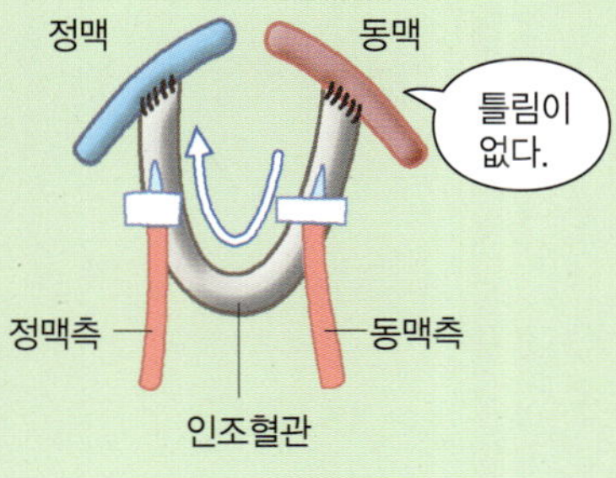

3. 자체 제거 바늘 예방의 테이프 고정

(1) 테이프 그리고 피부와 회로 사이의 접촉 면적을 증가시키는 방법(예: 회로 및 피부에 가까운 카눌라 연결부위를 덮고 있는 Ω(옴) 고정, 테이프에 의한 α(알파) 고정)이다.
(2) 테이프는 미끼 잠금부에 고정하지 않는다.
(3) 천자 바늘 실리콘부에는 테이프 고정을 하지 않는다.
(4) 한번 붙인 테이프는 붙일 수가 없다.
(5) 회로를 환자에게 갖는 경우에는 고리 모양에 고정하고부터 갖는다.
(6) 불안과 인지증을 같이 갖고 있는 환자는 회로를 갖지 않는다.

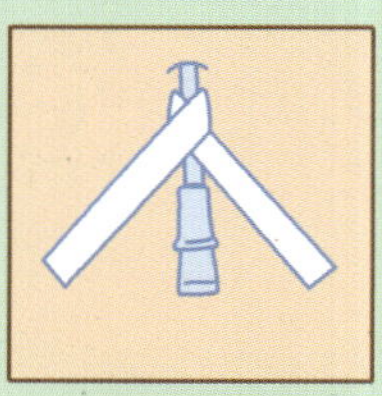
α(alpha)고정

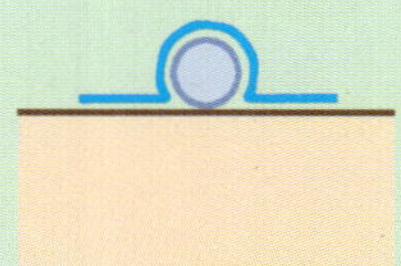
Ω(ohm)고정

금속 바늘의 경우

양호

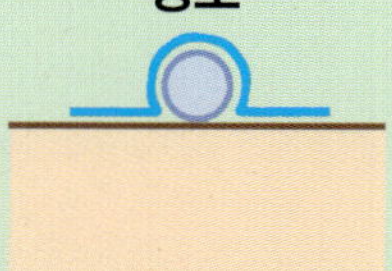
접촉면이 크다

불량

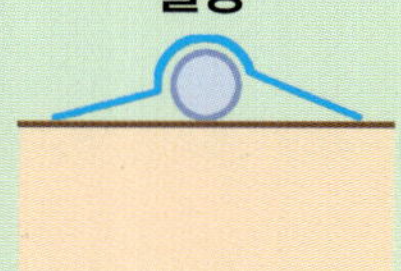
접촉면이 작다

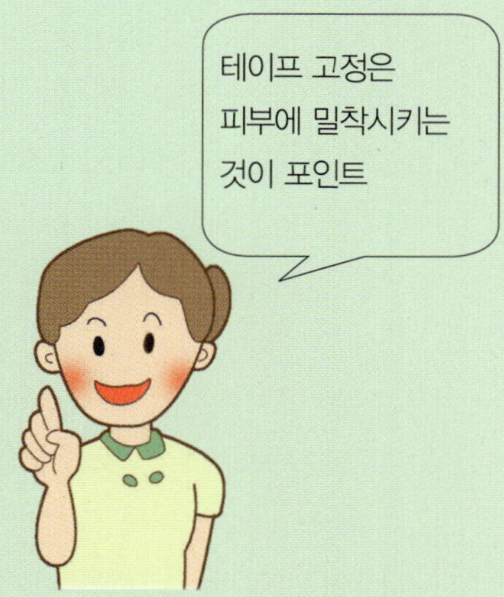

7

혈관통로(Vascular access)

혈액투석을 시행하려면 혈액을 체외로 빼내 여과한 뒤, 다시 체내에 되돌려주는 것이 필요하다. 이러한 혈액의 출입에 관계되는 구조를 혈관통로(access)라고 부른다.

혈관통로에는 몇 가지의 종류가 있지만, 동맥과 정맥을 체내에서 직접 이어 맞춘 동정맥류가 가장 많이 이용되고 있다.

혈관통로는 혈액투석에 없어서는 안 되는 중요한 것으로 오래 가게 하는 비결은 폐색 · 협착, 감염, 출혈 등의 합병증을 예방하는 것이 중요하다.

혈관 통로의 종류

션트	자기혈관
	인공혈관
비션트	카테터 유치법
	동맥표재화법
	동맥직접천자법

더 알고 싶은 사람을 위해

비션트로 분류되는 방법의 자세한 것은 아래와 같다.

카테타 유치법 : 긴급 투석 시 등에 일시적으로 내경정맥, 허벅지 정맥에 카테일을 유치하는 방법이다.
동맥표재화법 : 심부를 흐르는 상완동맥, 천대퇴동맥을 피하까지 끌어올려 바늘을 쉽게 찌르는 방법이다. 저심 기능으로 션트에 의한 다량의 혈액환류에 의해 심부전이 될 우려가 있는 환자에게 적응이 된다.
동맥직접천자법 : 동맥에 직접 천자하는 방법으로 수술할 필요는 없지만, 천자, 지혈에는 충분한 주의가 필요하다. 동맥이 황폐화된 빈회에는 할 수 없다.

션트의 종류

자기 혈관

동맥과 정맥을 직접 잇는 것으로 동맥의 혈액이 정맥의 혈관에 흐른다. 잇는 방법에는 단측문합과 측문합이 있다(아래 그림 참조). 수완과는 반대의 팔을 사용해 천자 부위가 많이 잡힐 수 있도록 가능한 한 말초측에서 문합한다.

이 션트는 제작 후 바로 사용할 수 없고, 정맥의 발달을 기다릴 필요가 있다. 따라서 신장 기능의 저하가 오면 혈관수술을 하여 미리 혈관을 준비하는 것이 좋다.

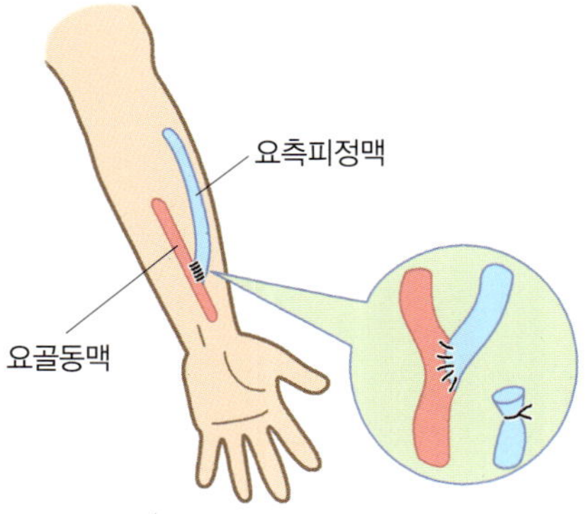

end-to-side 문합

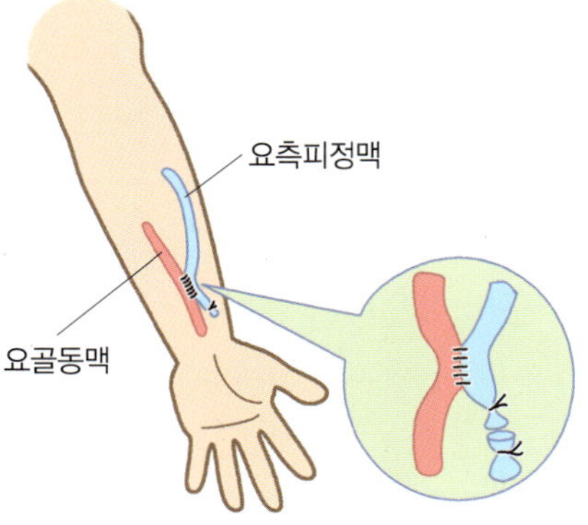

side-to-side 문합

인공 혈관

혈관으로의 션트 제작이 곤란할 때는 인조혈관을 이식하지만, 자기 혈관 내 션트에 비해 폐색 · 감염이 일어나기 쉽다.

인조혈관의 종류에는 주로 테프론제(e-PTFE)와 폴리우레탄제가 있다. 테플론 제품은 비교적 감염에 저항력이 강하고 오래 지속되지만, 수술 후 2~3주가 지나지 않으면 천자할 수 없다. 폴리우레탄제는 수술 다음날부터 천자할 수 있지만, 구부러지기 쉽다는 결점이 있다.

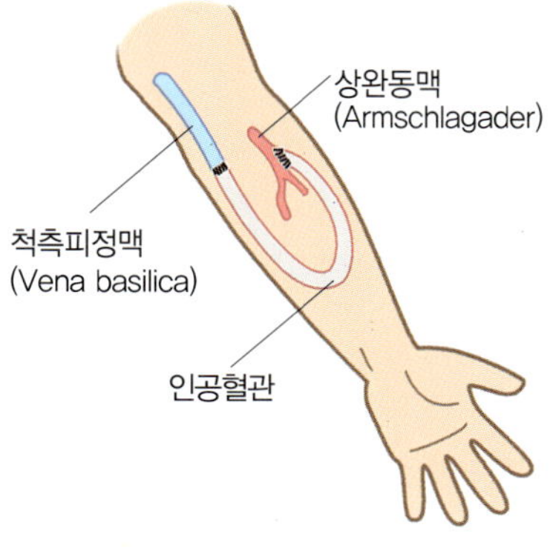

션트폐색 협착

폐색 · 협착은 션트의 합병증으로 빈번히 일어난다. 협착이 있으면 탈혈 불량 · 재순환 등이 일어나 효율적인 투석을 할 수 없게 된다. 일단 막히면 투석은 불가능하다. 폐색 · 협착은 빨리 대처하는 것이 중요하다.

1. 원인

(1) 션트의 압박에 의한 혈류의 방해
(2) 잦은 천자에 의한 혈관의 파괴
(3) 칼슘과 인의 축적에 의한 혈관의 석회화
(4) 동맥의 혈류 강도에 의한 션트 정맥 혈관 내막 두께
(5) 저혈압이나 투석 후의 급격한 혈압 저하
(6) 염증반응의 증가로 혈액 응고 능력의 항진
(7) 설사와 구토, 대량 발한으로 인한 탈수

2. 증상

(1) 션트 소리의 변화(협착소리, 박동 소리가 약함, 소실 등)
(2) 혈전에 의한 션트 부위의 통증
(3) 혈류의 방해로 인한 션트 사항의 냉감각
(4) 혈관의 응축
(5) 투석 시 정맥 혈압 상승, 탈혈 불량
(6) 지혈시간 연장

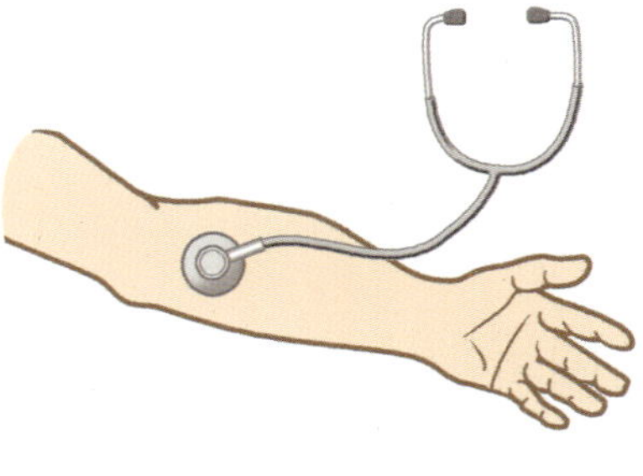

3. 예방 · 환자 지도의 포인트

(1) 션트 음/혈류 진동에 의한 션트 혈류 확인 방법은 환자가 조기에 이상을 발견할 수 있도록 설명하며, 이상이 있을 경우 조기에 병원에 연락하도록 지시한다.
(2) 동일 부위의 천자를 피하기 위해서 첨부용 국소 마취약을 붙이는 위치를 바꾸도록 지도한다.
(3) 지혈 벨트를 사용할 때는 압박으로 막힐 수 있어 반드시 차단 소리를 확인, 감은 채로 하지 않도록 지도한다(제외 시간을 설명한다).
(4) 팔베개, 손목시계, 혈압 측정 등, 차단을 압박하는 행동을 피하도록 지도한다.

(5) 투석 후 급격한 혈압 저하, 탈수가 일어나지 않도록 일상생활 관리를 지도한다.

(6) 혈관을 발달시키기 위해 션트 사항의 운동 방법을 지도한다(자기혈액 관내 션트 생성 후에만 해당).

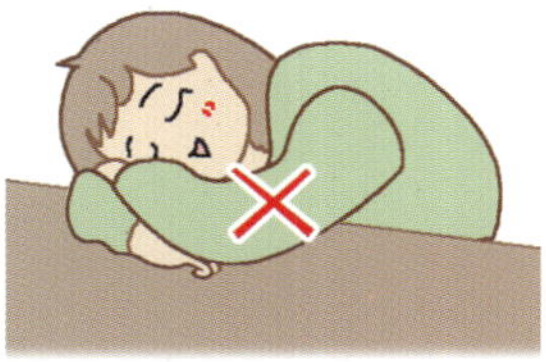

팔베개

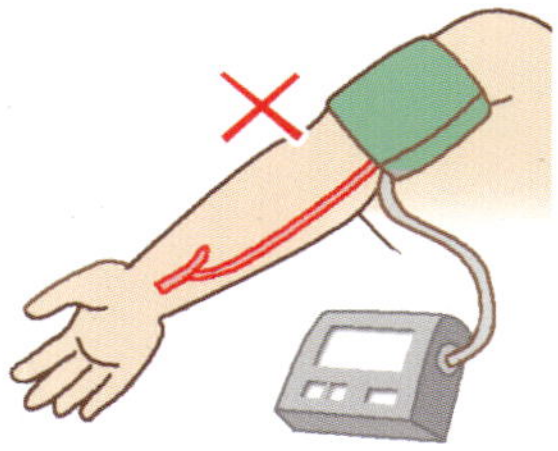

혈압 측정

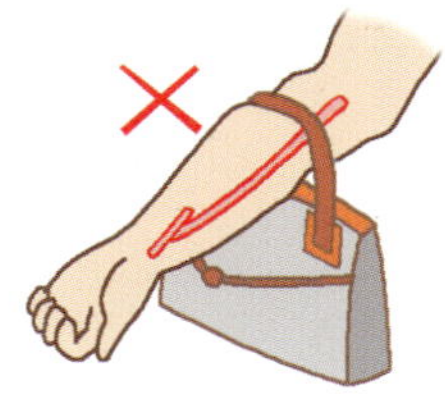

가방을 든다

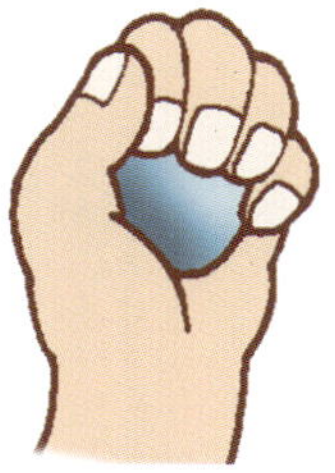

공을 쥐는 운동

4. 처치와 대책

(1) 협착의 징후가 보이면 에코와 차단 조영을 실시하고 평가한다.

(2) 필요에 따라 PTA*(경피적 혈관성형술), 혈전 제거술, 재건법을 시행한다.

* PTA : percutaneous transluminal angioplasty

션트 감염

션트 감염은 악화하면 세균이 혈액 내에 들어가 패혈증을 일으키는 일이 있어 항생제 투여 등 빠른 대처가 필요하다. 인공혈관은 인체에 이물질로 항생제의 투여뿐만 아니라, 원칙적으로 감염된 인공 혈관을 제거하는 수술이 필요로 한다.

1. 원인

(1) 부적절한 션트 사항의 세척과 소독의 불충분

(2) 천자와 발침 때의 극치 조작

(3) 천자 구멍이나 수술 후 창부의 감염

(4) 차단 사항의 피부 발진, 테이프 발진, 건조에 따른 장벽 기능 저하

(5) 당뇨병 등의 기초 질환으로 인한 전신의 저항력 저하

2. 증상

(1) 발적, 종창, 열감, 동통이 있다.

(2) 농양이 형성된다.

(3) 세균이 혈액 내로 들어가 고열 등 전신 상태가 나빠진다.

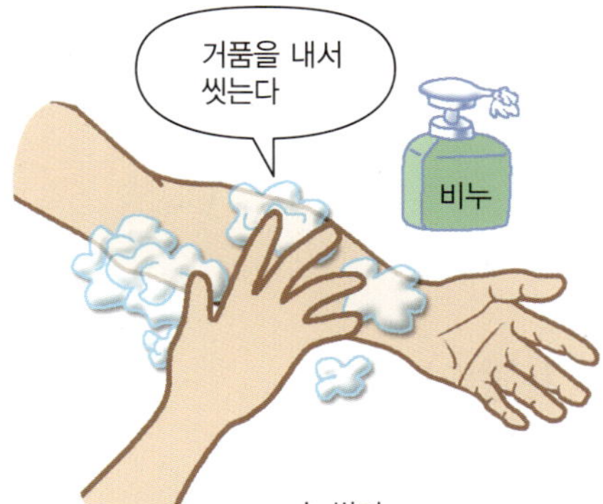

손 씻기

3. 예방과 환자 지도의 포인트

(1) 투석 전 바로 손 씻기 방법을 지도한다.

(2) 적절한 방법으로 차단 사항의 소독을 실시하고, 천자와 발침 시 조작이 오작동되지 않도록 주의한다.

(3) 수술 후 상처에 거즈와 천자구멍이 촉촉할 때 세균이 번식한다. 따라서 젖지 않도록 주의하고 필요시 교환하도록 지도한다.

(4) 첨부용 국소 마취제와 고정 테이프에 의하여 피부가 거칠어질 수 있어 환자에게 적합한 유형을 고려한다. 새로 붙이는 곳을 매번 바꾸고 범위는 최대한 줄이도록 지도한다.

(5) 피부가 건조해지지 않도록 평소에 보온하도록 지도하고, 피부에 이상이 있을 경우 즉시 조치하도록 한다.

(6) 감염 징후가 있을 때 가능한 한 빨리 병원에 연락하여 검진을 받도록 지시한다.

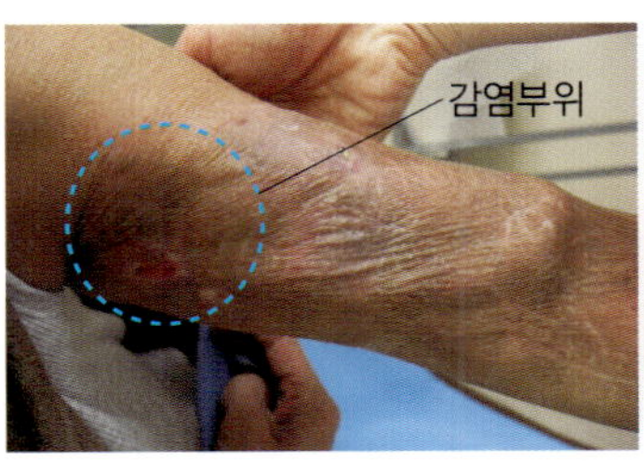

션트감염

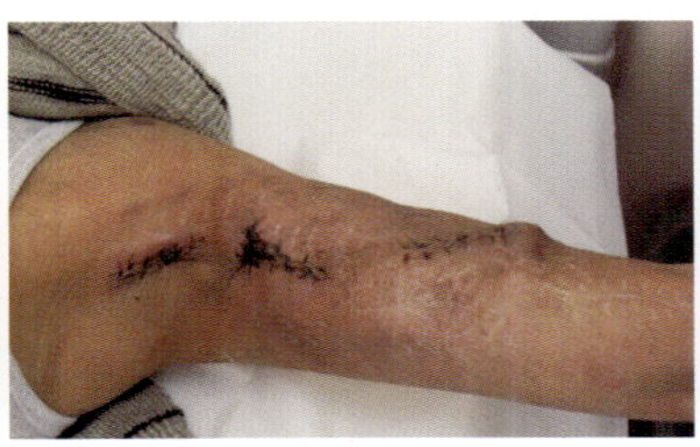
션트감염부위 절제 수술 후

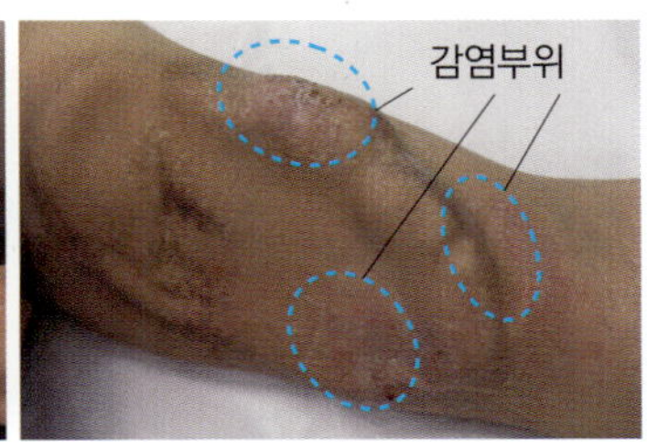

테이프 발진

4. 처치와 대책

(1) 항생제를 투여(링거와 내복)한다.

(2) 항생제 투여로 감염이 가라앉지 않을 때는 감염부위를 제거하는 수술을 한다.

션트 출혈

션트에는 동맥의 혈액이 흐르고 있어 션트 출혈은 심각한 출혈로 이어질 수 있다. 또한 투석 시 항응고제를 사용하므로 투석 중과 투석 후에 출혈이 용이하다.

1. 원인

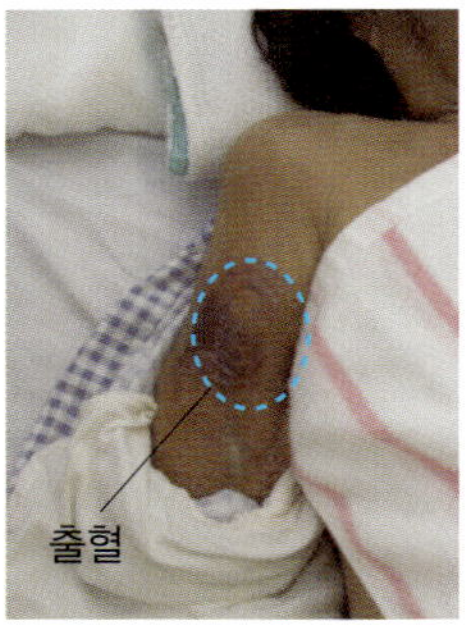

션트내 출혈

(1) 넘어져서 션트 다리 부상
(2) 수술 후 상처에서 출혈
(3) 지혈오류 및 천자 실수 후
(4) 동맥류 파열

2. 증상

(1) 내출혈의 경우 : 션트 혈관이 손상되어 피부 아래 출혈하는 상태에서, 급속하게 부어 혈종을 형성한다.
(2) 외출혈의 경우 : 션트 혈관이 손상되고 혈액이 몸 밖으로 흘러나오는 상태로 출혈성 쇼크를 일으키는 위험이 있다.

3. 예방과 환자 지도의 포인트

(1) 날카로운 물건을 옆에 두지 않는다. 특히 투석 조작 시 바늘끝에 주의한다.
(2) 천자, 지혈 시 동정맥 부위를 강하게 치지 않도록 충분히 주의한다.
(3) 차단 출혈의 위험성을 충분히 이해하고, 일상생활에서 넘어지거나 부상을 입지 않도록 주의하게 지도한다.
(4) 투석 후나 수술 후에는 특히 출혈하기 쉬운 상태임을 설명한다.
(5) 집처럼 병원 밖에서 출혈할 때는 출혈을 멈추고 즉시 건강진단을 받도록 지시하고, 응급상황 시 응급요청을 한다.

4. 처치와 대책

(1) 즉시 눌러서 출혈부위의 출혈을 멈추게 하고 션트 전문의에게 검사한다. 압박만으로 지혈을 할 수 없을 때는 수술로 지혈조치를 한다.
(2) 내출혈의 경우, 당일 출혈부위를 압박하여 차갑게하고, 다음날 완전하게 지혈되면 따뜻하게 한다.

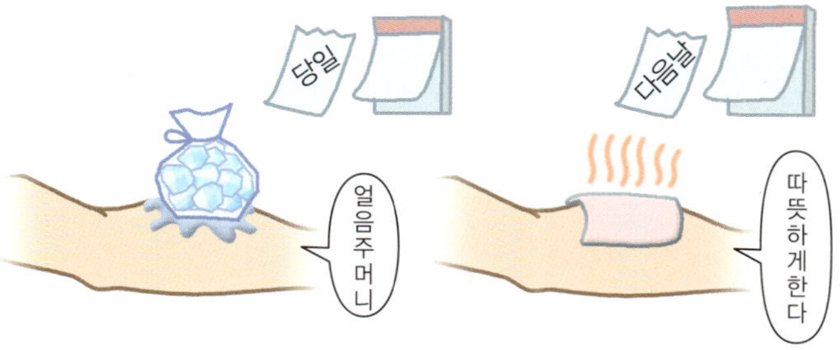

션트 혹(부풀음)

션트 동맥류가 있는 곳에는 혈관 내 압력이 높고 혈관벽이 얇다. 혈전은 안쪽에 붙을 수 있다. 피가 흐르지 않으면 파열될 위험이 없지만, 피가 흐르면 파열되어 심한 출혈을 일으킬 수 있다.

1. 원인

(1) 동정맥 문합부, 협착부 등으로 야기되는 차단 내압 상승
(2) 장기간 반복된 천자에 의한 혈관 벽의 파괴
(3) 천자 · 지혈로 인한 혈관 벽의 상실

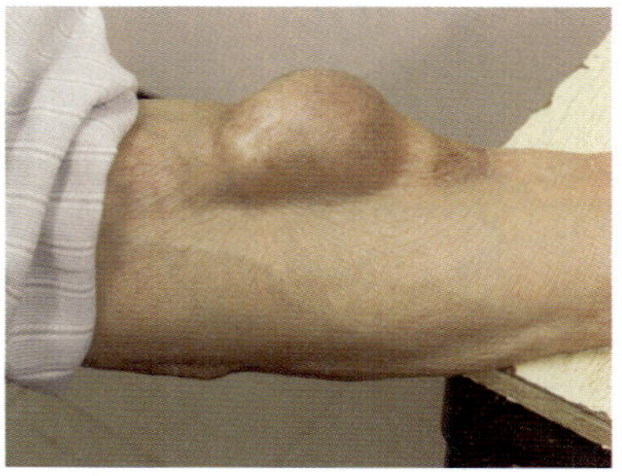

2. 관찰

(1) 션트류의 크기 및 변화
(2) 맥박의 유무
(3) 통증의 유무
(4) 피부의 얇음
(5) 감염 징후 유무(동맥류 부위는 피부가 얇아지기 때문에 감염되기 쉽다)

3. 예방 및 환자 안내에 대한 주의 사항

(1) 동맥류 부위는 혈관 벽이 얇고, 지혈이 어렵고 파열 위험도 있어 천자하지 않는다.
(2) 혹이 생기지 않도록 천자 부위를 매번 변경한다.
(3) 급격히 커지거나 피부가 얇아졌을 경우에는 즉시 진단을 받도록 한다.
(4) 외부에서 강한 힘을 가하면 파열될 수 있어 물체에 부딪히지 않도록 주의하도록 한다.

4. 처치와 대책

(1) 동맥류의 중심부에 협착이 있는 경우, 경피적 혈관 성형술(PTA)로 협착부를 확장하고 동맥류의 내부 압력을 감소시킨다.

(2) 절박 파열 등의 즉각적인 대처가 필요한 때는 인공 혈관에 의한 바이패스 등 재건 방법, 결찰술을 한다.

더 알고 싶은 사람을 위해

혹으로 오인되기 쉬운 한 가지는 혈청종이다. 혈청종양은 인공 혈관의 벽면으로부터 형성되는 반투명 젤리 같은 종양이다. 혹과 비슷하지만 확대되지 않으면 특별한 치료가 필요하지 않다. 이 과정이 반복되면 인공 혈관을 바꿔야 한다. 단백질이 적고 응고력이 낮은 사람에게 흔히 있는 것으로 생각된다.

정맥 고혈압증

정맥의 일부가 수축되어 정상적인 정맥 복귀가 불가능한 상태를 정맥 고혈압이라고 한다. 혈액 흐름이 느리면 붓기, 종창, 경련을 일으킨다. 그 원인은 수축, 션트 막힘, 심박조율기 삽입에 의한 혈류 손상이다.

PTA를 이용하여 협착증을 치료한다. 치료가 어렵거나 붓기 등의 증상이 심할 때는 션트를 폐쇄하여 재건할 수 있다.

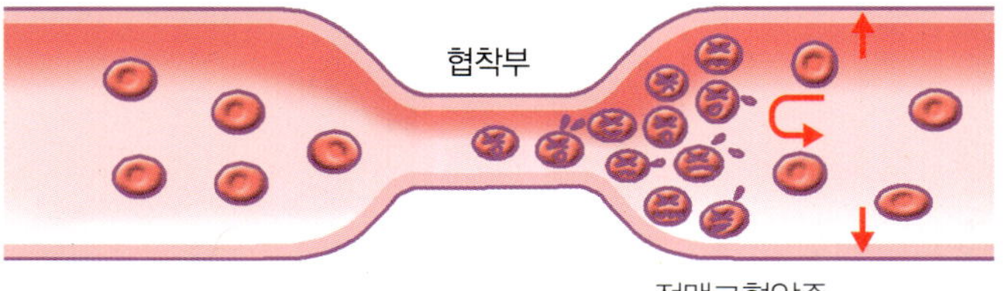

정맥고혈압증

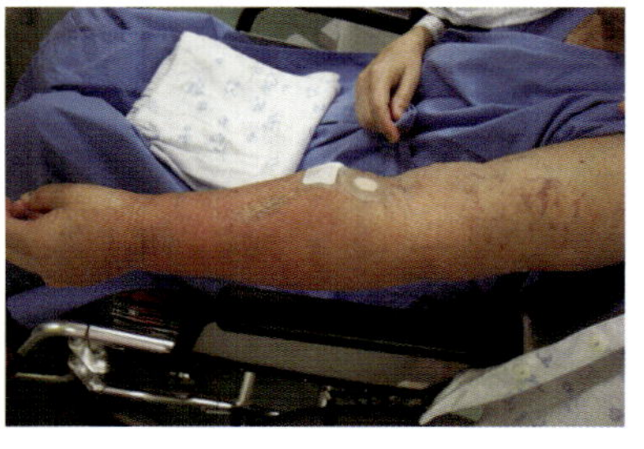

스틸 증후군

본래 손가락 끝으로 가는 동맥의 혈류 중 일부가 션트 혈관에 흐르는 것으로 말미암아 말초의 혈류 장해를 일으킨 상태를 스틸 증후군이라고 한다. 말초 혈류가 나빠져서 냉감이나 저림, 혈색 불량, 통증 등의 증상을 보인다. 게다가 중증화되면 손가락이 괴사할 수도 있다.

치료 방법은 우선 손을 따뜻하게 하는 것처럼 보수적으로 실시한다. 보온 효과가 없거나 증상이 나타나면 션트의 혈류를 줄이기 위한 수술(션트 교액술)을 하거나, 션트를 폐쇄해, 다른 장소에 재건술을 실시하는 일이 있다.

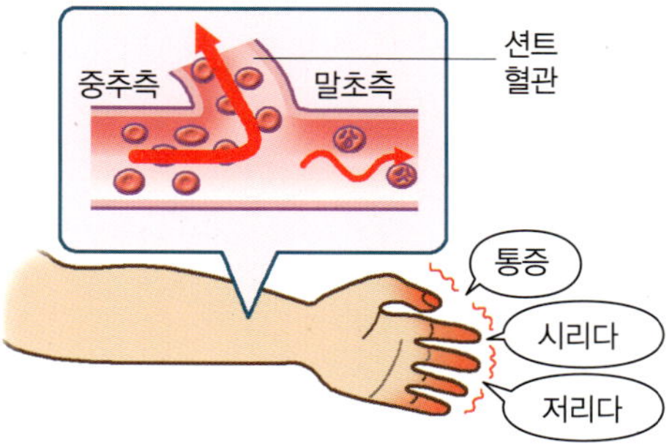

• 검사법과 치료법

션트조영검사

션트혈관에 조영제를 주입해 X선 촬영을 한다. 광범위한 관찰이 가능하고, 흐름이상, 협착도, 석회화 등을 알 수 있다.

션트 에코 검사

침습이 적어 혈관을 입체적으로 관찰할 수 있어 천자 전에 시행하기도 한다. 조영검사에서는 모르는 혈관의 단면이나 깊이 등을 알 수 있어 혈류량을 측정할 수도 있다.

경피적 혈관형성술(PTA)

션트의 문합부, 협착부를 경피적으로 혈관 내에 삽입한 바른 카테터를 사용하여 확장한다. 침습이 적고, 단시간에 시행할 수 있고, 혈관을 유지할 수 있다는 이점이 있다. 하지만 한 번 확장해도 다시 협착이 잦아 반복 치료가 필요한 경우가 대부분이다. 혈관을 확장할 때는 통증이 수반된다.

재건술

션트 협착에 대해 PTA는 유효한 치료법이다. 하지만 PTA로 대처할 수 없을 정도의 고도 협착이 있거나, PTA를 시행해도 조기에 재협착하는 경우는 재건술이 적응되는 경우가 있다. 협착 이외에는, 션트 감염, 출혈, 동맥류, 스틸 증후군을 치료하기 위해 재건술을 하는 일이 있다. 재건술은 자기혈관으로의 재건이 기본이지만, 자기혈관으로의 재건이 곤란한 경우에는 인공혈관을 사용하는 일이 있다. 재건술 시 환자의 나이와 투석력, 혈관상태 등이 고려하여 적절한 방법을 선택한다.

8

영양과 식사요법

정상적인 신장은 하루 24시간, 1주에서 168시간 일하고 있는데 혈액투석은 주 3회(약 12~15시간)의 짧은 시간밖에 신장의 기능을 대행을 할 수 밖에 없다. 그러므로 신장의 모든 기능을 대행할 수 있는 것은 아니다. 그래서 식사에 의한 조절이 필요하고 투석요법을 무리 없이 장기간 양호하게 이어가기 위한 포인트는 환자 개개인의 신체상황에 맞는 영양섭취를 계속해 합병증을 예방하는 것입니다. 또, 고령 투석 환자나 장기 투석 환자에서는, 저영양에도 주의가 필요하다.

투석 식이에 대한 사고방식

영양상태의 좋고 나쁨은 건강 상태, 체력을 크게 좌우한다. 투석식이란 건강을 유지 · 증진하기 위한 균형 잡힌 식사를 말한다. 안정된 투석 생활을 보내기 위해서는, 소금이나 수분의 과다 섭취에 의한 심부전이나 뇌출혈, 에너지 과다 섭취에 의한 지질 이상증이나 동맥 경화, 인(P)의 과다 섭취에 의한 이차성 부갑상선기능항진증, 식사 섭취량의 부족으로 인한 영양 장애(마르고 체력 저하, 빈혈) 등의 합병증을 예방하는 것이 중요하다.

또 일상생활에서는 칼륨섭취 과다로 인한 심부전과 염분과 물섭취 과다로 인한 과체중(탈수)에 따른 신체적 병폐를 피하는 것이 중요하다. 이를 위해서는 적절한 에너지를 섭취하고 단백질, 지질, 당분의 비율을 조절하며 염분, 수분, 칼륨, 인을 적당량 섭취하는 것이 중요하다.

식사요법의 포인트

1. 균형 잡힌 식사를 한다.
2. 열량을 적절히 섭취한다.
3. 단백질은 필요량을 섭취한다.
4. 수분을 적당히 섭취한다.
5. 염분은 1일 6 g 이내로 한다.
6. 칼륨을 너무 많이 섭취하지 않는다.
7. 인(P)을 너무 많이 섭취하지 않는다.

하루의 필요 영양소 양과 식품 구성

식품에는 각기 다른 영양소가 함유되어 열량에 차이가 있다. 영양소의 기능과 식품을 알고, 식사요법으로 생활하자.

1. 당뇨병이 없는 경우

필요 영양소

영양소	필요량
에너지	30~35 kcal/kg 주1), 2)
단백질	0.9~1.2 g/kg주1)
지질	에너지의 20~30%
당질	에너지의 50~60%
인	단백질(g)×15 mg
수분	될 수 있는 한 적게
염분	6 g 이내주3)
칼륨	2,000 mg 이하

주 1) 몸무게는 기본적으로 표준 체중(BMI = 22)을 이용
주 2) 성별, 연령, 합병증, 신체 활동도에 따른다.
주 3) 요량, 신체 활동도, 체격, 영양 상태, 투석 사이 체중 증가량을 고려하여 적절하게 조절한다.
출처 : 『만성 신장병에 대한 식사요법기준』 (2014년판)

식품 구성 (에너지 1,800 kcal, 단백질 60 g의 사람의 경우)

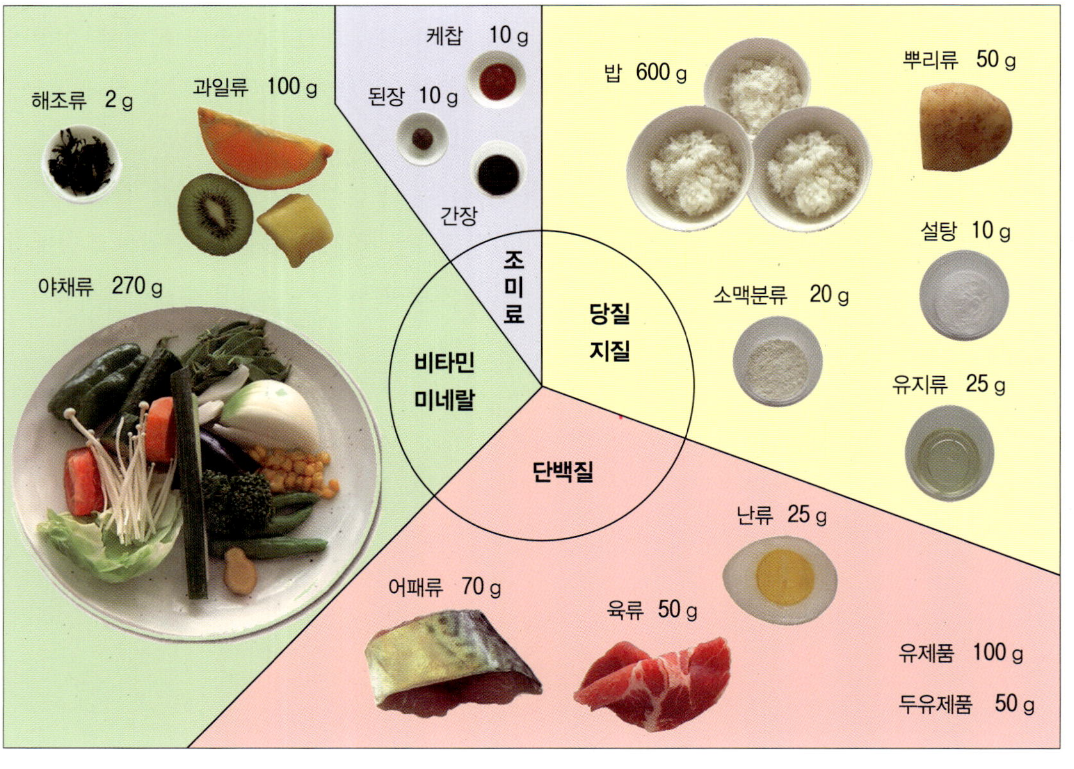

케찹 10 g
된장 10 g
간장
조미료
해조류 2 g
과일류 100 g
야채류 270 g
비타민
미네랄
밥 600 g
뿌리류 50 g
설탕 10 g
소맥분류 20 g
당질
지질
유지류 25 g
단백질
난류 25 g
어패류 70 g
육류 50 g
유제품 100 g
두유제품 50 g

2. 당뇨병이 있는 경우

당뇨병성 신증의 경우에 적절한 에너지를 취해서 영양을 균형있게 유지하며 혈당을 관리하는 것이 중요하다. 염분과 수분, 칼륨, 인을 취하는 방법은 당뇨병이 없을 때와 같다. 당뇨병기나 신부전 보존기의 식사요법과는 영양균형이 식품 선택 방법에 따라 다르기 때문에 혼란을 겪기 쉽다. 그래서 올바른 식사 요법을 배워 지속하는 것이 중요하다.

필요 영양량

영양소	필요량
열량	체중×신체 활동량주4), 5)
단백질	0.9~1.2 g/kg주4)

주 4) 체중은 기본적으로 표준 체중(BMI = 22)을 이용
주 5) 신체 활동량은 몸을 지탱할 정도에 의해서 정해지는 에너지 필요량(kcal/kg)

신체 활동량의 기준

가벼운 운동(사무직이 주된 사람, 주부 등)	25~30 kcal/kg
보통의 운동(잡일이 많은 직업 등)	30~35 kcal/kg
무거운 운동(막노동이 많은 직업 등)	35~kcal/kg

일본 투석 의학회, 「혈액투석 환자의 당뇨병 치료 가이드 2012」.

식품구성

(단위 : g)

분류	식품 군	1,200 kcal	1,440 kcal	1,680 kcal	1,920 kcal
표 1	밥	350	450	550	600
	뿌리류	50	50	50	50
표 2	과일류	100			
표 3	어패류	70	70	70	70
	육류	40	40	60	70
	난류	25	50	50	50
	콩 제품	30	60	60	60
표 4	우유	100			
표 5	유지류	10	10	15	30
표 6	채소류	270			
	해조류	2			
기타	설탕류	6	6	6	6
	된장	10	10	10	10
	조미료	30	30	30	30

영양 균형 조절법

영양소의 균형을 유지하는 것은 식이요법의 기본이다. 단백질, 지방질, 당질을 적절한 비율로 섭취하여 섭취와 소비의 균형을 맞추는 것이 중요하다. 그러므로 우선 규칙적인 식단을 섭취해야 하며, 그 다음 주식으로 단백질 식품(주채소), 야채(부산물)를 결합하여 하루에 다양한 종류의 음식을 섭취하도록 노력해야 한다. 또, 음식의 영양에 대한 지식이나 투석 식품의 개념을 습득한다고 해서 먹을 수 있는 음식이 늘어나지는 않지만, 먹을 수 있는 음식과 음식을 즐기는 태도가 균형 잡힌 식단의 비결이다.

균형잡힌 식사의 포인트

1. 편식을 하지 않는다.
2. 하루 3번, 규칙적으로 먹는다.
3. 하루에 많은 종류의 식품을 먹는다.
4. 주식과 반찬을 꼭 먹는다.
5. 부식은 단백질 식품과 야채를 같이 섭취한다.
6. 음식이 몸에 좋다고 해서 너무 많이 먹지 않는다.
7. 매일 같은 음식을 섭취하지 않는다.
8. 요리에 취하여 다양한 재료를 사용한다.
9. 1일의 필요 음식이 필요한지 기억한다.

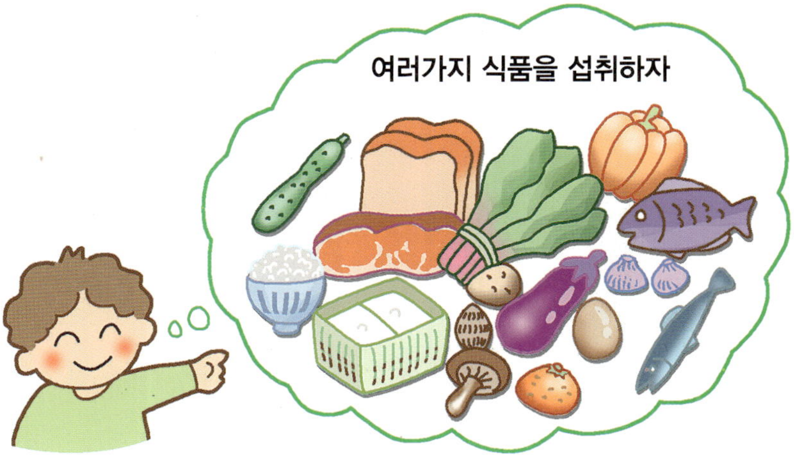

열량을 적절히 취하려면

인간은 체온의 유지, 호흡, 혈액의 순환 등 기본적인 생명 현상을 유지하기 위해서는 몸을 움직이지 않는 상태에서도 에너지가 필요하다. 이와 더불어 운동이나 일 등 정상적인 사회생활을 영위하기 위해 적절한 에너지가 필요하게 된다. 체력이 떨어지거나 신체적으로 허약할 때는 체력이나 저항력(면역력)을 더할 수 있는 충분한 에너지가 필요하다. 특히 고령자는 활동량의 저하에 따라 식사 섭취량이 감소하기 쉬워서 주의가 필요하다.

한편, 에너지의 과제는 지질이상증이나 동맥경화 등의 합병증을 일으키는 원인이 되어 소비(활동) 양에 알맞은 에너지 섭취로 하는 것이 중요하다.

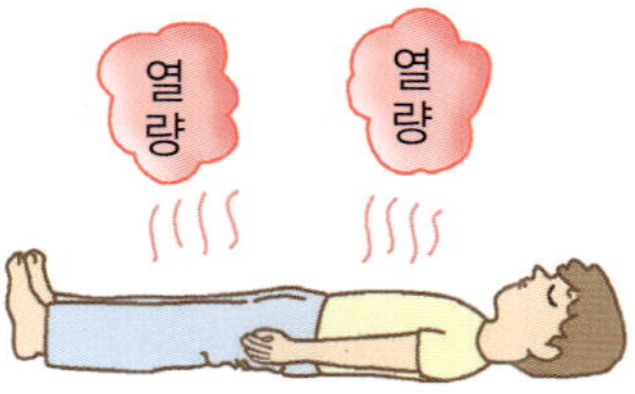

1. 에너지 과잉과 부족 증상

(1) 부족 시

① 면역력 저하

② 체력 저하

③ 빈혈

④ 식욕부진

⑤ 고칼륨혈증

⑥ 체중감소(마른다)

(2) 과잉의 경우

① 지질이상증

② 동맥경화

③ 비만

2. 에너지가 되는 식품

에너지가 되는 영양소는 당질과 지질입니다. 당도가 많이 포함한 식품을 당질식품(다음 페이지표 참조), 지방질을 많이 포함한 식품을 지질식품(다음 페이지표 참조)이라고 합니다.

하루에 섭취하는 에너지 중 당질로 섭취하는 에너지는 50~60% 되게 주식인 곡류와 감자류 등 전분질 식품을 식사마다 일정량 섭취한다. 그리고 부족분은 설탕류 · 과자류(소화당류)로 보충하며 또, 지질은 에너지의 20~30%가 되도록 기름 요리를 도입, 지방이상증의 예방을 위해서 불포화 지방산 비율을 늘린다.

(1) 당질 식품

곡류	곡류, 밥, 빵, 면류, 떡, 밀가루, 메밀국수, 옥수수
뿌리류	감자, 토란, 고구마, 참마, 당면
설탕류, 과자류	설탕, 꿀, 잼, 사탕, 아이스크림, 주스, 케이크, 만두, 양갱, 초콜릿, 전병

(2) 지방질 식품

포화 지방산	버터, 유지류, 돼지고기, 생크림, 아이스크림, 커피프레시, 카레, 즉석라면
불포화 지방산	식물유(올리브유, 참기름, 참기름, 코코넛 오일), 마요네즈, 은행, 호두, 낙화생, 참깨, 어패류(고등어, 꽁치, 연어, 눈꺼풀 등)

3. 열량을 섭취하는 방법의 포인트

(1) 당질을 섭취하는 방법

① 당질은 열량의 50~60%로 하고 설탕의 비율을 줄인다.

② 면 종류를 먹는다.

③ 주식인 곡류나 감자류 등의 전분질 식품을 끼니마다 일정량을 섭취한다.

④ 케이크, 만두, 사탕, 쿠키 등 설탕(쇼당)을 많이 포함한 식품을 너무 많이 섭취하지 않는다. 단, 주식을 충분히 섭취하지 못할 때는 간식으로 보충한다.

⑤ 주스, 아이스크림 등을 많이 섭취하지 않는다.

⑥ 과일을 많이 섭취하지 않는다.

⑦ 야식은 먹지 않는다.

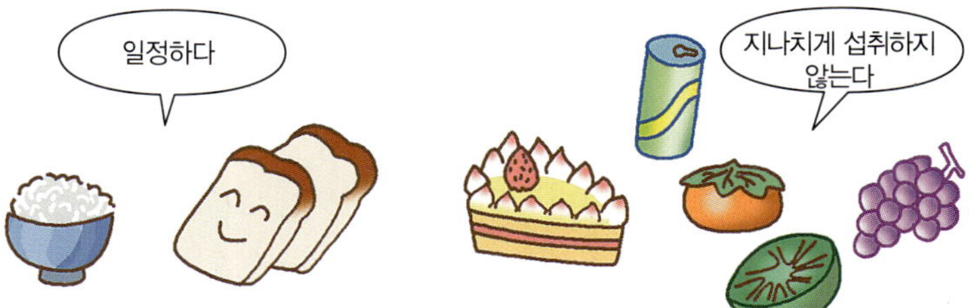

(2) 지방질을 섭취하는 방법

① 지방질은 열량 에너지의 20~30%, 식용유를 사용하여 일정량의 조리음식으로 섭취한다.

② 튀김이나 볶음, 찜 등 기름을 이용한 메뉴를 섭취한다.

③ 마요네즈, 드레싱을 메뉴에 넣는다.

④ 육류, 달걀, 유제품 등의 동물성 지방을 많이 섭취하지 않는다.

⑤ 커피, 생크림류를 많이 섭취하지 않는다.

⑥ 어패류의 지방질을 일정량 섭취한다.

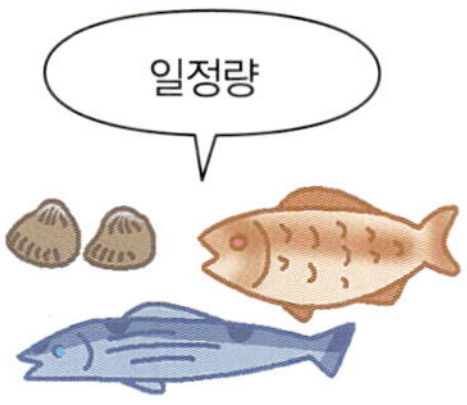

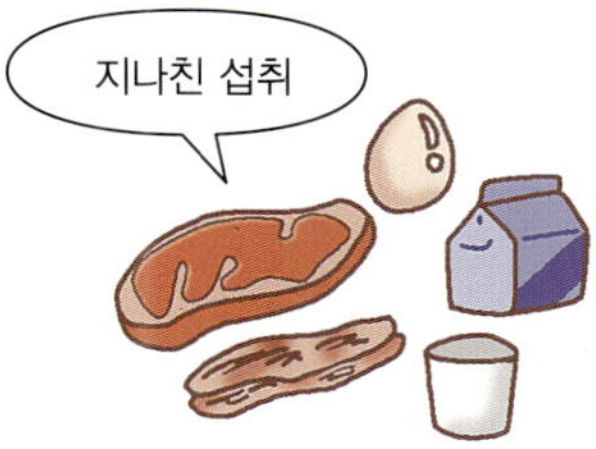

4. 부족 시 음식을 보충하는 방법

개인의 취향과 매일의 식습관(쇼핑, 요리 등)을 고려하여 구강 섭취를 위한 최선의 방법을 선택하라.

(1) 소량으로 영양가 높은 식품과 음식을 섭취한다.

(2) 간식으로 보충한다.

(3) 분말사탕, MCT 분말(지방산 오일 및 지방 분말) 및 농축 액체 식품 등 치료용 특수 식품을 활용한다.

(4) 구강 영양이 어려운 경우 장내 또는 정맥 영양을 고려한다.

단백질을 적절히 취하려면

인간의 몸은 수분을 제외한 대부분이 단백질로 만들어진다. 근육, 내장, 혈액은 물론, 손톱, 뼈에도 단백질은 포함되어 있다. 또 투석을 함으로써 단백질은 아미노산 형태로 없어지고 단백질 부족은 빈혈 및 부위의 원인이 되어 적당량을 섭취한다.

한편, 과잉섭취는 인과 칼륨, 포화지방산의 과잉으로 이어지는 이차성 부갑상선기능항진증, 지질이상증 등의 합병증을 일으키는 원인이 된다.

과잉섭취를 하거나 과잉부족이 되지 않도록 적절량을 섭취하는 것이 중요하다.

1. 단백질의 과잉부족의 증상과 합병증

(1) 부족의 경우

① 빈혈

② 부어오름(부종)

③ 면역력 저하

④ 근력 저하

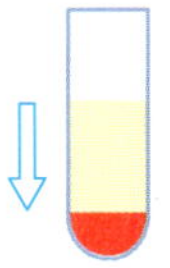

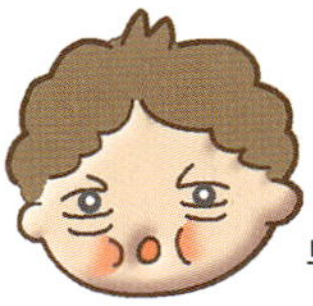

(2) 과잉의 경우

① 지질이상증

② 동맥 경화

③ 이차성 부갑상샘기능항진증

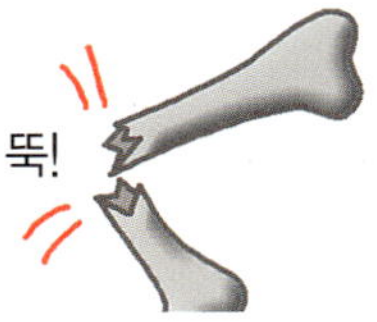

2. 단백질 식품

어패류	물고기, 새우, 오징어, 낙지, 게, 조개, 어묵, 생선살 꼬치구이
육류	돼지고기, 닭고기, 소고기, 햄, 와인, 고래고기
난류	달걀, 메추라기알
유제품	우유, 치즈, 요구르트, 유산균 음료, 탈지분유
콩제품	두부, 견과류, 유부, 두부튀김, 두유

- 동물성 단백질에는 필수 아미노산이, 식물성 단백질에는 불포화 지방산이 함유되어 치우치지 않도록 섭취한다.

3. 단백질 식품을 섭취하는 방법의 포인트

(1) 부족하지 않기 위해서

① 반찬에는 단백질을 많이 함유한 식품(단백질 식품)을 사용한다.

② 한 끼 중에 꼭 단백질 식품을 50~70 g 정도를 섭취한다.

③ 세 가지 종류의 단백질 식품을 섭취한다.

④ 부식으로 단백질 식품이 맞지 않을 때는 유제품 등으로 보완한다.

⑤ 주식과 야채를 절임으로만 식사를 하지 않는다.

(2) 과잉이 되지 않기 위해

① 한 끼 식사로 단백질 식품을 2가지 이상 섭취하지 않는다.
② 주된 부식과 함께 단백질 식품을 너무 많이 섭취하지 않는다.
③ 간식에 치즈, 우유, 요구르트를 섭취하는 경우는 부식으로의 단백질 식품을 줄인다.

더 알고 싶은 사람을 위해

투석 환자는 영양실조에 걸리기 쉽기 때문이다.

투석 환자는 영양실조율이 높으며 예후가 좋지 않은 것으로 보고되고 있다.

투석 환자가 영양장애를 일으키는 원인으로서는 소금, 수분, 인, 칼륨 제한으로 인한 식이 섭취 감소와 합병증과 관련된 식욕부진, 활동량 감소로 인한 단백질과 에너지 부족으로 발생한다. 투석에 의한 영양소의 손실, 투석 환자 특유의 질병 조건에 의한 단백질 합성 및 과대 신진대사의 감소, 에너지 소진 발생의 가능성이 높은 것도 특징이다.

투석 환자의 영양실조에 많은 요인이 관여하고 있어 하나의 원인으로 식별할 수 없어 종합적인 평가가 필요하다. 또 당뇨병성 신장병이나 노인 투석 환자는 영양장애가 빨리 발생하여 합병증을 관리하고 수명을 맞추기 위해 영양관리를 하는 것도 중요하다.

영양 공급 상황을 평가하기 위한 간단 점검 포인트

- □ 한 번에 적게 드십니까?
- □ 씹고 삼키는 기능에는 문제가 없는가?
- □ 씹고 삼키는 기능에 적합한 식단인가?
- □ 요리할 준비가 되셨습니까(기술/환경)?
- □ 쇼핑하기 곤란합니까?
- □ 정신적인 문제가 없는가?

수분 조절 방법

정상적인 신장은 오줌의 양을 조절함으로써 체내의 수분량을 일정하게 유지하고 있다. 그러나 신부전에서는 소변이 배출되지 않고 체내에 수분이 쌓인다. 특히 혈관 내 혈액이 늘어나 심장이나 혈관에 부담을 준다. 그래서 수분을 너무 많이 섭취하지 않도록 하며, 염분을 너무 많이 섭취하면 갈증이 생기고, 체중이 늘어나서 수분과 함께 적당량의 염분을 섭취하는 것이 중요하다.

1. 수분을 과잉 섭취할 때의 증상과 몸의 변화

(1) 부종

(2) 체중 증가가 많다.

(3) 혈압 상승

(4) 두근거림, 숨이 참, 호흡곤란

(5) 기침 및 객담

(6) 흉통, 답답함

(7) 기좌호흡(자고 있으면 가슴이 답답하고, 일어나면 편해져 행하는 호흡법)

(8) 심흉비가 50% 이상이 된다.

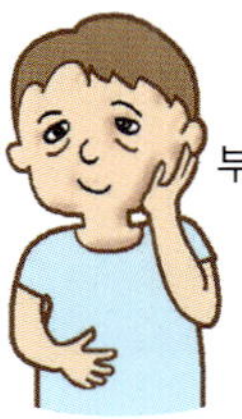

2. 과도한 수분 저류시 합병증

(1) 고혈압

(2) 심부전

(3) 심낭염

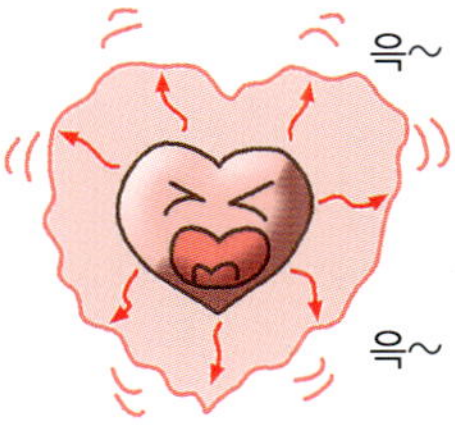

3. 적정 체중

몸에서 흘러나오는 수분의 흐름은 아래 표와 같다. 섭취할 수 있는 물의 양은 다양한 조건(소변량, 계절, 땀, 운동)에 따라 달라진다. 체중의 증가는 일일 3% 이내로 하여 투석 간 체중 증가는 가급적 5% 이내가 되도록 조절한다.

예) 체중 50 kg의 체중 증가량의 기준

투석이 1일간의 경우 : 50 kg × 0.03 = 1.5 kg 이내

투석이 2일간의 경우 : 50 kg × 0.05 = 2.5 kg 이내

들어가는 물에서 나오는 물을 뺀 만큼이 체중 증가량이다. 자신의 요량에 맞춰서 수분 섭취량을 정했는데, 체중 증가량은 적정 체중의 3~5% 이내로 한다.

들어가는 물(섭취)		나오는 물(배설)	
식수[1]	( ) mL	소변	( ) mL
식사 중 수분	1,100 mL	대변	100 mL
대사 수[3]	300 mL	배출물[2]	700 mL
합계	1,400+음수 ( ) mL	합계	800+오줌 ( )mL

요량이 없는 경우는, '들어가는 물(1,400 mL)에서 나오는 물(800 mL)을 뺀 600 mL+식수량'이 체중 증가량이다.

주 1) 식수로서 수분에는, 차, 물, 얼음, 약수, 양치질, 주스류, 커피 등이 있다. 얼음 1개 15~20 mL, 양치질 1회 6~10 mL의 수분이다.

주 2) 배출물(발한, 호흡)은 체격에 따라 다르다. 체중 1 kg당 15 mL이다. 몸집이 작을 경우에는 식사 중 수분도를 줄이지 않으면 체중 증가량이 많아진다.

주 3) 체내에서 지방질이나 당질이 대사되어 에너지로 사용될 때 생성되는 수분이다.

4. 수분 제한의 방법

(1) 조리할 때에는 충분히 익히고 끓인 국물은 함께 담지 않는다.

(2) 투석을 2일마다 하는 경우는 국수나 카레, 찌개 등 수분이 많은 음식을 먹지 않는다. 1일 시행 후에도 중복되지 않게 한다.

(3) 투석을 2일마다 하는 경우는 1일 시행 후의 날부터 마시는 물의 양을 제한한다.

(4) 부드러운 밥이나 죽을 너무 많이 먹지 않는다.

(5) 식사 시간 이외에 불규칙하게 얼음이나 차를 마시지 않는다.

(6) 밥과 국그릇을 규모가 작은 것으로 줄인다.

(7) 체중(수분) 증가가 많을 때는 주식을 빵이나 떡으로 바꾼다.

(8) 뜨거운 차를 소량으로 조금씩 마신다.

(9) 수분이 많은 간식(푸딩, 젤리, 요구르트, 아이스크림 등)은 과식하지 않게 한다.

(10) 무겁고 수분이 많은 식품(과일, 통조림, 도매 무, 곤약 등)의 과식을 주의한다.

5. 수분이 많은 요리

(1) 찌개 : 야채, 곤약, 두부류 등을 너무 많이 먹지 않도록 주의한다.
(2) 국수 : 면만 먹고 국물은 마시지 않는다.
(3) 국물 : 건더기는 먹고 국물은 남긴다.
(4) 두부 요리 : 두부는 물을 제거해 사용하고 너무 많은 양을 섭취하지 않는다.
(5) 잡탕죽 : 매끼마다 매일 먹지 않는다.
(6) 덮밥류 : 재료는 먼저 볶고 국물을 줄인다.

6. 알코올 섭취

알코올은 맥주나 와인 등 종류가 문제가 되는 것이 아니고, 양의 관리가 포인트다. 알코올을 마시는 경우는 하루에 마시는 물의 양을 조절한다. 또, 부식에서는 염분, 인, 칼륨이 많이 포함되는 것, 연회에서는 식사 시간이 길어 인 흡착제의 효과가 부족하다는 점에도 유의해야 한다.

당뇨병이나 간질환 등의 합병증이 있으면 의사에게 복용 여부 등에 대한 진찰을 받아야 한다.

식품 중의 수분량

식품명	무게 (kg)	수분량 (기준 200 mL)	수분 (%)	식품명	무게 (kg)	수분량 (기준 200 mL)	수분 (%)
쌀밥 (작은공기)	250	150	60	육류 (로스)	80	48	60
죽 (작은공기)	250	207	83	조개류 (썬것)	80	55	69
식빵	100	38	38	달걀	50	38	76
떡	70	32	45	꽃호박	70	53	76
우동	250	188	75	시금치	120	110	92
감자	100	80	80	양배추	80	74	93
콘냑(묵)	100	97	97	토마토	150	141	94
두부	100	87	87	배추	90	86	95
두부튀김	80	61	70	무	80	76	95
비고	• 밥보다 빵이 수분이 적다. • 죽을 많이 먹으면 체중이 증가한다. • 떡은 작아도 칼로리가 높고 수분량이 적다.			비고	• 채소는 중량분이 수분이라고 생각해도 좋다.		

식품명	무게 (kg)	수분량 (기준 200 mL)	수분 (%)	식품명	무게 (kg)	수분량 (기준 200 mL)	수분 (%)
우유	200	174	87	밀감	100	87	87
요구르트	90	79	88	딸기	100	90	90
푸딩	100	74	74	사과	200	168	84
패스트 푸드 셰이크	220	165	75	수박	200	180	90
소프트 아이스크림	180	126	70	복숭아	200	178	89
아이스캔디 (하드)	80	71	63	우뭇가사리	150	149	99
얼음과자	70	48	69	쑥떡	90	41	45
팥빙수	290	290	100	꿀콩	200	156	78
비고	• 우유 푸딩 등은 식욕이 없을 때 열량 보급된다. • 빙수는 얼음으로 14~15개에 해당되며, 수분이 많다.			과일젤리	100	89	82
				비고	• 과일은 칼륨을 많이 포함하지만 수분도 많이 포함한다. • 한천, 우뭇가사리 등은 중량의 대부분이 수분이다.		

8 영양과 식사요법

염분(식염)섭취 방법

정상적인 신장은 나트륨을 조절한다. 신부전에서는 나트륨을 배설할 수 없어, 과잉 섭취하면 심장이나 혈관에 부담을 주어 붓기나 고혈압의 원인으로 심장이나 혈관에 부담을 준다. 또, 혈장 침투압이 높아지면서 목마름이 강해, 체중 증가량이 많아지는 원인이 된다. 염분의 섭취량은 하루 6 g 이내로 한다.

1. 소금을 과다 섭취하여 나타나는 증상과 몸의 변화

(1) 구갈
(2) 부종
(3) 혈압 상승
(4) 체중 증가량이 많다.

2. 소금을 과다 섭취하여 나타나는 합병증

수분을 너무 많이 섭취했을 때의 합병증과 같다.

3. 하루에 섭취하는 소금양의 기준

하루 6 g 이내를 기준으로 하는데 요량, 신체 활동도, 체격, 영양 상태, 투석 사이 체중 증가량을 고려하여 적절히 조절한다.

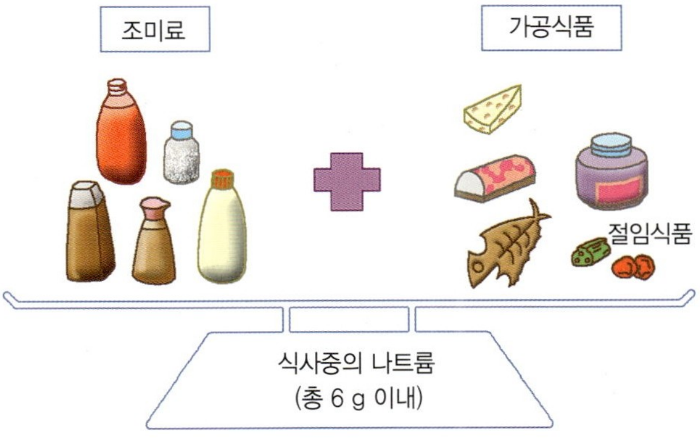

4. 조미료(식염)의 기준량

조미료 이름	식염 1 g 상당 안정량(g)		한 스푼의 염분량(g)
소금	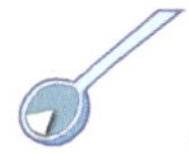	작은 스푼 1/5 (1 g)	5 g
장류	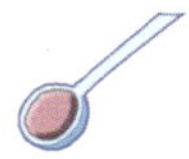	작은 스푼 1 (6 g)	0.9 g
소금이 적은 염장류	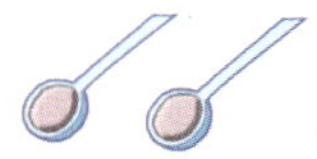	작은 스푼 2 (12 g)	0.5 g
소스	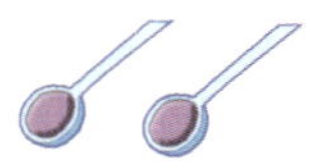	작은 스푼 2 (10 g)	0.43 g
조미료	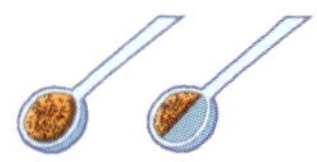	작은 스푼 1+1/2 (8 g)	약 0.7 g
화학 조미료	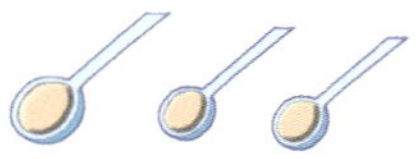	작은 스푼 1 큰 스푼 2 (25 g)	약 0.2 g
케첩	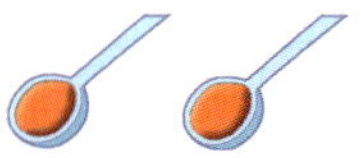	큰 스푼 2 (30 g)	0.2 g
마요네즈	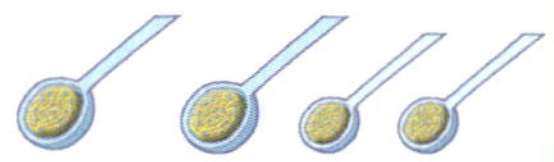	큰 스푼 2 + 작은 스푼 2 (40 g)	0.1 g

5. 조미료의 식이요법

(1) 간장에는 소금이 많이 들어가 간장 맛의 요리만 나오는 것이 아니다.
(2) 동양식 음식은 소금이 많아 서양식 음식과 잘 어울린다.
(3) 조림 요리는 설탕과 간장의 사용을 줄인다.
(4) 된장국은 건더기를 많이 넣고 국물은 줄인다.
(5) 간장을 사용하기보다 소스와 케첩을 넣는다.
(6) 마요네즈, 드레싱으로 많은 요리를 한다.

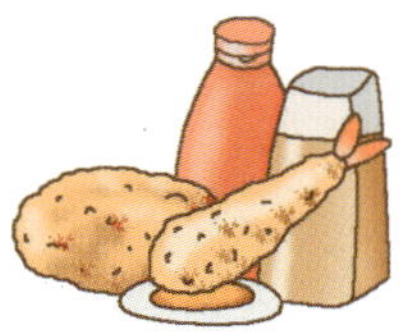

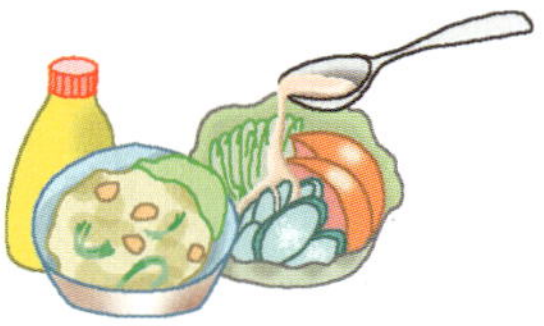

(7) 식초를 이용하고, 소금은 사용하지 않는다.

(8) 먼저 환자에 맞게 양념을 한다.

(9) 뿌려 먹는 것보다 찍어 먹는다.

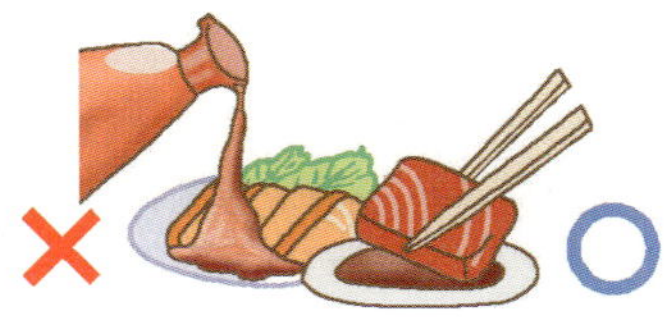

6. 소금 제한식이

(1) 조리 연구

① 향신료를 이용한다(겨자, 고추냉이, 후추, 카레 가루 등).

② 신맛과 단맛을 적절하게 이용한다(카츠오부시, 식초, 깨, 레몬 등)

③ 식물성 기름을 이용한다.

④ 무염식으로 조리한다.

⑤ 조림 방법을 궁리한다(국물은 진하고, 양은 적게 한다).

⑥ 음식 자체를 잘 활용하기 위해 신선한 음식을 사용한다.

⑦ 튀김요리를 이용하여 식욕의 증진과 열량공급을 유도한다(달걀, 감자튀김 등).

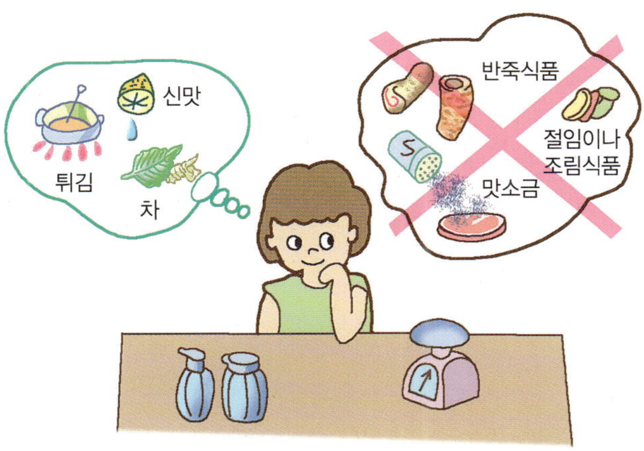

(2) 가공식품의 제한식이

① 소금을 많이 함유한 식품은 최대한 줄인다.

② 어묵, 가공식품은 피한다.

③ 절임, 조림은 섭취하지 않는다.

④ 국수는 국물을 먹지 않는다.

7. 식품 중 염분량

분류	식품명	무게(g)	염분(g)
곡류	식빵(1매)	50	0.7
곡류	빵가루(큰스푼 1)	6	0.1
곡류	우동(삶음 1개)	250	0.8
곡류	자장면(생 1개)	150	1.5
곡류	라면	65~95	6~7
어육가공품	어육 소시지(1개)	130	2.7
어육가공품	오징어 젓갈 (큰스푼 1)	20	1.4
어육가공품	햄(1개)	20	0.5
어육가공품	베이컨 (1매)	10	0.2
어육가공품	소시지(1개)	15	0.3
어육가공품	명란젓(1배)	60	2.8
유지류	버터	10	0.2
유지류	마가린	10	0.1
과자류	양전병	10	0.1
과자류	양갱	80~100	1.7
유제품	치즈 (1개 중 1/15쪽)	15	0.4

분류	식품명	무게(g)	염분(g)
생선류	생선살(중 1개)	50	1.1
생선류	어묵(1판)	100	2.5
생선류	오뎅(1매)	50	0.8
건어물	멸치(중 1개)	20	1.1
건어물	멸치가루 (1작은스푼)	5	0.3
건어물	오징어(1매)	50	1.2
건어물	미림 말린 것 (1매)	35	1.2
젓갈	바지락조개	20	1.5
젓갈	해산물 조림 (큰스푼 1잔)	20	1.2
절임	김치(5쪽)	20	1.1
절임	단무지(2쪽)	20	0.9
절임	채소절임 (3~4장)	20	0.23
절임	백김치(3~4장)	20	0.5
절임	절임 채소 중 하나 (3~4장)	20	1.0
절임	매실장아찌	10	2.2

8. 외식의 요령

외식은 일상생활의 중요한 일부분이다. 신장질환이 있는 사람은 식사조절을 해야 하는데 가정에서 먹는 음식에 비해 염분의 함량이 높은 음식이 대부분이다. 식사 계획에서 메뉴의 특징이나 요리 선택 방법, 조절 방법에 따라 무엇을 선택할 수 있는지 알아야 한다. 또, 외식은 단일품종의 음식이 되기 쉬워 식품면, 영양면의 편향이 생겨서 외식하는 날에는 반드시 외식 전후의 식사를 통한 조절을 하도록 한다.

① 국, 덮밥은 염분함량이 많으니 야채가 많은 음식을 주문한다(단품메뉴는 피한다).
② 메뉴에 따른 장아찌나 국물은 먹지 않는다.
③ 면류는 염류, 수분이 많아져 국물섭취는 하지 않는다.
④ 양식과 중식은 고지방, 야채 부족이 되기 쉬워 야채 요리로 선택한다.
⑤ 염분이 많은 식품(건어물, 햄, 비엔나 등)의 메뉴는 피한다.
⑥ 장류와 소스는 최대한 사용하지 않는다.
⑦ 소재 자체의 염분함량이 많은 요리는 피한다.

9. 외식 시 염분의 양

요리명		염분량(g)	요리명		염분(g)
면류	라면	4.5~6.0	국물류	샤브샤브(1인분)	6.0
	볶음우동	3.5~4.0		어묵	3.0~6.0
	스파게티/모밀면	2.3~2.9		된장국	1.5~2.0
	튀김우동	5.0~6.0		찜	1.0~1.5
	소마우동	2.5~3.0		카레	2.5~3.6
덮밥	장어덮밥	4.5~5.5		스튜(토마토)	2.0~2.5
	닭고기달걀덮밥	3.5~5.0	초밥	초밥	3.0~4.0
	가스덮밥	4.5~6.0	햄	샌드위치	3.3~3.5

칼륨(K) 섭취

정상적인 신장은 칼륨을 오줌으로 배출하여 조절한다. 그러나 신부전인 경우에는 오줌으로 칼륨이 배설되지 않아 고칼륨혈증이 일어나게 된다. 한편, 남아있는 신기능이 있는(요량이 있다) 경우나 식사 섭취량이 부족한 경우에는 저칼륨혈증이 되는 경우도 있어 과도한 제한에 주의하며 섭취량을 조절한다. 하루 섭취량은 2,000 mg이 적당하다.

1. 칼륨치가 상승하는 원인

(1) 칼륨이 많은 식품의 과다 섭취
(2) 투석이 불충분
(3) 소화관 출혈
(4) 변비
(5) 극도의 에너지 부족
(6) 대사성 산성 혈액증
(7) 인슐린 결핍 속에서 혈당
(8) 중심정맥영양이나 경장영양하에서 과잉 인량의 칼륨이 투여됨

2. 칼륨치가 떨어지는 원인

(1) 식사 섭취량의 부족
(2) 구토나 설사
(3) 나머지 신장 기능이 있음
(4) 이뇨제의 사용
(5) 중심 정맥 영양이나 경장 영양 하에서 적절한 양의 칼륨이 투여되지 않음

3. 칼륨치가 올랐을 때의 증상

(1) 입술저림
(2) 손가락저림
(3) 피곤감
(4) 구음장애
(5) 가슴 답답함
(6) 심장의 부정맥

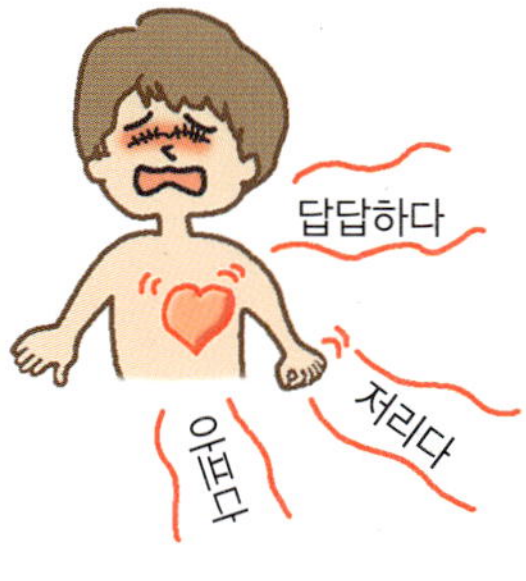

(7) 의식 없음

(8) 심장마비, 심정지(6 mEq/L 이상)

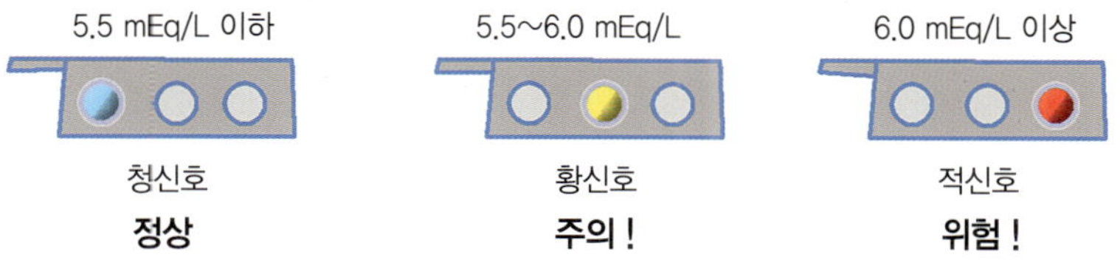

4. 칼륨치가 내려갔을 때의 증상

(1) 근육 경련, 사지 마비

(2) 부정맥

(3) 호흡 부전

5. 칼륨 함유량이 많은 식품

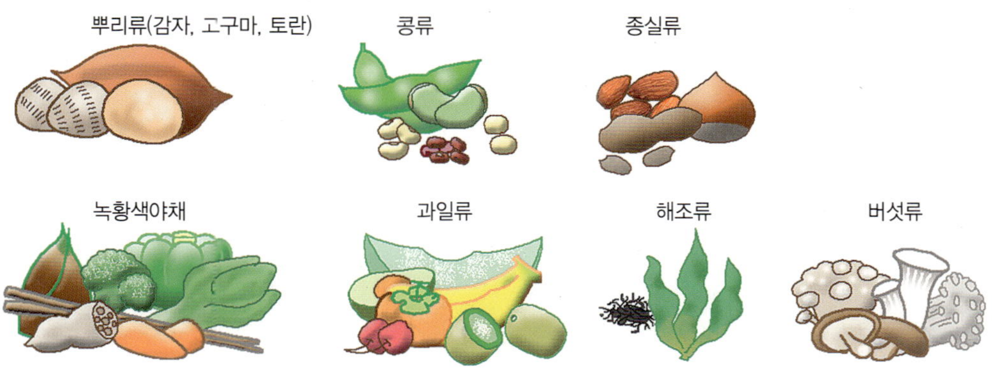
뿌리류(감자, 고구마, 토란)
콩류
종실류
녹황색야채
과일류
해조류
버섯류

6. 칼륨 섭취의 포인트

칼륨을 줄이는 방법

칼륨은 물에 녹는 성질이 있어 물에 담가두거나 흐르는 물에 씻으면 조리 전보다 1/5~1/2이 감소(10%)된다. 그러나 칼륨은 물로 씻어도 반 이하로는 되지 않는다. 또 씻어도 칼륨의 감소가 거의 없는 식품(조, 완두콩, 옥수수)도 있기 때문에 주의가 필요하다.

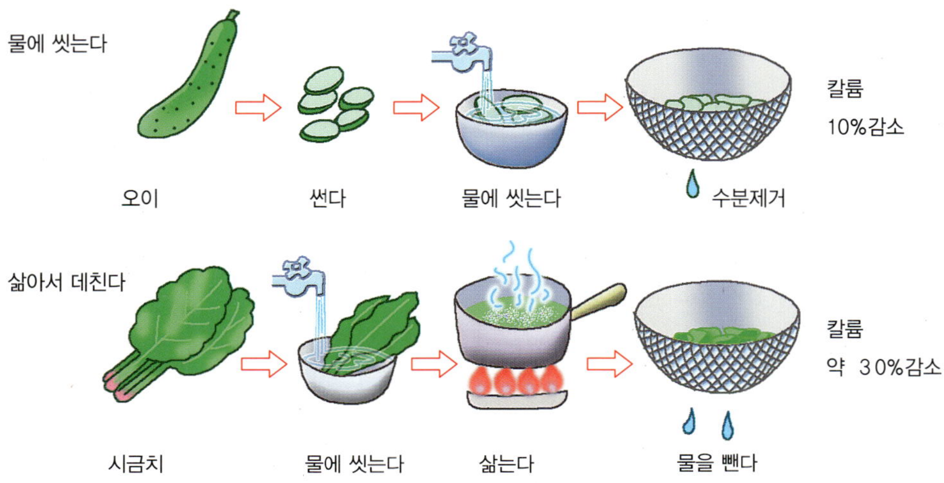

물에 씻는다
칼륨
10%감소
오이
썬다
물에 씻는다
수분제거
삶아서 데친다
칼륨
약 30%감소
시금치
물에 씻는다
삶는다
물을 뺀다

7. 칼륨이 많은 식품을 잡는 요령

(1) 감자류는 하루 50 g까지 한다.
(감자 1/2개, 고구마 1/3개, 토란 2개)
(2) 옥수수는 1/2까지 한다.
(3) 견과는 한줌(10 g) 정도
(4) 콩류의 콩자반은 피한다.
(5) 칼륨 함유량이 많은 과일은 제한(바나나, 아보카도, 멜론 등)
(6) 과일의 기준량은 하루 100 g 정도(귤 중 한개, 사과 소 1/2개)
(7) 녹황색 야채는 하루 90 g 정도
(8) 건어물류나 뼈가 있는 작은 어류는 소량으로 한다.
(9) 인스턴트커피는 엷게 섭취한다.
(10) 초콜릿은 1/3개만 섭취한다.
(11) 생선, 다시마말이 등, 대량의 해초를 사용하는 음식은 섭취하지 않는다.

(12) 통조림의 시럽은 마시지 않는다.

(13) 건조야채, 건조과일은 소량으로 한다(곶감, 바나나칩, 건버섯, 푸른색, 건포도 등).

(14) 달여서 마시는 한약은 피한다.

칼륨 치 상승 시 체크포인트(첨부되는 항목은 개선한다)

- □ 야채, 과일의 먹는 양이 많다.
  (봄 : 죽순, 여름 : 멜론, 수박, 가을 : 감, 귤, 겨울 : 배추)
- □ 고기나 생선, 우유와 같은 부식을 너무 많이 먹고 있다.
- □ 콩류, 종실류(콩, 낫토, 삶은 콩, 땅콩 등)의 먹을 양이 많다.
  (여름 : 옥수수, 완두콩, 겨울 : 절분 콩, 초콜릿)
- □ 감자류를 너무 많이 먹고 있다(고구마, 감자칩, 토란 등).
- □ 해조류가 먹을 양이 많다.
- □ 100% 과즙의 주스, 토마토 주스, 야채 주스를 마셨다.
- □ 식사 전체량 중에 많다.
- □ 반찬으로 편파적이게 먹고 있다.
- □ 변비가 생겼다.
- □ 한약이나 달인차, 클로렐라, 청즙 등의 건강식품을 사용하고 있다.

식품 속의 칼륨 함유량

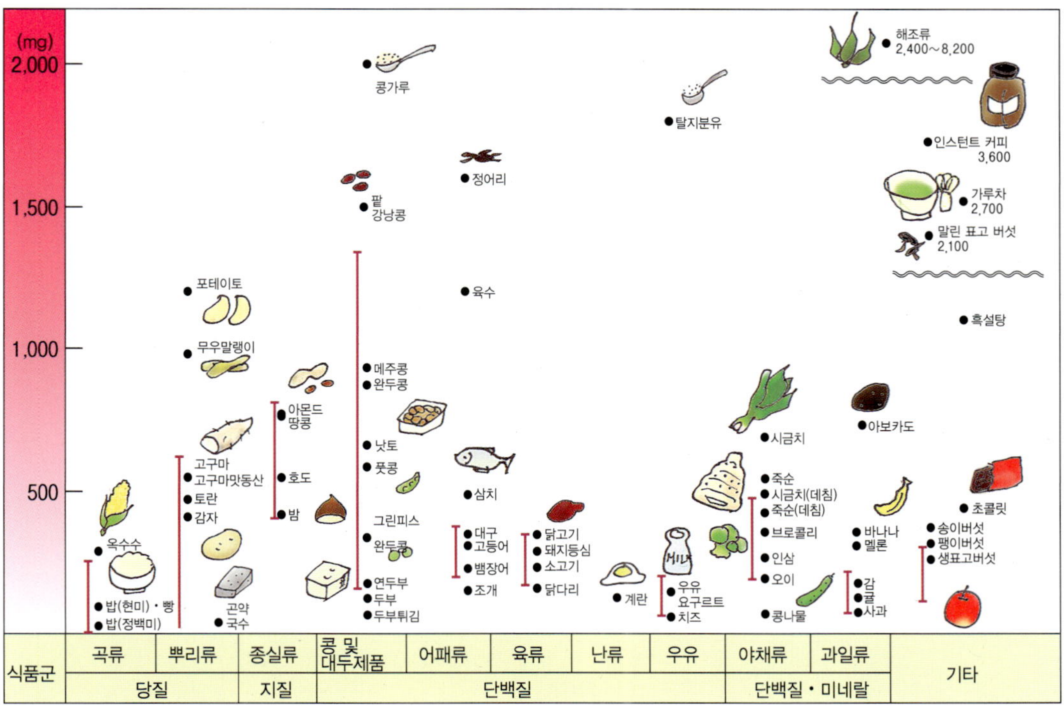

인(P) 섭취

신부전에서는 인의 배설이 낮아져 투석과 대변으로 제거할 수 있는 범위 내에서 섭취해야 한다. 과잉섭취는 이차성 부갑상선기능항진증(뼈나 관절통증, 근력저하, 피부가려움증, 동맥경화 등)을 촉진시키기 위해서, 체중 50 kg인 사람이면 하루 800 mg 이하로 섭취한다.

1. 고인혈증의 원인

(1) 인의 과잉섭취

(2) 인결합제 부족(먹는 것을 잊는다)

(3) 투석부족

(4) 변비

2. 인을 많이 포함한 식품

인은 설탕류와 유지류를 제외한 대부분의 식품에 포함된다. 특히 단백질 식품에 많이 포함되어 단백질 1 g 중에는 약 12~15 mg의 인이 포함되어 있다. 우선, 단백질 식품의 섭취량을 적절하게 유지한다. 다음으로, 인 함유량이 특히 많은 식품(면, 현미 등의 잡곡류, 땅콩이나 아몬드, 밤 등의 견과류, 뼈가 붙은 작은 물고기, 달걀, 어묵, 치즈 등)의 섭취를 제한한다.

단백질을 적절하게 섭취한 다음 한층 더 인의 제한이 필요한 경우는 인 조절 치료용 특수 식품(저지방 우유, 저린빵, 저린밥 등)을 이용하는 방법도 있다.

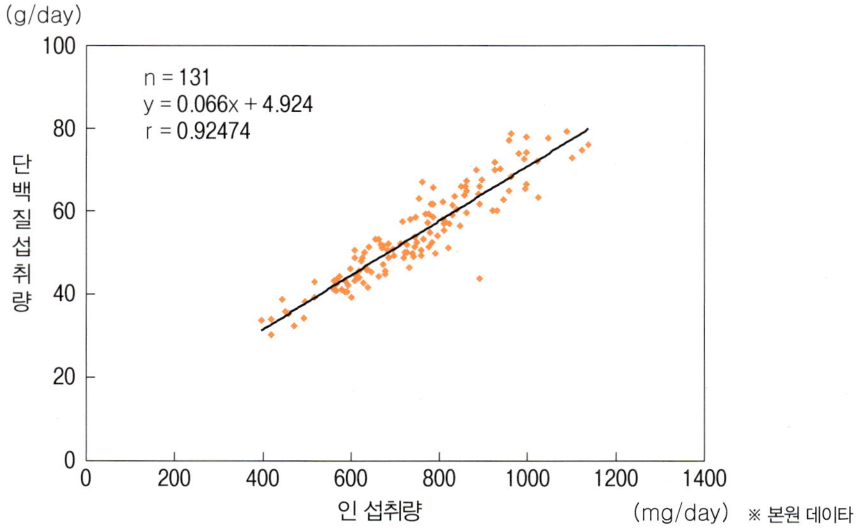

단백질 섭취량과 인 섭취량의 관계

단백질 1 g중에는 약 15 mg의 인이 포함되어 있다.

3. 무기 인산에 대해서

조리 · 가공 끝난 식품에 포함되는 식품첨가물(pH 조정제, 유화제, 살균제, 이스트푸드, 팽창제, 산미료 등)에는 무기인화합물을 사용하는 것이 있다. 고기나 생선 등에 포함되는 유기 인의 장관에서의 흡수율은 10~40% 정도이지만, 무기 인산은 약 90%가 흡수되어 혈중유 농도가 상승한다. 단백질 식품 이외의 식품(빵이나 음료 등)에 사용되고 있는 것은 놓치기 쉬워 주의해 선택하도록 한다.

무기인의 섭취를 피하는 음식

우선은 조리 · 가공 식품의 이용을 가능한 한 줄인다. 조리 · 가공식품을 전혀 사용하지 않는 것은 수고나 시간, 비용이 걸려 힘들지만, 여분의 무기인의 섭취를 줄일 수 있을 뿐만 아니라, 식품이나 요리 본연의 맛을 느끼게 되어 감염에도 효과적이다.

(1) 가급적 가공되지 않은 신선한 식품을 이용한다.
(2) 복합 조미료의 이용을 줄이고 만든 횟수를 늘린다.
(3) 과자류의 첨가물에도 주의한다(특히 크림이 들어 있는 것).
(4) 무기 인산은 물에 녹아내리기 쉬워 햄이나 소시지, 많은 어묵 등은 삶거나 데쳐서 이용한다.
(5) 인스턴트 면 국물이나 국수를 삶거나 되돌리는데 사용한 물은 그대로 사용하지 않고, 새로운 물을 사용한다.

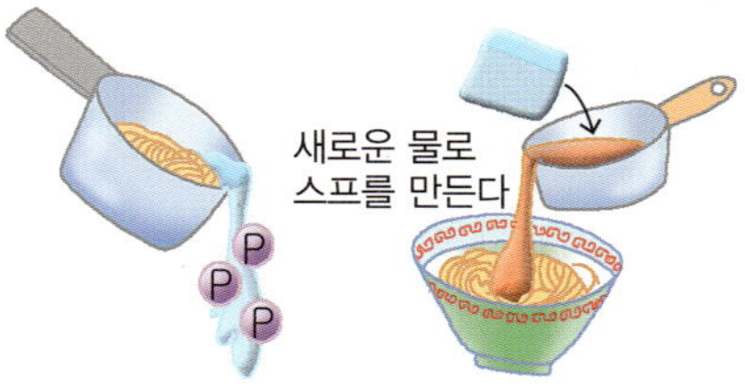

4. 인의 섭취 요령

단백질을 많이 포함한 식품은 인의 교환표(인 50 mg를 1단위로서 표시)를 이용해 관리한다. 체중 50 kg인 사람은 총 800 mg의 인을 필요로 하는데 곡류나 야채 등에 들어 있는 인의 양은 약 400 mg이므로, 나머지 400 mg(8단위)은 단백질을 많이 포함한 식품에서 섭취해야 한다. 아침 100 mg(2단위), 오찬 만찬 각 150 mg(3단위)에 배분한다.

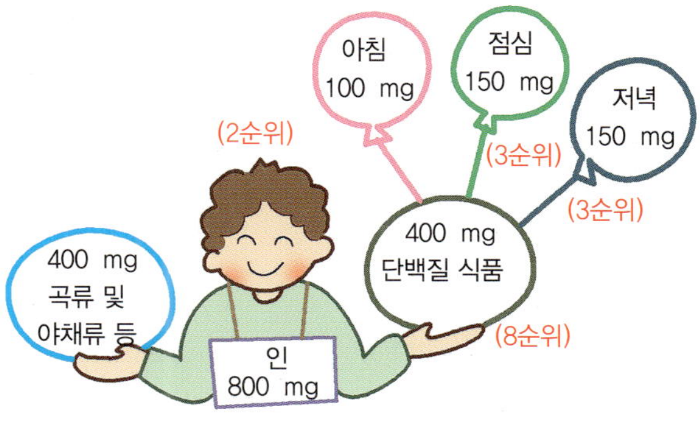

인의 교환표

1. 어패류

식품명	무게(g)	목표량
방어	40	절단 1/2량
아귀 꼬치고기 메블루자	35	절단 1/3량
붉은 생선 킹크랩 은대구 꽁치 갈치 아나고 붉은 생선 킹크랩 은대구 꽁치 갈치 아나고	30	절단 1/3량
쥐노래미 벤자리 가자미 보리멸 은게르치 공미리 삼치 농어 새끼방어 임연수어 볼락	25	절단 1/4~1/5량
전갱이 정어리 청새치 가다랑어 쥐치 키비나고 연어 광어 대구 무지개송어 청어 갯장어 넙치 복어 참치(붉은살 부위)	20	절단 1/4~1/5량 2개
장어구이 은어 날치 부시리 빙어		절단 1개 1개

식품명	무게(g)	목표량
모시조개 바지락	55	
전복 굴 대합	50	
피조개 소라	35	
게 가리비조개 문어	25	
오징어 새우 가리비조갯살	20	
어묵 어묵류	80 70	절반 대 1개
속빈어묵 오뎅	50	1개 1개
말린정갱이 참치통조림 가다랑어간장조림 참치(기름 부위)	25	
명란젓 정어리간장조림 바다빙어 대구알 조개간장찜 성게	15	1/3 소 1개 1/3 대 1개
멸치 송어알 · 연어알 가다랑어포	10	대 1개씩
잔멸치말림	2	2개

2. 육류

식품명	무게(g)	목표량	식품명	무게(g)	목표량
달걀무침	60	3개분	소고기다리살 소등심살 돼지고기로스 껍질벗긴닭다리살 소고기으깨무친것 돼지고기으깨무친것	30	1개 반 소 2개
소고기안심 닭날개고기	50	2개	소고기통조림	40	1개
소고기등심 돼지삼겹살 닭다리고기	40		윈너소시지 닭가슴연한살	25	2개 반
소고기로스 돼지고기로스 닭가슴살	35	얇게 썬 것 2개	베이컨 돼지고기구이	20	1개
			간(소, 돼지, 닭)	15	1조각

3. 달걀

식품명	무게(g)	목표량	식품명	무게(g)	목표량
달걀	25	절반	메추리알	25	2개
달걀흰자	455	15개	순두부 달걀 찜	50	1개
달걀노른자	9	절반	달걀말이	30	절반

4. 유제품

식품명	무게(g)	목표량	식품명	무게(g)	목표량
우유	50	1/4컵	연유	20	큰스푼 1
요구르트	50	1/2팩	크림치즈	60	1/2
탈지분유	5	큰스푼 1	가공치즈	7	1/2개
			가루치즈	6	스푼 1

5. 콩제품

식품명	무게(g)	목표량	식품명	무게(g)	목표량
연두부 소프트두부	60	1/5정	대두(데친 것) 낫토(청국장 전 단계) 두부튀김(야채 넣음)	25	큰스푼 1개 큰스푼 1/2 큰스푼 1/2
비지	50	1/3컵	콩가루	10	큰스푼 1
일반두부 구운두부	45	1/8정	유바(두유 끓였을 때 표면에 생긴 막을 걷어 말린 것)	8	3개
두부튀김	30	1/5	얼린 두부	6	1/2개
유부	20	1	두유	110	1/2컵

〈인의 수치가 상승할 때의 체크 포인트〉

- □ 고기와 생선 등 부식을 많이 먹는다.
- □ 고기, 생선, 달걀 같은 부식품을 한 번에 여러 번 먹는다.
- □ 유제품(우유, 요구르트)을 간식으로 먹는다.
- □ 뼈가 붙은 작은 생선과 건어물을 먹는다.
- □ 현미나 잡곡, 메밀국수 등을 잘 먹는다.
- □ 땅콩이나 견과류를 간식으로 먹는다.
- □ 햄이나 소세지, 대롱어묵 등의 가공식품을 먹고 있다.
- □ 야채나 과자빵을 잘 먹는다.
- □ 야채를 부식으로 먹는다.
- □ 변비가 생긴다.
- □ 약 복용을 잊는 일이 있다.

식이(식물) 섬유

식이섬유에는 변비의 개선이나 콜레스테롤의 배설, 식후 혈당치의 상승을 억제하는 기능 등이 있다. 보통 1,000 kcal당 10 g이 필요량이지만, 투석식에서는 칼륨 제한 때문에 부족 추세이다.

식이섬유를 많이 포함한 식품은, 곡류, 감자류, 종실류, 두류, 야채류, 과일류, 버섯류, 해조류(p.95 표)이지만, 이것들은 동시에 칼륨도 많이 포함하여 지나가지 않는 것이 중요하다. 칼륨이 비교적 적고 이용하기 쉬운 식품에는, 콘플레이크, 오트밀, 비지떡, 버섯류 등이 있다. 야채는 하루 270 g이 필요량이므로, 이 범위 내에서 식이섬유가 많은 식품을 섭취한다.

식이 섬유를 많이 함유한 식품(식품 100 g 당)

식품명		총량	식품명		총량	식품명		총량
곡류	오트밀	9.4	콩류	다람쥐콩	5.3	야채류	연근	2.0
	보리(미숫가루)	15.5		대두(말린것)	17.1		브로콜리	4.4
	밀가루	2.5		콩가루	16.9		시금치	2.8
	식빵	2.3		낫토	6.7		새순	2.1
	프랑스빵	2.7		된장	3.2		옥수수	3.1
	호밀빵	5.6		비지	11.5		양배추싹	5.5
	포도빵	2.2	야채류	미나리	5.6		콩나물	2.3
	팥빵 · 잼빵	2.3		강낭콩	2.4		쪽파	2.8
	스파게티 · 마카로니	2.7		풋콩	4.6		고사리	3.6
	현미밥	1.4		완두콩	3.0	과일류	아보카도	5.3
	밥(칠부전도 찧은쌀)	0.5		청완두콩	7.7		무화과	1.9
	떡	0.8		오크라(아욱과)	5.0		오렌지	0.9
	팥을넣은 찰밥	1.7		호박	3.5		키위	2.5
	메밀(데친 것)	2.0		겨자	3.7		구아바	5.1
	팝콘	9.3		콜리풀라워	2.9		바나나	1.1
	콘푸레이크	2.4		우엉	5.7		파파야	2.2
감자류	곤약	2.2		평지	1.9	버섯류	팽나무버섯	3.9
	고구마	2.3		산동배추	2.2		말린 표고버섯	41.0
	토란	2.3		동부콩	4.2		너도밤나무송이버섯	3.7
	자연산감자 · 은행 감자	1.7		고비	3.8		잎새버섯	2.7
열매씨	아몬드	11.9		누에콩	4.0		송이버섯	4.7
	밤	4.2		어린무	2.6	해조류	김(말린 것)	38.5
	깨	12.1		죽순	3.3		다시마	27.1
	땅콩(낙화생)	7.2		죽순장아찌	3.5		톳	43.3
	팥(말린 것)	17.8		두릅	4.2		큰실말	1.4
	강낭콩 삶은 것	5.9		당근	2.5		미역(말린것, 젖은것)	5.8

• 식이 섬유에는 수용성과 불용성이 있어 생리 작용에도 차이가 있다. 표는 총량의 식이섬유를 나타낸다. 또, 변비 개선을 목적으로 한 특수영양식품(수용성 식이 섬유, 올리고당 등)도 있어 영양사와 상담하는 것이 필요하다.

약과 식품

투석 환자는 복용하는 약이 많아, 약제의 상호작용에 의해 약의 작용이 증강되어 부작용이 발생하는 경우나 반대로 약의 효과가 감소하는 경우도 있다. 상호 작용은 약제간뿐만 아니라 식품과 약제의 편성으로 발생하는 것도 있어 상용하고 있는 약을 알아 두는 것이 중요하다.

의약품과 식품과의 관계에서 영향이 있는 것을 표로 정리했다.

의약품	식품과의 상호작용
〈항혈전약〉 • 와파린	• 비타민K 함유식품(삶은 메주콩, 양배추, 쑥갓 등의 녹황색 야채, 줄기 미역 등의 해초류 등)을 과잉섭취하면 약의 작용이 감소되어 약간의 혈액응고를 촉진하게 한다. 건강식품인 클로렐라에 대해서도 주의한다.
〈Ca 길항제〉 〈혈압강하제〉	• 포도, 과일주스를 다량으로 음용하면 약제의 효과가 증강되고 혈압이 너무 내려가기도 한다.

9

투석 중인 증상과 대처

혈압강하

혈압강하는 노인, 심장병, 합병증이 있는 사람, 체중이 무거운 사람에게서 발생할 수 있다. 혈압강하의 원인을 알고 예방하며 증상을 조기에 발견하여 치료한다.

1. 원인

(1) 과다한 수분제거 : 순환 혈량 감소로 인하여 발생한다.
(2) 잘못된 체중 설정 : 제대로 무게를 재기 어려울 수 있으니 반드시 검토해야 한다.
(3) 부정맥, 허혈성 심장 질환 : 심장에 예비력이 부족하여 생기는 경우가 많다.
(4) 강압제 복용
(5) 투석 시 식이요법 : 장내의 혈류량이 증가하여 혈압을 낮추기 쉽다.

2. 증상

두통, 메스꺼움, 허약감, 안면창백, 의식변화, 근육경련, 오한, 발열, 혈관통증, 호흡곤란, 가슴답답함, 가슴통증, 복통, 의식상실 등

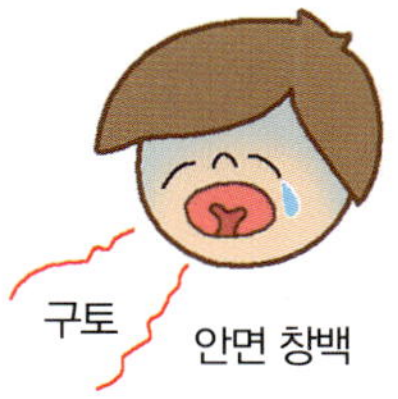

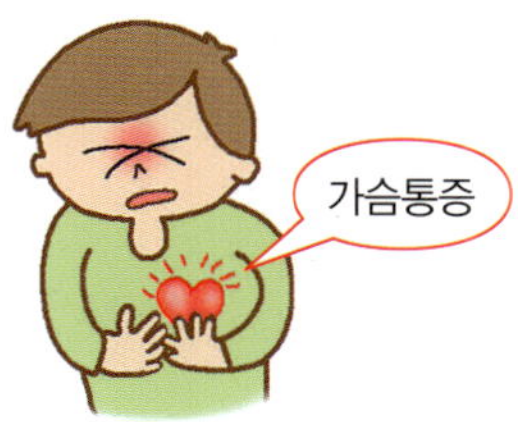

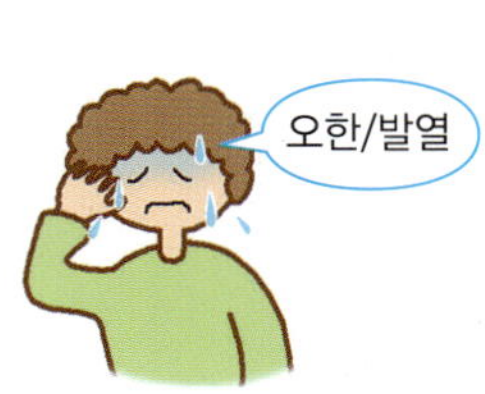

3. 예방

(1) 투석을 2일간의 시행일 경우 적절한 체중을 5% 이내로 증가시키고, 하루 3% 이하로 증가시키는 것에 대한 지침이 주어진다.
(2) 투석 후 적정 체중 이하로 유지하도록 지시한다.
(3) 투석 중 천천히 물을 제거한다.
(4) 투석 중 혈압강하 증상이 있으면 주저 없이 호출하도록 지시한다.
(5) 항우울제는 의사의 지시에 따라 복용하도록 지시한다.
(6) 항우울제를 복용하는 환자는 혈압이 평소보다 낮을 때 병원에 연락할 것을 권고한다.

4. 처치와 조치

(1) 탈수 속도 및 혈류 감소 및 투석 조건 완화한다.
(2) 반듯이 누운 자세에서 머리를 낮추고 다리를 들어올린다.
(3) 생리식염수 100~300 mL를 신속히 주입한다.
(4) 개선이 불충분할 경우 고침투압액이나 승압제를 사용하면서 산소를 흡입한다.
(5) 혈압이 매번 떨어지기 쉬운 질병의 경우, 의사의 지시에 따라 고삼투압 액체를 투여한다.
(6) 체외 한외여과법 External ultrafiltration (ECUM)
(7) 반복해서 혈압이 하강하는 경우 적정체중의 재검토, 투석기 등 투석조건의 재검토, 내복약을 검토해 본다.

투석 중 관찰 포인트 및 평가

- 투석 시 혈장순환량 감소, 수분 과다섭취, 혈장삼투압 감소로 혈압이 낮아질 수 있다.
- 증상과 불평은 환자마다 달라 환자를 잘 관찰하고 이상이 있는 것을 간과하지 않는다.

혈압상승

1. 원인

(1) 수분 및 나트륨으로 인한 과도한 체액 : 체액의 보유는 순환 혈액량을 증가시키고 심박출량과 말초 혈관 저항력을 증가시킨다.
(2) 레닌-엔지오텐신-알도스테론계의 항진
(3) 교감신경활동 증가 : 긴장과 정신적 스트레스로 발생함
(4) 동맥경화에 의한 말초 혈관 저항의 증가
(5) 혈관 석회화
(6) 강압제 미복용

2. 증상

두통, 안면홍조, 호흡곤란, 기침, 천식, 메스꺼움, 구토, 부종, 청색증

3. 예방과 환자 지침사항

(1) 체중 증가량이 2일 시행에 적정 체중의 5% 이내인가 검토, 하루의 1% 이하를 말한다.
(2) 내과의사에게 강압제를 복용하도록 지시한다.
(3) 정신적, 심리적으로 문제가 있거나 환자의 행동에 주의를 기울어야 한다.
(4) 물과 소금의 한계를 고려하고 체중의 측정, 가정에서의 혈압 측정, 자기 조절을 하도록 지시한다.
(5) 증상이 악화되면 즉시 의사에게 연락한다.

4. 처치와 조치

(1) 머리를 높임
(2) 항고혈압제를 복용
(3) 식사 및 음료수와 염분 제한에 대한 지침을 준다.
(4) 적절한 체중 검토를 한다.

근육 경련

1. 원인

(1) 부적절한 수분제거 : 혈관 함량 감소, 조직의 저산소증 등

(2) 혈액 내 전해질 불균형

(3) 저혈압

(4) 급격한 운동 후

2. 증상

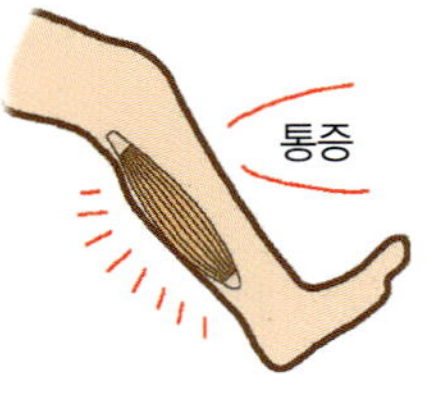

다리 근육뿐만 아니라 상지, 수지, 대퇴, 체간 등에도 일어나는 무의식적인 고통스러운 경련이 일어난다.

3. 예방과 환자 지침 사항

(1) 과다하고 신속한 수분제거가 필요 없으며, 적절한 체중을 검토하며, 운동 시 피로나 이와 유사한 원인이 있는지 여부를 확인한다.

(2) 환자에게 급격한 체위 변환이 되지 않도록 지시한다.

4. 처치와 대책

(1) 탈수율과 혈류량의 감소, 생리 식염수를 급속 주입한다.

(2) 근육의 순환을 좋게 하기 위해서 경련 부위에 온찜질을 하는 마사지를 한다. 예를 들어, 하퇴근의 경련에 대해서는 다리 관절을 외과적으로 구부려 복근을 늘인다.

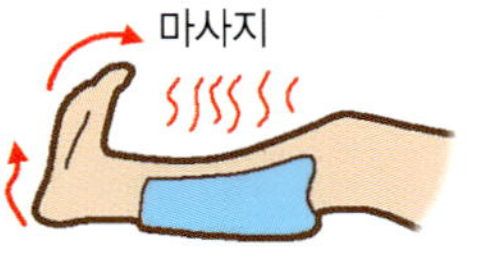

(3) 카르니틴을 정맥 주사한다.

(4) 근이완제를 복용한다.

불균형 증후군

1. 원인

투석 전후 수분의 변동과 요독소의 농도차이, pH의 차이가 발생한다. 뇌의 물질 이동은 혈액-뇌 장벽에 의해 조절되며, 뇌의 농도가 짙은 상태에 있다. 따라서 뇌척수액의 삼투압은 증가하고

두개골내압 항진이 일어나 두통을 일으킨다.

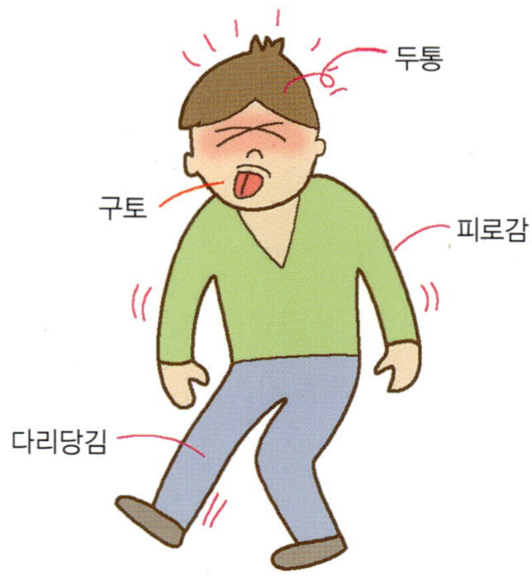

2. 증상

두통, 메스꺼움, 구토, 불안감, 혈압 상승, 시각적 예민함, 근육 경련, 방향 감각 상실, 전신 경련, 부정맥 등이 있다.

3. 예방과 환자 지침사항

(1) 처음 투석시작할 때는 완만한 투석을 하고
투석 조건의 검토[투석기(dializer), 혈류량 등을 검토]한다.
(2) 두통 시 진통제를 복용한다.
(3) 구토 시 토하게 하는 약을 투여한다. 그리고 고침투압성의 수액을 주입한다.
(4) 삼투압의 영향때문이다.
(5) 불균형의 증상이 있으면 의사에게 알려주도록 지시한다.

4. 행동과 조치

투석 효율을 낮추고 1회 투석으로 요독성을 줄일 수 있는 투석기를 제공한다. 투석시작 초기에는 막이 작은 투석기를 사용하여 100~150 mL/min의 혈류를 시작하고 점차로 혈류를 증가시킨다. 투석 시간은 2~3시간부터 시작하여 단계적으로 연장된다.

투석 중 관찰 포인트와 평가

- 횟수를 거듭할수록 몸이 투석에 익숙해져 발병빈도가 떨어지지만, 환자의 투석 중 반응이나 호소, 투석 효율 등에도 유의해 다른 질환과의 판별도 하지 않으면 안된다.
- 심각한 증상이 나타날 수 있어 증상의 유무, 약제의 효과 등을 문진해 얼굴색, 표정, 경련, 의식 상태 등에 대한 신체 평가를 실시하는 것이 필요하다.

부정맥

1. 원인

(1) 혈압강하 : 수분제거와 혈액정화에 의한 심장 부담이 크다.
(2) 심장 질환(협심증, 심근경색, 심장비대, 발작성 심방세동)
(3) 전해질의 변화 : 칼륨, 마그네슘, 칼슘, 중탄산염 이온 등의 급속한 변화

2. 증상

급격한 혈압강하, 빈맥, 흉통, 호흡곤란, 청색증, 경동맥의 노장, 흉부 압박감, 현기증, 의식불명 등이 있다.

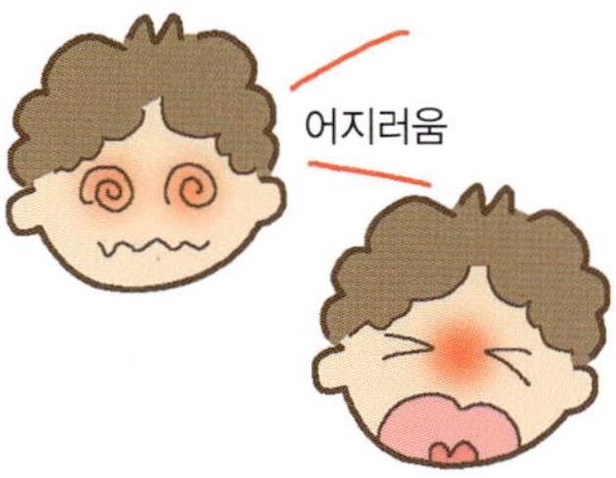

3. 예방과 환자 지침 사항

(1) 수분과 염분을 섭취하지 않도록 지도한다.
(2) 금연한다.
(3) 고칼륨과 저칼륨의 수준을 피하기 위한 지침이 제공된다.

4. 행동과 대책

(1) 수분을 제거하고 혈류를 감소시킨다.
(2) 심전도 모니터를 감시하고, 산소를 흡입한다.
(3) 의사의 지시에 따라 항부정맥을 투여한다.
(4) 홀터심전도, 심장초음파검사를 한다.
(5) 저칼륨 또는 혈청 칼륨 수치를 확인하고, 보정을 고려한다.
(6) 빈혈을 개선한다.

가려움

1. 원인

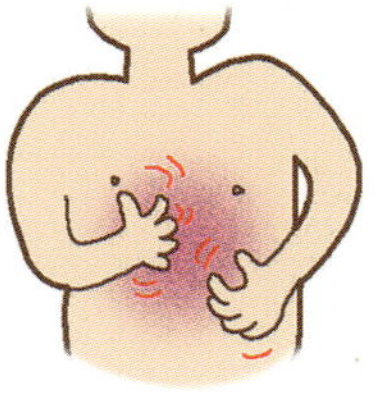

(1) 알레르기(식품, 의약품, 투석 시 사용하는 재료)
(2) 피부의 건조, 피부염 및 땀샘의 쇠퇴
(3) 기타(간염, 칼슘 침착 등)

2. 행동과 대책

(1) 내복약(항히스타민제, 항알레르기제, 아편유사작용제(opioid sequencer agonist)
(2) 외용약(항히스타민제, 스테로이드제 등)의 적용
(3) 투석 온도 낮추기
(4) 충분한 투석
(5) 투석조건의 점검

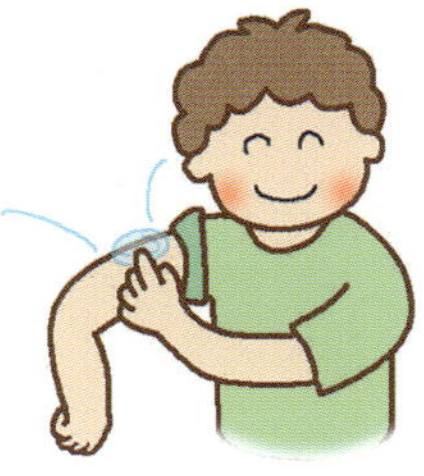

10

투석 시 문제점과 대처법

투석 중 발생하는 문제로는 혈류 흐름의 부족, 정맥압 상승, 천자 트러블, 재순환 등이 있다. 예방과 문제점을 해결하는 대처법을 알아보자.

혈류 부족

혈류량이 부족하면 투석을 할 수 없다.

[내부 션트의 경우]

1. 원인

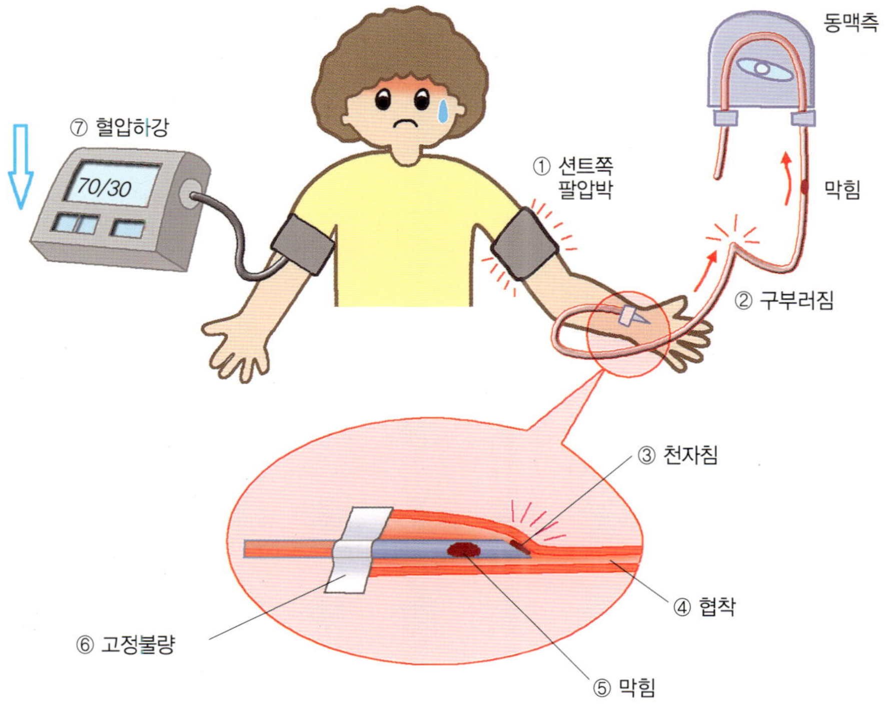

2. 특징

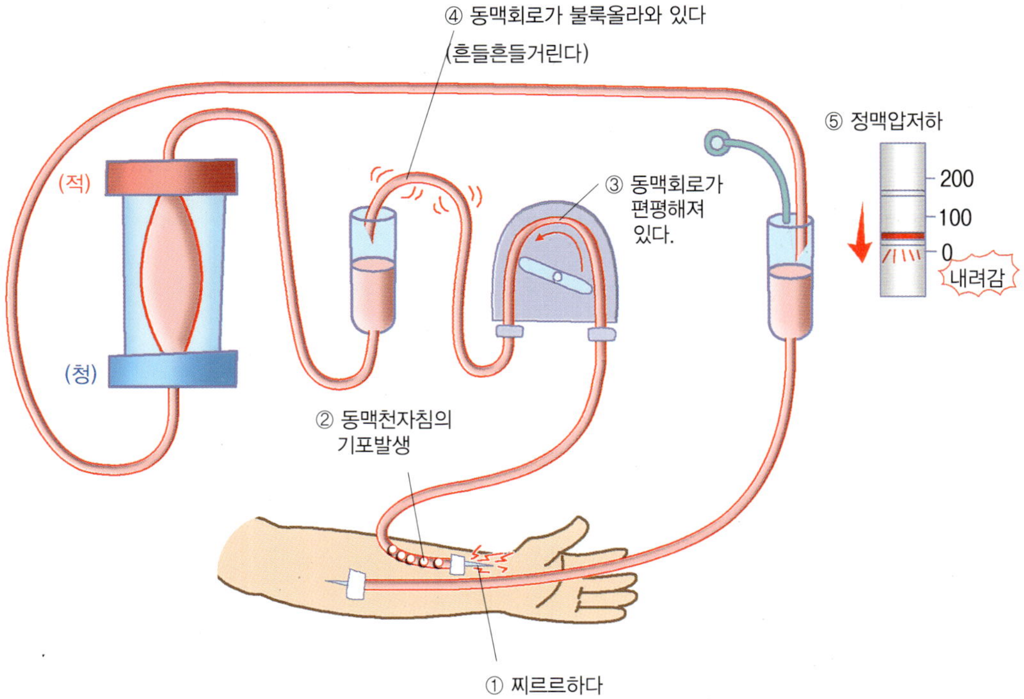

3. 처치 · 대책

(1) 혈액펌프를 정지하고 원인을 조사한다.

(2) 원인에 의해서 다음과 같은 처치를 실시한다.

① 혈액 회로의 굴곡이나 뒤틀림 수정

② 동맥 측 천자 바늘을 다시 고정, 다시 천자

③ 동맥 측 천자 바늘의 세정, 회로의 세척

④ 차단 조영, PTA(경피적 혈관 확장술), 재수술(재제작)

⑤ 혈압이 떨어지면 체액을 보충한다.

⑥ 혈액의 흐름이 충분하지 않을 때 투석 시간을 연장한다.

⑦ 혈류를 취할 수 있을 정도로 낮다.

⑧ 천자 부위, 천자 바늘을 선택한다.

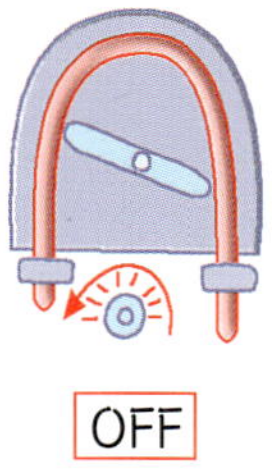

4. 예방과 환자 안내

(1) 혈액 회로가 구부러지지 않도록 한다(완만한 고리로 고정한다).

(2) 천자를 정확하게 실시한다. 천자침의 고정을 정확히 한다(천자를 확실히 할 수 있는 혈관을 선택하고, 바늘끝이 안정되도록 혈관에 바늘 끝을 고정).

(3) 투석 중, 갑자기 팔을 구부리거나, 움직이지 않도록 설명한다(부목 등을 이용).

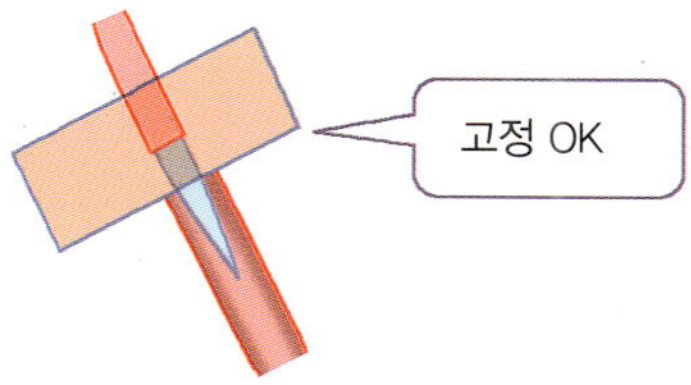

정맥압 상승

이것은 정맥의 에어트랩 챔버에서 정맥혈관으로의 혈류를 차단하는 원인이 있을 때 일어난다. 비정상적으로 높은 정맥압은 정맥압 에어트랩 챔버의 혈액 표면이 상승하여 정맥압 라인을 통한 역류, 연결부가 미끄러지면서 출혈을 일으킬 수 있다. 또한, 투석기의 갑작스런 높은 압력은 필름을 끊게 할 수 있다.

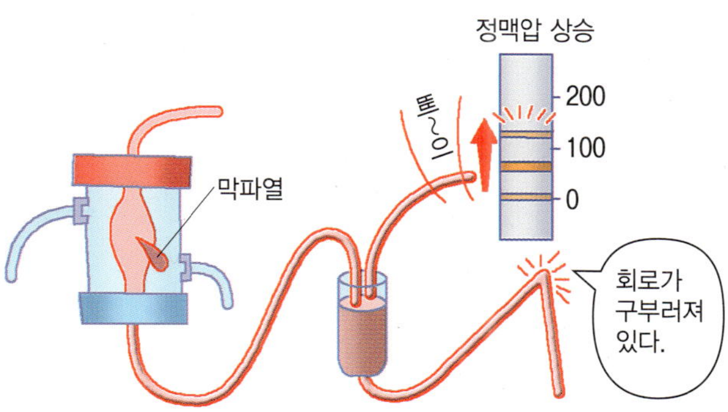

대책을 요하는 정맥압의 이상치의 기준(내부 션트)

정맥압이 상승세를 나타내는 50 mmHg 이상 상승치가 추정되는 경우와 상시 150 mmHg이상의 압력이 지속될 경우

1. 원인

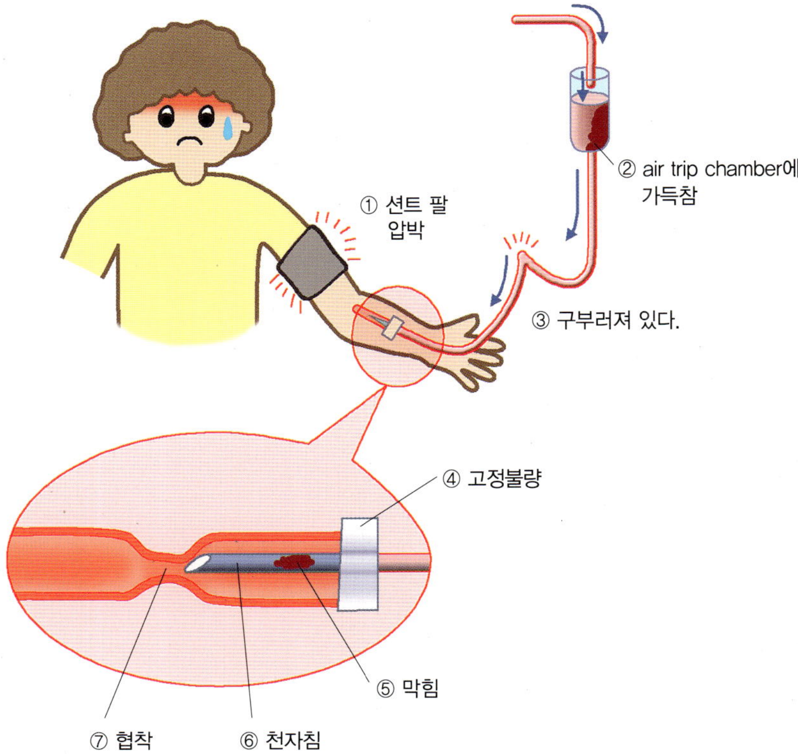

2. 특징

(1) 정맥압 경보가 울린다.

(2) 정맥압 공기감시 장치의 혈액면이 올라온다.

(3) 혈액회로는 튀는 소리를 내며 춤을 출 수 있고, 혈액량이 부족한 것과 유사한 특징이 일어날 수 있다.

(4) 정맥 천자 부위의 종창이 있다.

(5) 회로 내의 혈액이 거무스름하다.

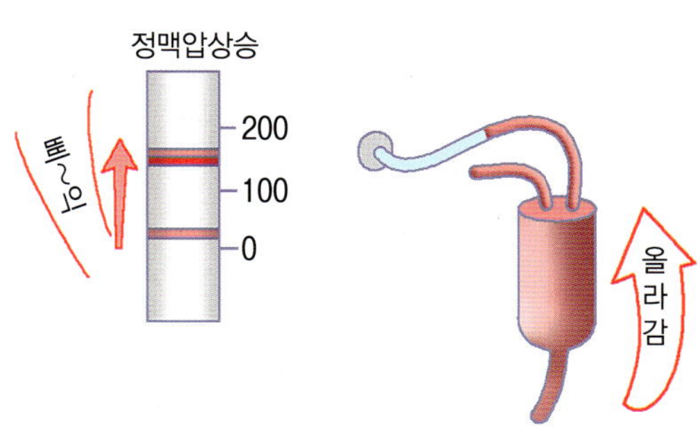

3. 처치와 대책

(1) 혈액 펌프를 정지하고 원인을 조사한다.

(2) 원인에 의해서 다음과 같은 처치를 실시한다.

① 팔의 위치, 혈액 회로가 굽혀진 것을 바로 고친다.

② 정맥 측 천자 바늘을 다시 고정한다.

③ 혈액 회로, 투석기, 정맥 측 천자 바늘을 세척한다.

④ 정맥 측을 다시 천자한다.

⑤ 션트 조영, PTA(경피적 혈관 확장술), 재수술한다.

⑥ 천자 부위, 천자 바늘을 선택한다.

4. 예방과 환자 지도

(1) 혈액 회로가 구부러지지 않도록 주의하고 고정시킨다.

(2) 천자를 정확하게 시행하고 천자 부위를 정확히 고정한다.

(3) 매시간 항응고제를 주입한다.

(4) 정맥압(상한 및 하한)의 안전범위 설정은 항상 수행한다.

(5) 투석 중 갑자기 팔을 굽히거나 움직이거나 일어나지 않도록 지시한다.

천자 사고

천자침이 혈관 내에 정확하게 들어가지 않으면, 동맥측의 경우는 혈류 손실, 정맥측의 경우는 정맥압이 상승하고, 내출혈의 증가로 투석을 할 수 없게 된다. 내출혈은 혈관을 압박하고 감염이나 협착의 원인이 될 수 있으므로 주의해야 한다.

1. 원인

(1) 혈관의 관찰이 미흡(두께, 깊이, 길이 등)하다.

(2) 천자의 각도가 좋지 않다(너무 얕거나, 너무 깊다).

(3) 천자 바늘을 선택(혈관에 있던 바늘 굵기, 천자 바늘 종류 등)한다.

2. 특징

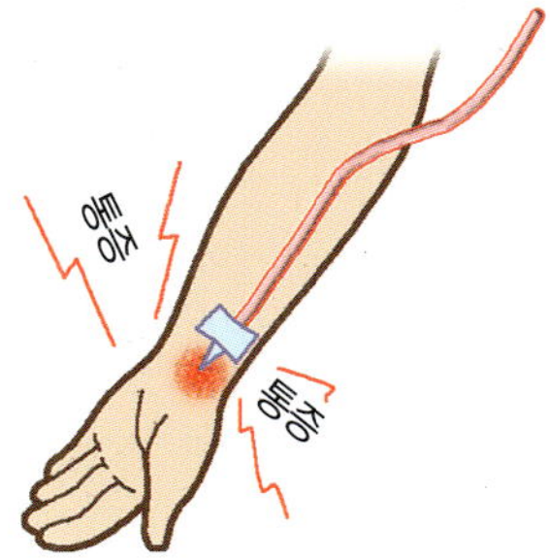

(1) 천자 때 바늘에 혈액의 역류하지 않는다.

(2) 바늘 끝이 아프거나 붓는다.

(3) 혈류가 불량(정맥압이 낮다)하다.

(4) 정맥압이 증가(정맥측의 천자가 불충분할 때)한다.

3. 처치와 대책

(1) 천자 바늘을 제거하고 충분히 지혈한다.

(2) 다시 천자한다.

(3) 천자 부위가 부어 있으면 차게 하고, 붓기가 빠지면 따뜻하게 한다.

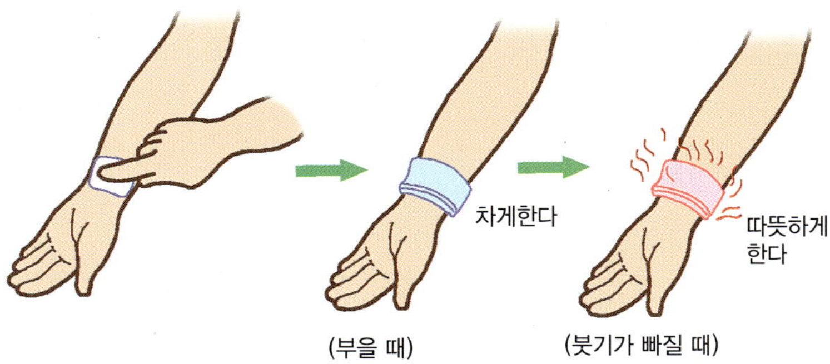

4. 예방

(1) 천자 전에 충분히 션트를 관찰하고 안정적으로 천자할 수 있는 혈관을 선택한다.

(2) 천자하기 전에 션트의 수술 기록을 확인하여 혈관의 상태(주행, 발달도, 혈액의 흐름)를 확인한다.

(3) 특히 투석기간과 션트 수술 후에는 혈관이 약하고 붓는 등의 조건이 있어 주의해야 한다.

(4) 혈관의 흐름이 부풀어 어려운 경우에는 한 손으로 따뜻한 젤을 이용하여 혈관의 팽창을 가속화한다.

재순환

재순환이란 한 번 투석된 혈액이 체내로 돌아가지 않고 다시 투석기로 돌려보내는 상태를 말한다. 동맥과 정맥 측면의 천자침과 혈액회를 반대로 접속하는 기술적인 오류로 발생한다. 또한 션트 부전(좁아지거나 폐색)으로 발생한다. 재순환은 투석효율을 떨어뜨리고, 때문에 이를 인식하지 못하고 투석을 계속하면 부족한 투석이 된다.

[역방향 동 · 정맥회로에 의한 재순환]

1. 원인

(1) 동맥측(혈액을 빼내는 쪽)과 정맥측(혈액을 몸쪽으로 돌려주는 쪽)의 천자 부위가 너무 가깝다.

(2) 동맥측과 정맥측의 천자 부위가 잘못되었다.

(3) 동맥측과 정맥의 혈액회로의 연결이 잘못되었다.

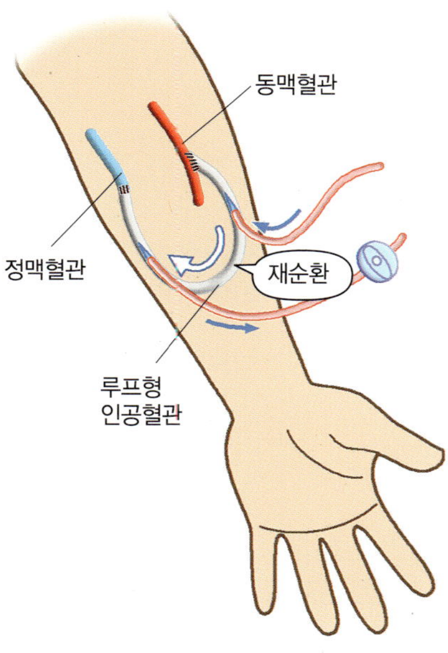

천자부위가 잘 못된 경우

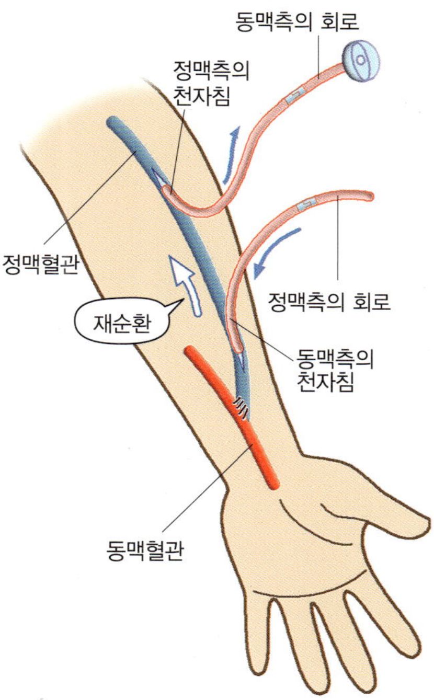

연결이 잘 못된 경우

2. 특징과 증상

(1) 혈류가 부족하다.

(2) 정맥압이 상승한다.

(3) 투석기, 혈액 회로의 혈액이 거뭇하게 보인다.

(4) 투석 효율이 저하된다.

3. 처치와 대책

원인에 따라 다음과 같은 조치를 취한다.

(1) 천자 바늘과 혈액 회로를 올바르게 접속한다.

(2) 다시 천자한다.

(3) 투석 시간을 연장한다.

(4) 투석 효율성을 검토한다.

4. 예방

(1) 동맥측과 정맥측의 천자 부위는 5~6 cm 이상 떼어 놓는다.

(2) 동맥과 정맥 문합부와 혈액 방향을 확인하고 천자(션트 수술 기록을 본다.)한다.

- 특히 루프형 인공혈관의 경우 혈액의 흐름이 한 방향이라 천자 부위와 천자 방향으로 충분히 주의한다.

(3) 천자 바늘을 혈액 회로에 연결시킬 때에는 동맥측과 정맥측을 반드시 확인한 후에 천자침을 연결한다.

(4) 투석 시작 후에는 올바르게 연결되었는지 다시 확인한다.

션트 고장으로 인한 역방향

1. 원인

(1) 동정맥류 위쪽에 협착, 폐색으로 인해 혈액이 역류한다.

(2) 션트 폐색에 의한 혈전절제술 시 혈전 제거가 불충분하다.

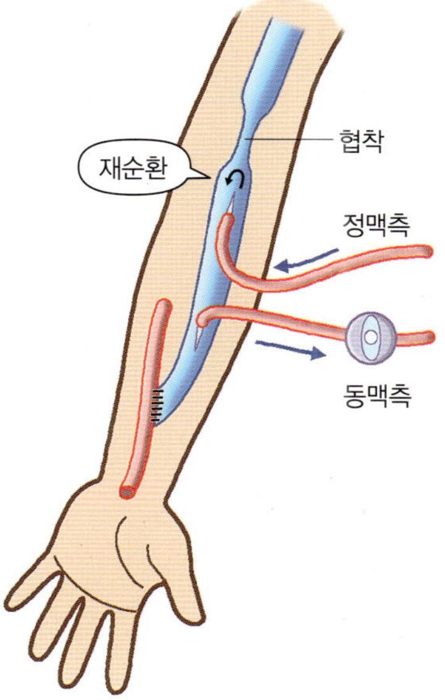

2. 징후 및 증상

(1) 천자 바늘과 혈액회로를 연결한 직후, 혈액 펌프를 돌리면 동맥측의 천자 바늘이나 혈액회로에 주사액(충전액)으로 혈액이 희석되어 엷게 보인다.

(2) 정맥압력이 증가한다.

(3) 혈액이 농축되고 있기 때문에 투석기나 혈액회로에 응혈된 것처럼 새까맣게 보인다(세척 시 혈전은 발견되지 않는다).

(4) 투석 효율이 저하된다.

3. 처치와 대책

(1) 다시 천자할 수 있는 혈관이 있으면 시행한다.

(2) 투석시간을 연장한다.

(3) 투석효율성을 검토한다.

(4) 동정맥류 조영, PTA(경피적 혈관확장술), 션트를 제작품의 검토를 실시한다.

4. 예방

(1) 천자 전에 션트 사운드를 듣고 협착이 있을 경우 션트 조영을 실시한다.

(2) 천자침과 혈액회로를 연결한 직후에 재순환의 징후가 있는지 관찰한다.

(3) 션트 평가는 션트 에코, 실제 혈류량계 등을 이용하여 실시한다.

11

투석 의료 안전

투석실의 안전 관리는 사고 예방, 감염 대책, 재난 대책으로 구분된다.

사고 예방 조치

투석 중의 사고는 심각한 생명을 위협하는 상황을 야기한다. 특히 바늘 제거 사고로 인한 출혈은 대규모 출혈로 이어져 위험도가 높은 의료 사고가 되기 때문에 예방이 필요하다.

출혈

투석 시 혈류 회로 연결이 끊기거나 천자침이 빠지면 출혈량이 많은 경우는 혈류량이 심각한 상태가 되어 출혈을 예방하는 것이 중요하다.

[접속부의 이탈 · 바늘이 빠짐]

1. 원인

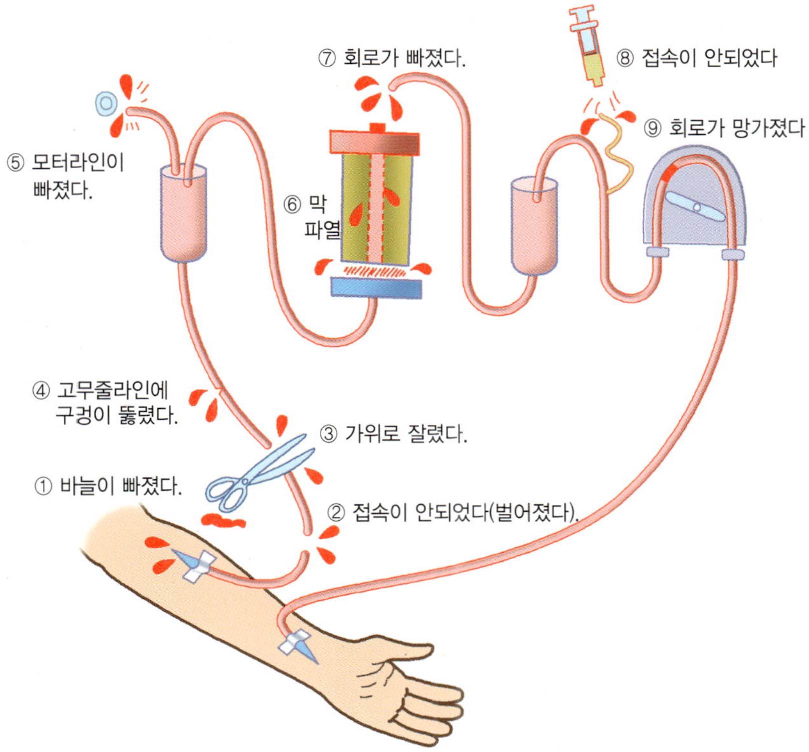

2. 특징과 증상

(1) 출혈

(2) 저혈압

(3) 정맥압 감소

(4) 공기혼입(기포)

3. 처치와 대책

(1) 혈액 펌프의 전원을 끈다.

(2) 혈액회로를 고정하고 빗나간 부분을 다시 연결한다. 경우에 따라서는 혈액회로, 투석기를 교환한다.

(3) 활력징후와 일반상태를 관찰한다.

(4) 출혈량을 측정할 수 있는 경우 빈혈(Ht, Hb)의 상태를 확인한다(필요하면 수혈).

4. 예방

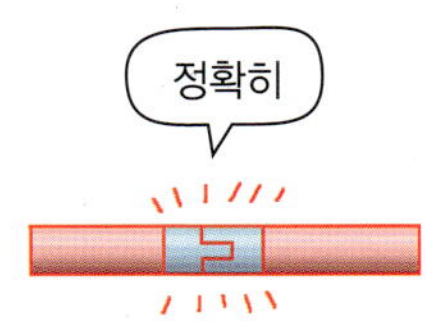

(1) 혈액회로의 각 연결부위는 확실히 연결되어 있다.

(2) 가위, 지압은 같은 장소에 두지 않는다.

(3) 천자 바늘은 빠져나가지 않도록 테이프로 확실히 고정한다.

(4) 혈액회로는 구부러지지 않도록 고정하고 여유 있게 한다.

(5) 혈액 펌프는 회로를 고정하지 않은 것을 확인하고 돌린다.

(6) 정맥압의 상한과 하한의 안전구역을 을 설정한다.

(7) 항응고제가 있는 주사기와 라인은 확실하게 연결되어야 한다.

(8) 혈액펌프로 설정된 혈액회로는 조이거나 느슨하게 한다.

(9) 각 연결부의 락(rock)이 단단히 고정되어 있는지 확인한다.

(10) 션트로 팔다리를 덮지 않는다(육안 관측 가능한 상태로 유지).

(11) 출혈 센서를 이용한다.

(12) 출혈을 확인한다.

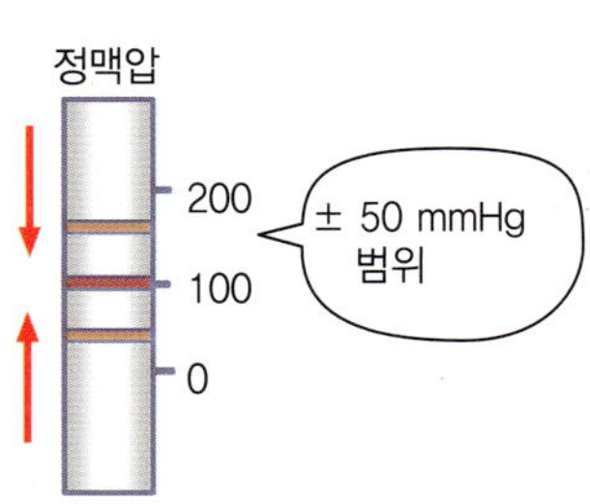

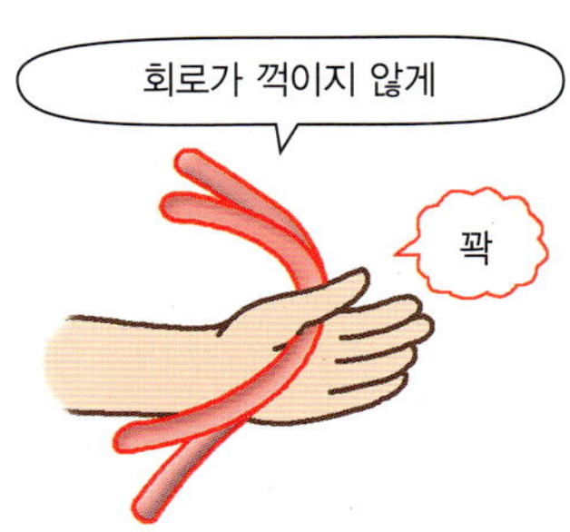

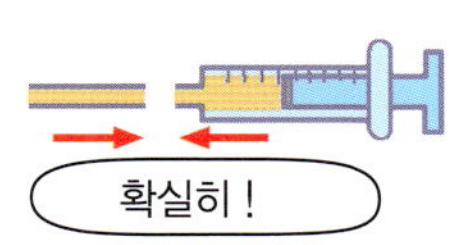

자기발침과 예방

자기발침이란 치매나 정신장애가 있는 환자와 노약자로 이해력이 낮은 환자가 자신의 무의식 또는 고의로 뽑아내는 것을 말한다.

연결부위의 예방에는 전기[접속부의 이탈 · 발침]의 예방과 더불어 장애나 의식장애, 치매(션트 보호 및 억제) 환자에 대해서 발침 방지 평가를 실시해 자기발침 하지 않도록 하는 지도가 필요하다.

[발침사고 방지 10가지 항목]

1. 천자 부위를 고정한다.
2. 삽입 바늘은 충분히 삽입한다.
3. 테이프로 단단하게 고정한다.
4. 느슨한 회로를 유지한다.
5. 손가락, 음성 안전 확인한다.
6. 환자의 노력으로 천자예방한다.
7. 잦은 출혈을 확인한다.
8. 모니터하기 쉽게 침대를 고정시킨다.
9. 의심스러운 행동을 살펴본다.
10. 억제할 수 없는 인지증(치매)을 주의한다.

[발침사고 대응대책 5가지 항목]

1. 처치와 치료를 한다.
2. 누구나 이해할 수 있도록 기록을 작성한다.
3. 본인과 가족에게 노고하고 설명한다.
4. 사고정보를 공유한다.
5. 사고 예방을 위한 대책 매뉴얼을 숙지한다.

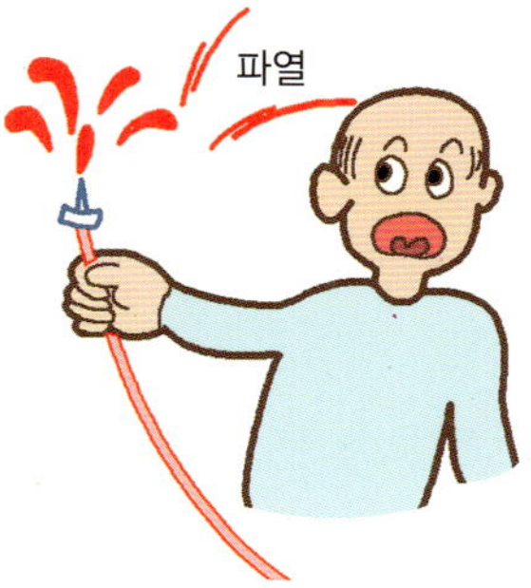

투석기(막) 파열

투석막이 파열되면 혈액이 투석액 쪽으로 흘러나온다. 투석액쪽의 세균이 혈액으로 들어간다. 소량의 피가 새는 경우와 파열을 일으켜 대량 출혈을 하는 경우가 있어 그 처치법이 다른 경우도 있다.

1. 원인

(1) 투석기 불량

(2) 한계 이상의 압력이 가해진 경우

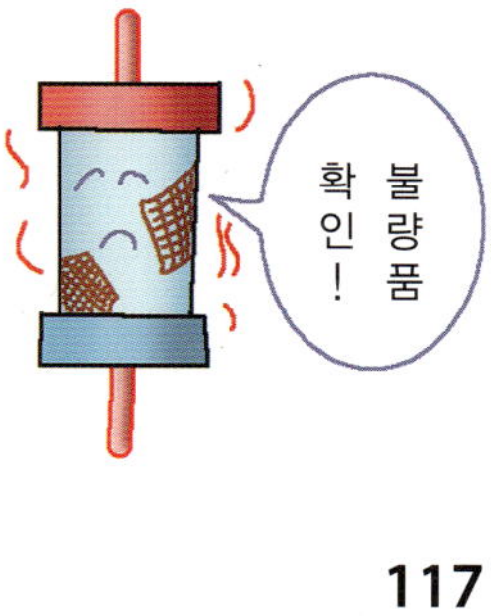

정맥측 혈액회로가 클램프를 한 상태에서 혈액펌프를 돌렸을 때

2. 소견

(1) 투석액 공급 장치에 혈액누출 알람이 울린다.
(2) 투석액의 배액을 시험지로 조사하면 잠혈 반응이 양성으로 나온다.
(3) 투석액 호스가 혈액에서 연분홍색이 된다.
투석액 막의 파열이 클 경우에는 새빨갛게 된다.
(4) 저혈압(출혈이 많은 경우)이다.

3. 처치와 대책

출혈이 소량인 경우(누출)

투석액의 배액을 시험지로 조사해 양성이라면 천자침을 남기고 투석기와 혈액회로를 돌려준다. 프라이밍한 새로운 투석기와 혈액회로로 투석을 다시 시작한다.

출혈이 대량인 경우(파열)

(1) 혈액의 유출량이 많을 뿐만 아니라 혈액의 오염이 일어나고 있다고 생각되면 혈액은 돌려주지 않고 버린다(반드시 의사의 지시가 있어야 한다).
(2) 의사의 지시에 따른 검사나 항생제를 투여한다.

4. 예방

(1) 투석기를 두드리거나 떨어뜨리지 않는다.
(2) 정맥측 혈액회로를 고정한 채 혈액 펌프를 회전시키지 않는다.
(3) 정맥측 혈액회로를 구부리지 않도록 한다.

투석기 혈액회로의 혈전

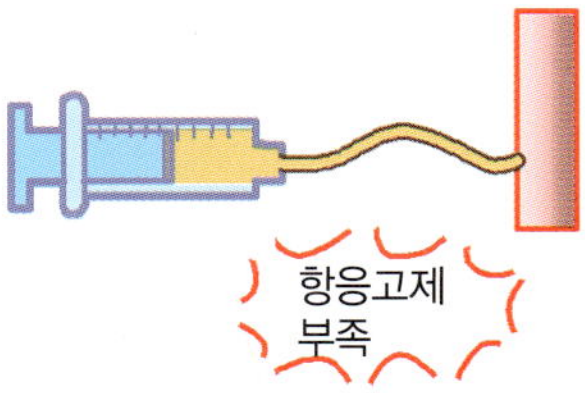

투석기가 응고되면 투석 효율이 떨어지고 혈액회로의 내부 압력이 증가하며 출혈의 위험이 높다.

1. 원인

(1) 항응고제의 양이 불충분할 때
(2) 혈액펌프가 닫혀 있는 경우
(3) 프라이밍을 하는 동안 투석기의 공기가 충분히 빠지지 않은 경우
(4) 투석액의 온도가 낮은 경우
(5) 혈액 응고가 증가(감염)시
(6) 수혈 시

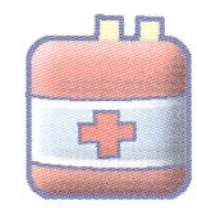

2. 소견

(1) 투석기는 거뭇하게 보인다.
(2) 챔버 내 혈액 덩어리가 보인다.
(3) 정맥압이 상승한다.

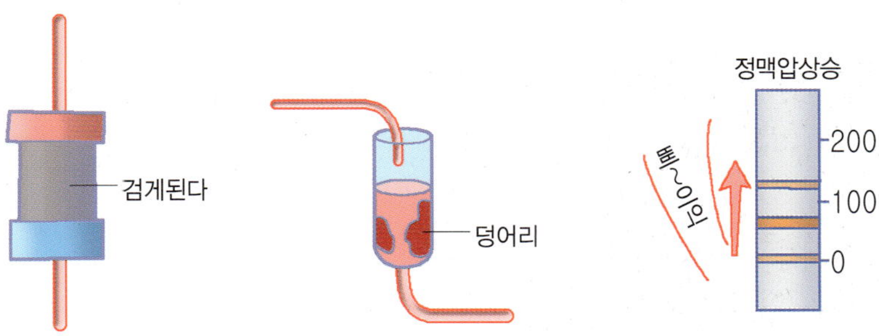

3. 처치와 대책

투석기의 응고 정도에 따라 투석시간을 연장하고 투석기나 혈액회로를 교체할 수도 있다.

또, 항응고제의 양이 적절한지 여부는 항응고작용의 모니터링 방법을 사용하여 평가한다.

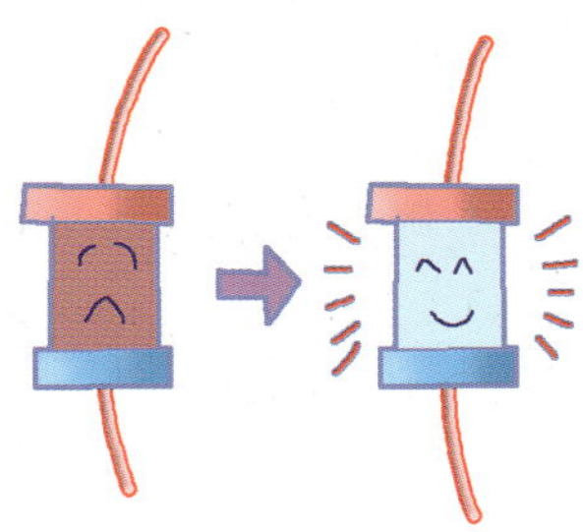

4. 예방

(1) 투석기, 혈액회로의 공기를 충분히 뺀다.
(2) 시간당 항응고제의 양을 정확하고 확실하게 투여한다.
(3) 혈액 펌프를 멈추거나 혈액량을 낮추지 않는다.
(4) 정기적으로 세척한다.

공기 혼입

만일 공기가 체내에 들어오더라도 폐에서 빠져나갈 수 있지만, 색전증이나 심부전을 일으킬 수 있어 공기가 체내로 들어가지 않게 예방하는 것이 중요하다.

1. 원인

혈액펌프로 혈액이 배출되어 동맥측 천자침에서 혈액펌프까지 회로내에는 음압이 작용한다. 천자침이 빠진 동맥측 혈액회로가 어긋나, 천자침이나 혈액회로에 균열이 생기면 공기가 빨려 들어가 혈액펌프로 체내에 운반된다. 정맥측 에어트랩 챔버가 홀더에서 이탈하여 상부와 하부가 뒤바뀌면 공기가 혼합되어 체내에 보내진다.

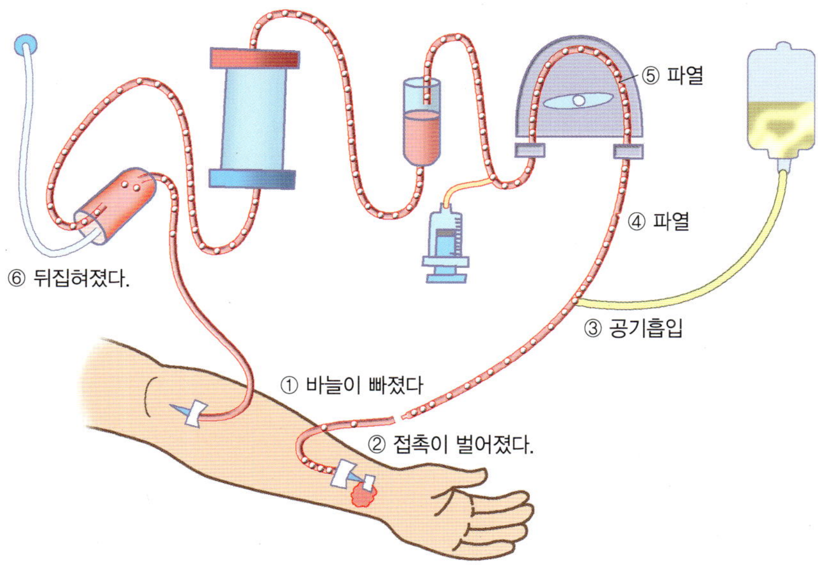

2. 소견

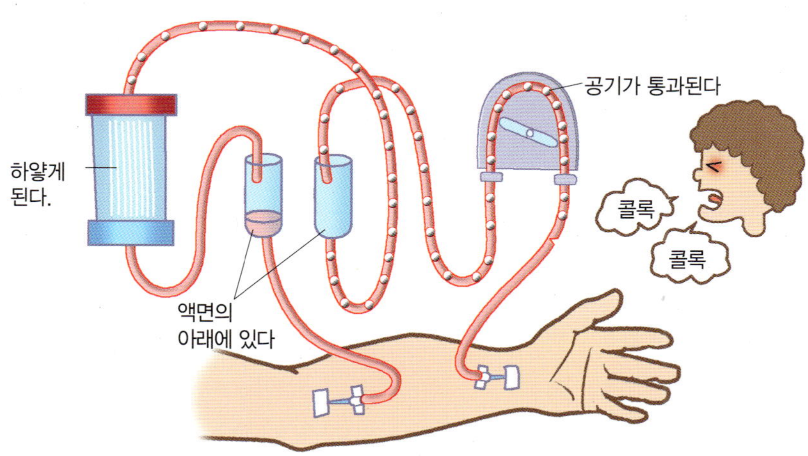

- 다량의 공기 혼입 시 혈압강하, 흉통, 경련, 의식소실 등의 증상이 나타나며 공기색전증을 일으켜 생명이 위급한 상태가 된다.

3. 처치와 대책

몸 안에 공기가 들어갔을 때

(1) 혈액펌프를 정지하고 정맥측 혈액 회로를 고정한다.
(2) 머리 부분을 낮추어 뇌로 공기가 유입되는 것을 막기 위해 왼쪽으로 눕혀 우심방에 공기를 넣고 폐순환계로의 유입을 억제한다.
(3) 상태에 따라서는 보액, 산소흡입, 심장과 혈관압박기 투여, 고압산소요법을 시행한다.

4. 예방

(1) 혈액회로의 각 연결부위를 확실하게 연결한다.
(2) 천자침이 떨어지지 않게 테이프로 단단히 고정한다.
(3) 에어트랩 챔버는 쓰러뜨리거나 혈액면을 지나치게 내리지 않는다.
(4) 투석의 시작과 종료조작은 주의하여 실시한다.
(5) 보충액 라인에서 액체를 재충전할 경우, 클램프를 반드시 실시하여 보충액 라인의 끝이 빗나가지 않도록 단단히 삽입한다.
(6) 기포 감지기를 정기 점검한다.

감염 대책

표준예방조치(표준사전부호화)와 관계없이 감염관리를 위한 기초가 된다. 투석실의 특성을 고려하여 감염을 관리한다.

표준 예방대책

"모든 습식 바이오 물질은 어떤 종류의 감염을 가지고 있다"라고 기술하고 있는 미국 질병대책센터는 CDC 지침에 근거한 의료기관에서 가장 중요하고 근본적인 예방책이다.

모든 환자의 땀을 제외하고 ① 혈액, ② 체액, 분비물, 배설물, ③ 손상된 피부, ④ 점막에 감염성이 있다고 생각하여 다룬다. 감염원으로부터 미생물의 전파를 예방하고 환자와 의료 종사자들의 감염 발생 위험을 감소시키는 것을 목적으로 한다.

투석실에서는 많은 환자가 같은 층에 동시에 있으며, 외관 순환으로 혈액 유출과 감염에 취약하다. 그런 환경에서는 혈액에 의한 감염을 가장 조심해야 한다. 특히 HBV 및 HCV 감염에 대한 예방 조치를 고려해야 한다.

투석실의 특징

환자	• 투석환자의 면역성 저하(감염성) • 당뇨병, 노인 투석 도입, 면역능력저하 환자 증가 • 간염, MRSA 등 전염병 보균자 존재
환경	• 한 번에 방문, 입원 환자 다수 수집 • 투석기, 공유 침대 • 여러 직원이 바닥에서 작업
투석요법	• 혈액은 체외로 대량으로 순환하기 때문에 쉽게 새거나 흩어진다. • 3~5시간 치료

투석실에서의 감염예방대책

투석 설비의 표준 투석 및 감염 예방 지침에 따라 표준 예방 조치를 시행해야 한다.

1. 손 위생

(1) 감염 방지를 위해서 필요한 상황에서 손 위생을 한다.

(2) 손가락이 눈에 띄게 더러워지는 경우에는 비누와 흐르는 물에 손을 씻는다.

(3) 손가락이 눈에 띄게 더러워지지 않은 경우에는, 알코올에 근거하여 빠르게 건조되는 손 소독제를 사용하여 손을 소독한다. 또는 비누와 흐르는 물에 손을 씻어도 좋다.

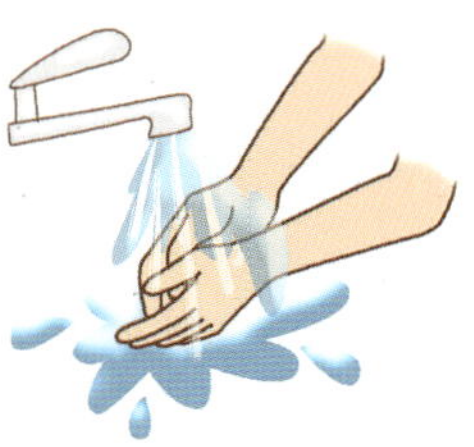

(4) 투석실 내에 빠르게 건조하는 손 소독약과 손 세면대가 적절히 배치되어 있다.

2. 개인보호장비(PPE)

(1) 일회용 장갑 교체, 고글 마스크 또는 차광면의 장착, 시 술 시마다 깨끗한 가운을 입는다.

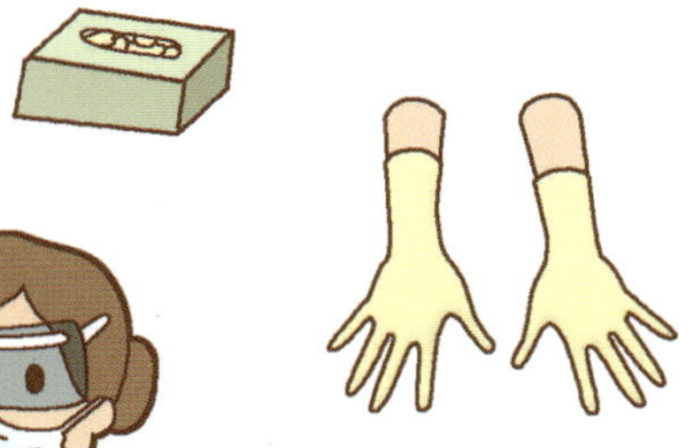

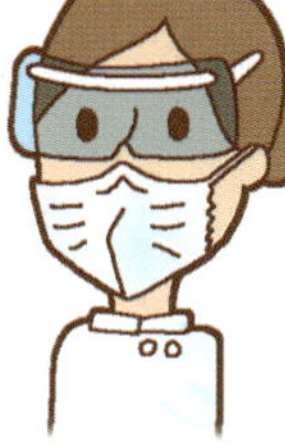

3. 호흡기 위생과 기침 에티켓

(1) 환자와 직원 중에서 기침이나 재채기를 하는 사람은 수술용 마스크를 착용한다.

(2) 전염병, 감기 등이 발생할 때에는 적극적으로 실시한다.

4. 바늘 등 날카로운 물체의 취급

(1) 사용한 주사기와 천자침은 회수하지 않고 직원이 천자 사고를 내지 않도록 침투성 전용 용기에 넣어 감염성 폐기물로 폐기한다.

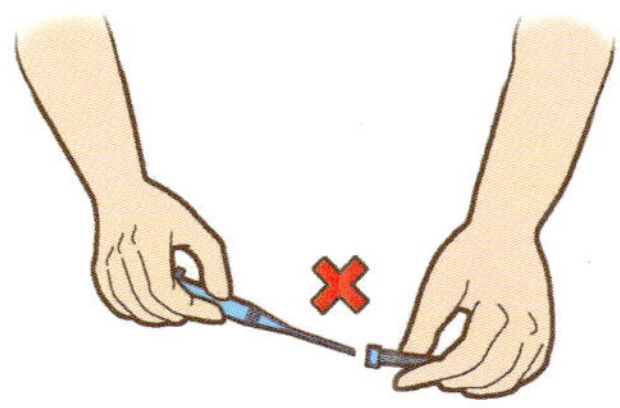

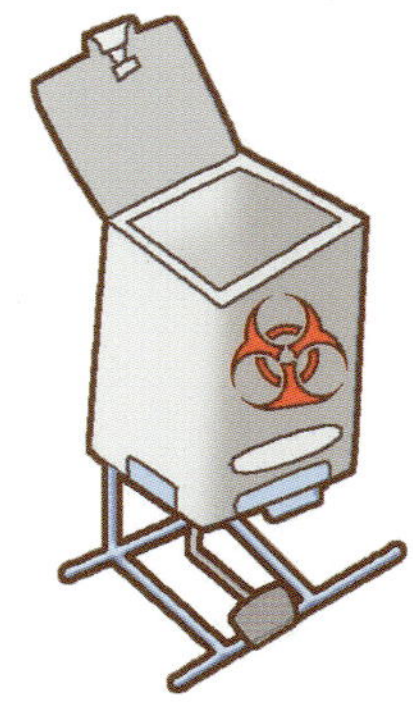

5. 환자에게 사용하는 의료 기기의 취급

(1) 투석을 마친 후 투석기, 침대, 침대난간, 오버테이블 등을 닦아내고, 0.05~0.1%의 저염소산나트름 용액으로 깨끗이 세척한다.

(2) 환자에게 사용한 청진기, 혈압계의 브로코, 체온계, 구혈대 등은 세척할 수 있으며 그 외는 저염소산나트륨, 알코올 등으로 깨끗이 세척한다.

6. 환자 배치

(1) 비말 감염과 접촉 감염의 가능성이 높은 환자는 다른 환자와 별도로 치료한다. 분할된 구역에서 투석을 실시하는 것이 권장되지만, 어려울 경우 침대 사이의 거리를 충분히 확보하거나 적절한 거리를 유지한다.

(2) HBV · HCV 등 감염 환자는 침대를 고정한다.

(3) 격리투석은 필요한 경우 실시한다. 격리투석실은 기본적으로 1인 1실 침대를 사용한다.

7. 환경 대책

(1) 투석침대의 책이나 오버테이블, 의자 등의 환경 표면 및 투석 장치 외형은 투석 후 세척(청소)하며, 적절한 소독약을 사용하여 소독한다.
(2) 환자별로 리넨을 교환하는 것이 바람직하다.
(3) 리넨의 오염이 예상되는 경우에는 일회용 시트 등으로 보호하며 오염된 경우에는 교환한다.
(4) 세척과 소독은 환자에게서 멀리 떨어져 있는 장소, 환자와 직원의 손이 서로 접촉하는 장소에서 하루에 여러 번 실시한다.
(5) 바닥이나 벽 등 그 밖의 장소의 경우 먼지가 눈에 띄지 않게 충분히 청소하며, 소독약은 필요 없다.

더 알고 싶은 사람을 위해

1. 감염경로별 예방책
(1) 의료시설에서 혈액에 의한 감염, 접촉감염, 비말감염 및 공기감염의 4가지 감염경로가 중요하며, 모두 표준예방대책을 기본으로 시행한다.
(2) 접촉감염예방책은 내성균 등 병원체의 감염예방에 효과적이다. 환자의 내성균 보유 여부를 확인하기 위해서는 배양검사를 하는 것이 필수이다. 환자 대 환자의 전염을 막기 위해 별도에 구역에서 개인실 관리나 치료가 바람직하지만, 어려운 경우에는 환자의 침대 사이에 간격을 두는 것이 좋다.
(3) 비말감염예방책은, 호흡기성 병원균에 의한 감염 예방에 효과적이다. 환자는 가급적이면 개인 관리나 다른 구역에서의 대응이 바람직하지만, 어려운 경우는 환자의 침대 간격을 2 m 내로 설정하거나, 커튼이나 칸막이를 설치한다. 2 m 이내에서 의료 행위를 할 때는 수술용 마스크를 착용하고, 직원은 인플루엔자 백신 예방접종을 해야 한다.
(4) 공기감염예방책은, 원칙적으로 음압실에 환자의 개인 배치를 수반한다. 홍역 및 정맥류 환자 담당자는 사전에 바이러스에 대한 면역력이 강한 사람이 맡는 것이 바람직하다.

2. HBV · HCV 감염자에 대한 예방책
바이러스성 간염에 감염되면 만성 간염, 간경변 그리고 간암으로 진행된다.
(1) HBV 감염환자는 격리투석, 격리가 불가능한 경우는 침대를 투석실 구석에 고정하고, 투석 장치와 투석 관련 물품은 전용으로 한다.
(2) HCV 감염자는 침대를 고정하며 투석장치와 투석 관련 물품은 HBV 감염 환자와 마찬가지 전용으로 한다.
(3) 6개월에 1번은 항체 검사를 한다.

(4) B형간염의 예방에는 B형간염백신에 대해 예방접종을 한다. 혈액이나 체액을 접촉할 가능성이 높고, HBs 항체음성의 사람들은 예방접종을 받을 필요가 있다.
(5) C형간염의 치료에는 지금까지 간비호요법(우루소데옥시콜산 등), 인터페론에 의한 항바이러스 치료가 있다. 최근에는 더클인더 · 승베프라 병용 요법(내복)에 의한 항바이러스 요법이 개발되어 C형간염 바이러스를 유효하게 배제할 수 있어, 높은 치료 효과를 얻는다. 그 밖에도 새로운 약이 개발되어 간질환 전문의와 상담하는 것이 좋다.

재해 대책

재해는 "지진이나 화재에 의한 일시적인 피해뿐 아니라 생명과 건강에 대한 2차적 위협 등 많은 사람의 생명과 건강이 크게 위협받는 자연재해 · 인재재해라고 하는 상황"이라고 한다. 일본은 대지진 강국이어서 일본 전역에서 대규모 재해가 발생하는 곳이 놀랍지 않으며, 재해 대책은 근로자와 환자를 보호하기 위한 투석 시설에서 중요한 과제이다. 어떤 재난이 일어나더라도 우선 자신의 안전과 함께 어떤 일이 벌어지고 있는지 알아야 한다. 담당 직원의 지시에 따라 각 시설에 대한 방재 매뉴얼에 따라 차분하게 조치하자.

정전

(1) 정전은 지진이나 번개와 같은 재해로 발생하는 경우가 많다. 정전 시 혈류량을 확보할 필요가 있다.
(2) 현재 대부분의 기기는 배터리가 내장되어 혈액 흐름을 확보할 수 있지만, 내장되지 않은 기기의 경우 수동으로 혈액 펌프를 돌린다.
(3) 정전이 장기간 지속되면 담당자의 지시에 따라 혈액을 반혈한다.

지진

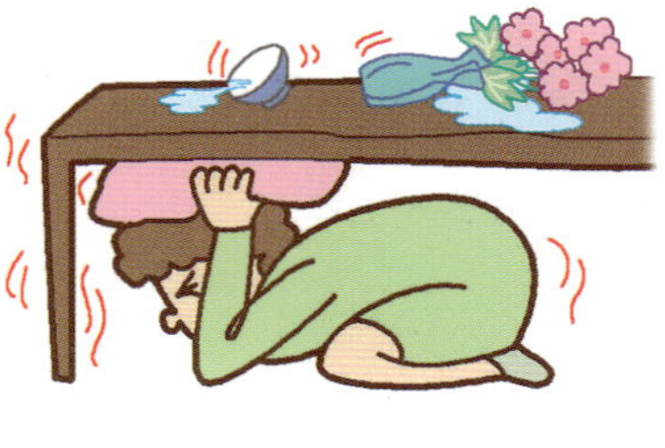

(1) 지진 강도에 따라 상황이 달라진다. 흔들리는 동안에는 머리를 보호하고, 흔들림이 가라앉기를 기다린다.
(2) 진동이 멎으면 TV와 라디오로 정보를 수집하여 담당자의 지시를 기다린다.
(3) 화재, 건물 붕괴, 해일 등의 위험이 있는 경우, 긴급 대피를 실시하고 대피를 요구한다.

(4) 즉시 대피할 필요가 없는 상황에서도 혈액은 되돌리고 대피를 준비한다.

화재

(1) 지진 등의 광역 재해 시에는 화재로 인한 2차 피해가 예상된다. 평소보다 화재나 평소 화재에 대비하여 소방 설비의 위치를 더 확인해야 한다.
(2) 우선 화재의 진원지를 확인한 후 초기에 진화를 시도한다.
(3) 지진뿐만 아니라 상황파악, 대피가 필요한 경우에는 긴급 대피를 실시한다.

투석에서의 이탈 방법

(1) 재해로 건물붕괴 위험이 높고 화재 연기가 임박했을 때는 긴급 대피를 요구한다.
(2) 혈액은 가능할 때 돌려주고, 혈액은 되돌리지 않고 바늘을 빼내고, 혈압이 지혈 벨트로 압박 지혈하면서 대피한다.

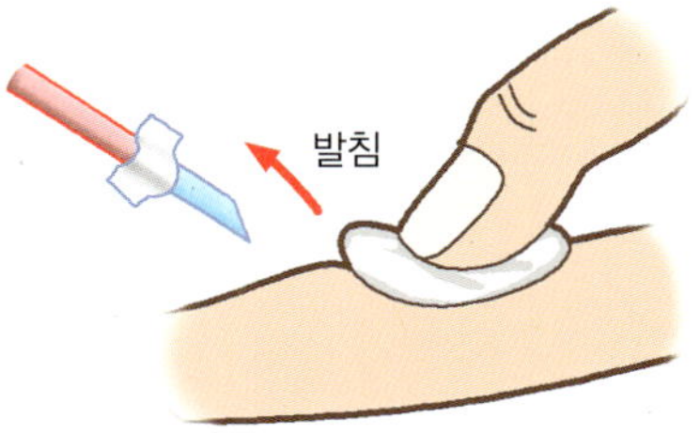

재해 대비

(1) 시설물별 방재 매뉴얼의 작성
(2) 비상 시 연락 체제의 확인
(3) 피난 경로의 확인
(4) 투석실 환경 정비
(5) 비상 반출 자루 준비
(6) 정기적인 재난 예방 및 대피 훈련의 실시
(7) 환자 교육

12

투석과 합병증

투석 치료를 하고 있는 동안에 합병증이 생기는 경우도 있다. 최근 당뇨병성 신장병 환자와 노년층이 늘기 때문이다. 투석자의 사망 원인은 2014년 시점에서 1위는 심부전, 2위 감염증, 3위 악성 종양이다. 만성 신부전의 병태에서 생기는 장기 투석에 따른 이차성 부갑상선기능항진증 등의 합병증이 있다. 예방의 기본은 투석을 충분히 실시하고, 자기 건강관리에 유의하고, 조기 발견과 치료가 중요하다.

심혈관계 합병증

투석의 사망원인으로서 심장마비, 심근경색, 뇌혈관 질환 등 심혈관 질환이 투석 환자 사망의 40%를 차지했다. 당뇨병, 고혈압, 혈관 및 심장 판막의 이소성 석회화, 염분, 수분, 독소의 과다 축적 등 심장과 혈관에 대한 장기적 스트레스 때문이다.

심부전

투석 환자의 심부전 원인은 대부분 수분과 염분이 과도하게 축적됐기 때문이다. 물과 염분이 쌓이면 혈액의 양이 많아지고 심장 활동이 늘어난다. 이런 상태가 오래 지속되면 심장은 지쳐서 활동하기 시작한다. 이런 상태를 심부전이라고 한다. 심부전은 협심증, 심근경색, 판막질환 등 심장기능이 좋지 않아 발생할 수도 있다. 그 외 다른 원인들도 많지만 예방에 유의한다.

1. 원인

(1) 과다 염분, 과다 수분

(2) 빈혈(심장부하의 증가)

(3) 과대 혈류 내 션트

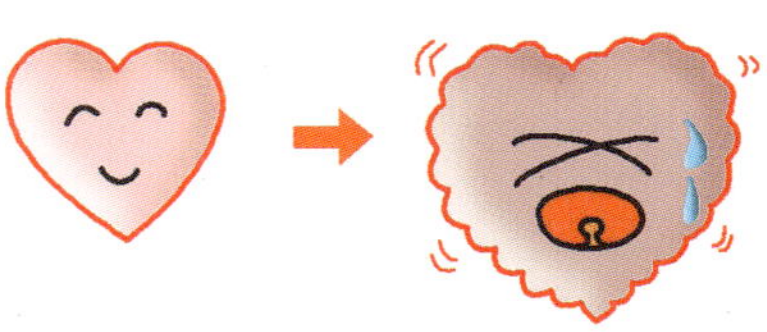

(4) 고혈당

(5) 심장질환(허혈성 심질환, 심혈관질환, 부정맥, 심근증 등)

(6) 고혈압

(7) 동맥경화(심장의 혈관이 가늘게 좁아지고 심장이 제대로 수축되지 않음)

(8) 심막염

(9) 기타 질환

2. 증상

(1) 체중 증가

(2) 혈압 상승과 저하

(3) 호흡곤란, 숨가쁨, 기침, 가래

(4) 흉통, 가슴통증

(5) 전신 권태감

(6) 기좌호흡

(7) 심흉비 확대(50% 이상)

(8) 신경통

(9) 청색증

(10) 폐울혈의 소리

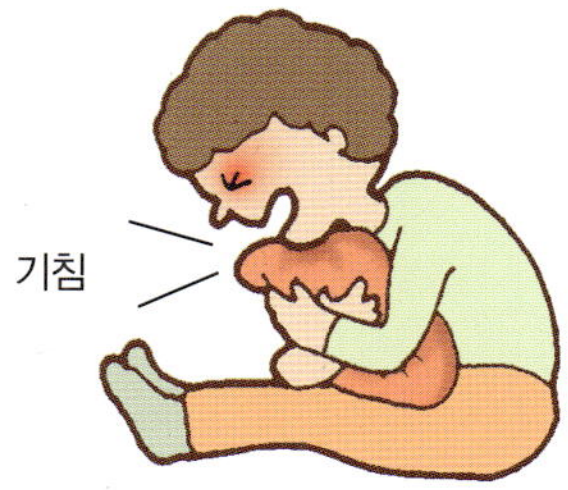

기좌호흡

3. 예방과 환자지침 사항

(1) 소금과 물을 제한한다.

(2) 체중을 조절한다.

(3) 적정 체중을 설정하고 물을 충분히 제거한다.

(4) 과식(인, 칼슘 관리)에 주의하여 동맥경화를 예방한다.

(5) 혈압을 조절한다.

(6) 빈혈을 예방하고 개선한다.

4. 처치와 대책

(1) 충분한 배수와 한외여과법(ECUM) 등을 병용한다.

(2) 약물요법(β-차단제 및 레닌-안지오텐신 억제제 등)을 한다.

(3) 산소를 흡입시킨다.

고혈압

고혈압은 동맥경화, 심부전, 뇌혈관 질환의 원인이 되어 주의한다.

1. 원인

(1) 염분과 수분의 과잉 섭취
(2) 레닌분비의 증가
(3) 과식과 비만으로 동맥 경화증
(4) 스트레스로 교감신경 자극
(5) 에리트로포이에틴(erythropoietin)의 투여

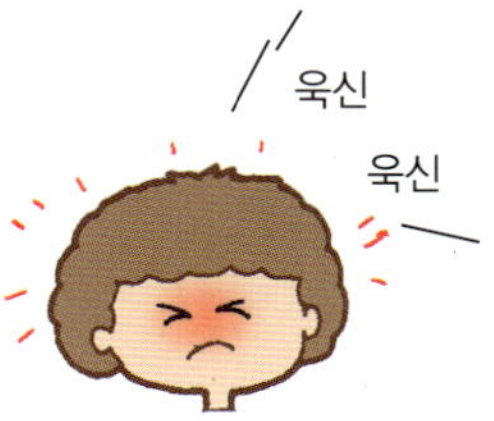

2. 증상

(1) 두통, 어깨 결림, 초조, 메스꺼움 · 구토
(2) 안면홍조
(3) 현기증, 이명
(4) 흉부증상

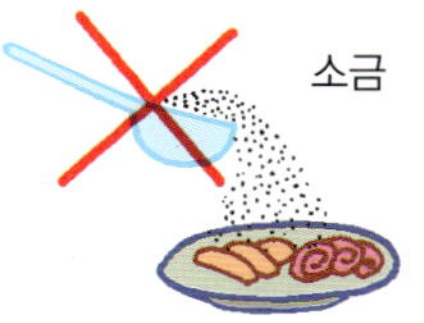

3. 예방과 환자지침 사항

(1) 염분, 수분을 제한한다.
(2) 적정 체중을 유지한다.
(3) 열량(칼로리)과잉, 특히 지방의 섭취 과잉에 주의한다(비만, 동맥 경화 예방).
(4) 적절한 운동을 한다.
(5) 금연한다.
(6) 혈압을 측정하여 조기에 이상소견 발견한다.

4. 처치와 대책

(1) 항고혈압제를 사용한다.

동맥 경화

동맥 경화증은 동맥 내부에 지방과 칼슘이 축적되어 혈관이 좁아지고 혈액이 흐르기 힘든 상태를 말한다. 투석을 하고 있는 사람에서는 고혈압, 고지혈증, 칼슘과 인 대사 이상 등이 겹쳐 동맥 경화를 일으킬 가능성이 높다. 또 동맥경화증은 뇌혈관 장애나 허혈성 심장질환 등을 초래하게 되어 예후를 좌우하는 큰 요인이 되어 예방이 중요하다.

1. 원인

(1) 고혈압
(2) 지방질 대사 이상증
(3) 칼슘, 인 대사 이상
(4) 고요산혈증
(5) 당뇨병
(6) 기타 : 연령, 흡연, 비만, 운동부족, 스트레스, 약물 등

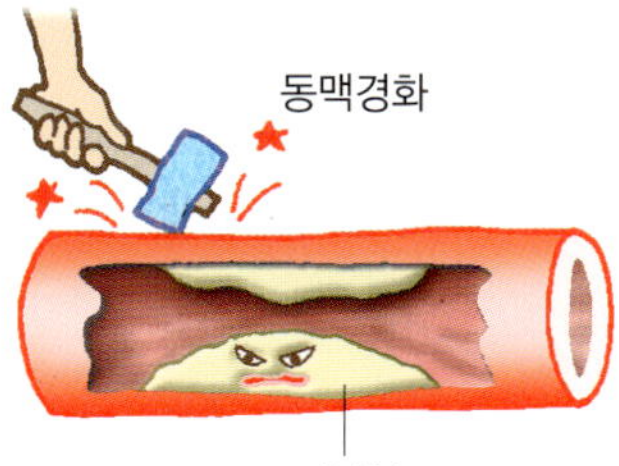

2. 동맥 경화로 인한 질환

가장 질환을 일으키기 쉬운 부위는 주로 뇌혈관과 심장혈관, 하지혈관이다. 각각 어떤 질환이 생기는지 살펴보자.

(1) 뇌혈관 장애 : 뇌혈관의 동맥경화가 진행되면, 뇌출혈이나 뇌경색 등이 일어난다.

뇌출혈 : 뇌혈관이 파열되어 출혈하는 것을 말하며, 급작스럽게 쓰러지거나 의식을 잃고 반신마비 등을 일으키는 일이 있다.

뇌경색 : 뇌의 혈관이 혈액 덩어리로 채워지는 것을 말한다. 증상은 서서히 발생하고 어지럼증이나 손발의 저림 등으로 시작되어, 심해지면 의식이 없어지거나 반신마비 등을 일으키는 일이 생긴다.

(2) 허혈성 심질환 : 심장에 산소와 영양을 보내는 관상동맥에 동맥경화를 일으키면 협심증이나 심근경색으로 연결된다.

협심증 : 관상동맥의 일부가 좁아지고 혈액의 흐름이 나빠져 심장근육의 산소 결핍을 일으키는 질환이다.

심근경색 : 관상동맥이 응고된 혈액이 막혀서, 거기서 혈액이 흐르지 않아 심장근육이 괴사되는 질환이다. 조기에 적절한 치료를 하지 않으면 생명에 위험이 따른다.

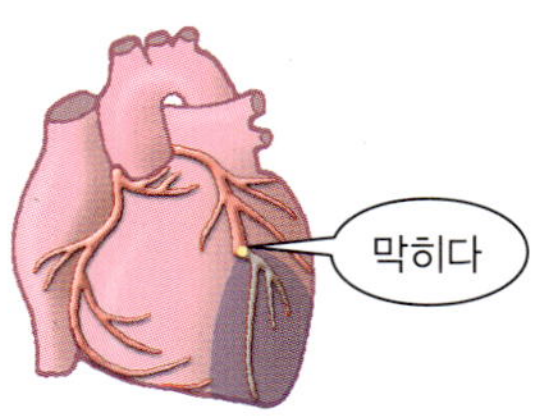

심근경색

(3) 폐쇄성 동맥경화증 (ASO)

폐쇄성 동맥경화증은 사지의 혈관동맥경화로 혈관이 가늘어져 혈관이 막혀 하지근육의 혈액흐름이 나빠지는 병이다. 발의 차가움, 무감각으로 시작해 하지통증 등의 증상이 나타난다. 일정한 거리를 걸으면 종아리 근육이 조이는 것처럼 아프고, 휴식을 취하면 몇 분 만에 회복된다(간헐적 경련). 악화되면 괴저 등의 발병변으로 진전해 하지절단이 되는 케이스도 있다.

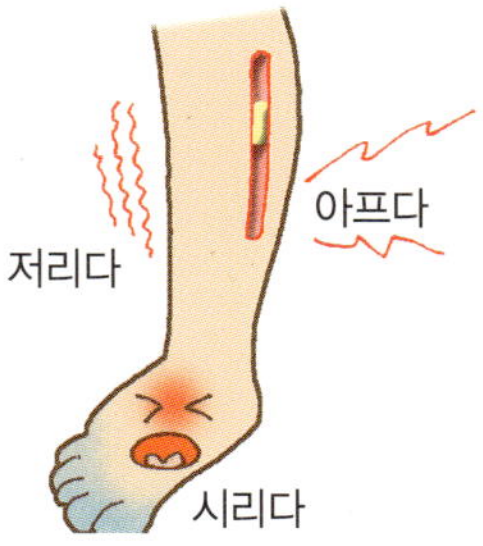

3. 예방 및 환자지침 사항

(1) 염분과 물을 제한한다.
(2) 열량(칼로리)을 제한(지방질 대사이상증, 비만 예방)한다.
(3) 인을 제한한다.
(4) 혈당을 관리한다.
(5) 금연한다.
(6) 적절한 운동을 한다.
(7) 스트레스를 해소한다.

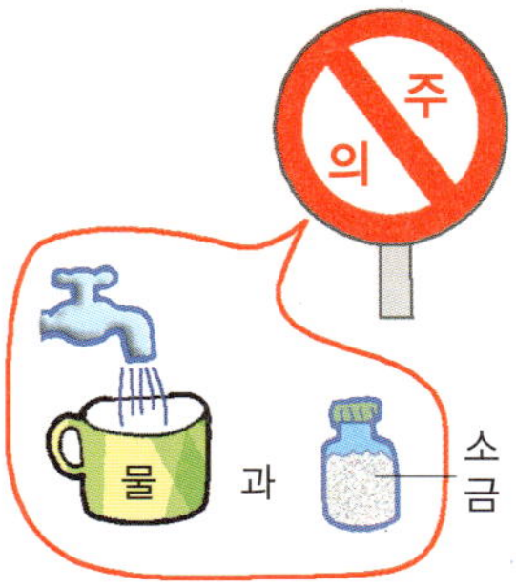

4. 처치 · 대책

(1) 항고혈압을 관리한다.
(2) 지방대사증진제를 투여한다.
(3) 동맥경화증의 정기검사는 조기 발견하기 쉽다.

더 알고 싶은 사람을 위해

투석 환자의 발을 보호하기 위해 2016년도 회계연도에는 Sublimb Peripheral Arteri Disease Guidance and Management Addition을 제정하였다. 매월 투석 환자의 다리를 관찰하여 발 병변을 조기에 발견하여 중병을 예방할 목적으로 하되 말초동맥 질환의 위험을 평가한다. 위험이 높으면 전문 의료기관에서 건강검진을 받는 것이 좋다.

관찰 항목 : 피부색, 차가움의 유무, 무감각, 상처의 유무, 발등동맥 등이다.

또 투석 환자는 증상에 관계없이 1년에 한 번씩 ABI(다리 관절-위팔 수축기 혈압)를 측정하는 것이 좋다. ABI의 결과가 0.9 미만이면 ASO가 발생하는 것으로 판단된다. 다른 예로는 펄스 옥시미터를 사용한 경피산소포화(SpO_2) 측정을 들 수 있다.

심외막염

심장 주위를 감싸고 있는 얇은 주머니를 심외막이라고 하며, 여기에 염증을 일으킨 상태를 심외막염이라고 한다. 최근 보기 드문데 일어나면 중증화되어 주의가 필요하다. 요독증, 투석량 부족, 감염증, 자기면역질환, 갑상선기능저하, 영양장애, 악성 종양 등이 원인이 됩니다.

심내막염

심장안쪽막을 심내막이라고 한다. 투석 환자는 비투석 환자의 17배의 빈도로 감염성 심내막염을 발병한다고 되어 있다. 감염성 심내막염은 심내막에 병원미생물을 함유한 종양이 있는 전신성 패혈증이다. 원인은, 자주 혈관천자나 카테터 유치, 체외순환에 의한 감염에 의해 발생할 수 있다.

심판막증

투석 환자는 대동맥판 및 승모판막에 석회화가 일어나기 쉬운데, 본래의 기능을 다하지 못해 협착이나 폐쇄부전을 일으키게 된다. 다른 원인으로는 고령이나 장기에 걸치는 투석 외, 당뇨병, 칼슘 · 인의 축적, 고혈압, CRP 상승, 칼슘 제제의 복용 등도 있다.

심판막증에서는 울혈성 심부전이나 협심증 발작, 실신 등이 발생한다. 그 외, 동계(부정맥), 동맥색전증, 투석저혈압 · 투석곤란증, 호흡곤란, 심잡음 등도 볼 수 있다.

이를 예방하기 위해 칼슘과 인을 관리하고 동시에 심에코 검사를 정기적으로 실시하여 조기 발견한다. 또, 인 흡착약으로서 칼슘 제제를 복용하고 있는 경우는 다른 약으로 바꾸는 것을 검토한다. 빈맥을 동반할 경우에는 약물요법이 적응된다. 약물요법으로 불가능할 경우에는 수술도 고려한다.

투석 저혈압

투석 시작부터 저혈압 상태(일반적으로 최고 혈압이 100 mmHg 이하)에 있는 경우와 투석을 시작할 때에는 정상 혈압 또는 고혈압임에도 불구하고, 투석 중 기분이 불쾌해지고 식은땀과 구토 등의 증세와 함께 급격한 혈압 저하가 나타나면 처치가 필요하다. 투석 중 혈압 저하 시에는 전신에 흐르는 혈액이 급격하게 저하되고, 특히 심장이나 뇌의 혈류 저하는 치명적이어서 위험하다. 증상이 현저하고 투석이 계속 곤란한 경우를 투석곤란증이라고 한다.

전해질 이상

칼슘 · 인대사이상

투석을 받고 있는 사람은, 골량의 감소에 의한 골다공증의 영향도 있어 골절이 쉬워지고 뼈 이외의 경우에 대한 칼슘 침착 등이 일어난다.

1. 원인

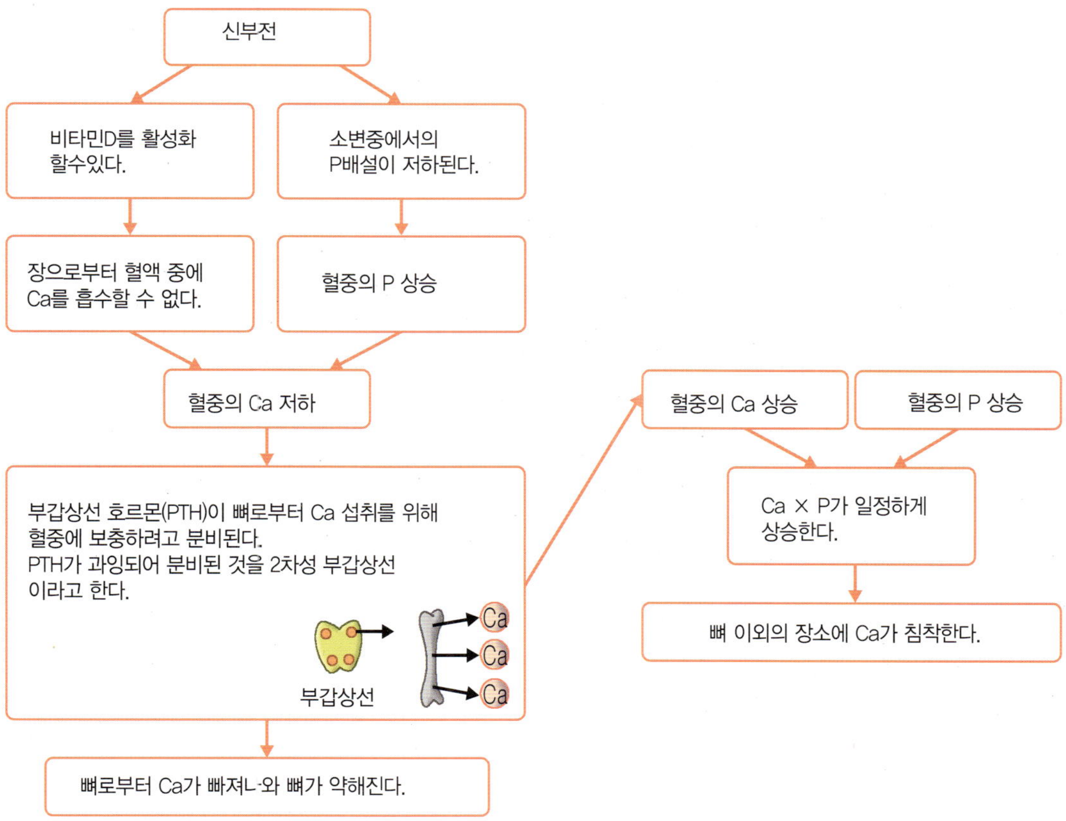

2. 증상

(1) 칼슘 침착증

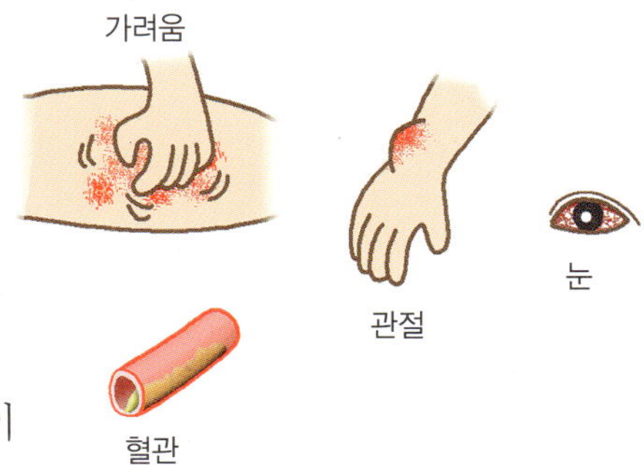

① 가려움증(피부침착)

② 관절통증(관절침착)

③ 눈충혈(눈점막의 침착)

- 혈관에 대한 칼슘 침착은 동맥경화의 원인이 된다.

④ X선 사진에서 보면, 뼈 이외의 장소에 칼슘이 침착하고 있는 것이 보인다.

(2) 뼈가 녹는 증상

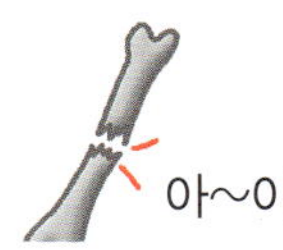

① 몸이 아프다.

② 골절

③ X선 사진에서 보면, 뼈에 얇게 비친 듯한 영상이 보인다.

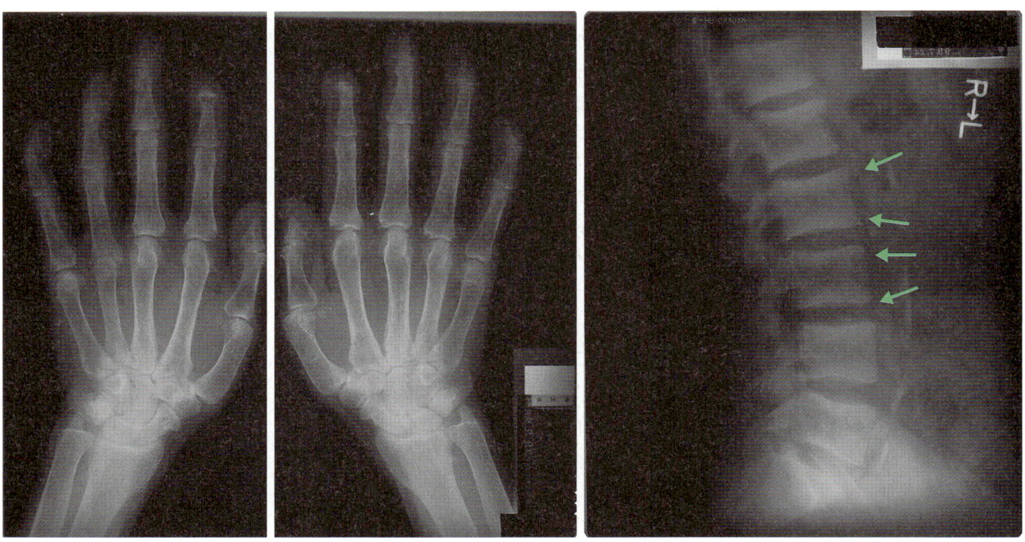

손가락 끝의 정파상

요추의 가로 줄무늬(럭비 모양)
요추의 골염량이 떨어지고 있다.

X선상에서는 뼈가 얇고 투명함을 보여준다.

(3) 고인산염에 의한 혈관의 석회화

① 심근경색

② 대동맥 판막협착증

③ 폐쇄성 동맥경화증

3. 예방과 환자지침 사항

(1) 적당한 운동을 한다.
(2) 투석을 충분히 실시하고 인을 제거한다.
(3) 인을 많이 함유하지 않은 식품을 섭취한다.

4. 처치와 대책

(1) 일본투석의료협회의 지침에 따라 혈청인농도 3.5 mg/dL, 혈청보정 칼슘농도 8.4~10.0 mg/dL 범위 내 제어한다.
(2) 경구 인 흡착제를 복용한다.
(3) 활성형 비타민D 제제를 내복약이나 주사약으로 보완한다.
(4) 저칼슘의 투석액을 사용한다.
(5) 부갑상선 호르몬이 과다 분비하는 경우에는
① 칼슘수용체 작용제를 복용한다.
② 경피적 에탄올 주입 요법(PEIT)을 사용한다.
③ 부갑상샘 절제술(PTx)을 한다.

고칼륨혈증

혈중 칼륨이 너무 낮거나 높으면 생명을 위협한다. 신부전에서는 오줌으로 배설되지 않고 혈액 속에 축적되어 고칼륨혈증이 쉽게 발생할 수 있다. 혈청 칼륨 수치가 비정상적으로 높아지면 심장마비를 일으킬 수 있다. 투석 환자의 혈청 칼륨 수치는 3.5~5.5 mEq/L로 유지하는 것이 좋다.

1. 원인

(1) 칼륨이 풍부한 식품을 많이 섭취했을 때
(2) 투석이 부족할 때
(3) 위장관출혈, 탈수, 용혈
(4) 변비
(5) 에너지 부족으로 인한 포물선 증가

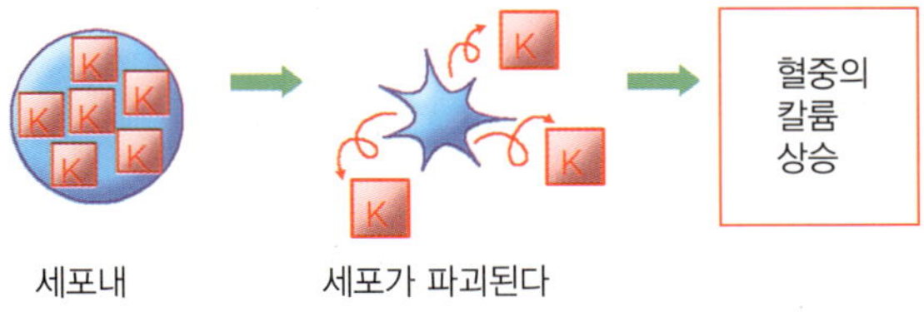

2. 증상

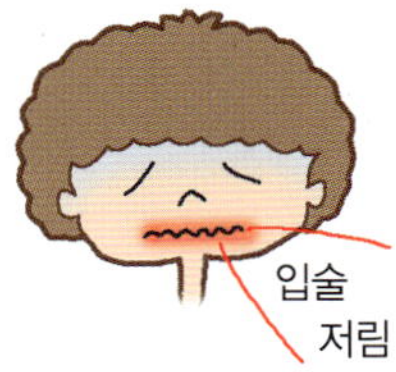

(1) 팔다리와 입의 경직과 저림
(2) 허약감
(3) 폐렴
(4) 권태감
(5) 부정맥(서맥) 중증화하면 심정지를 일으킨다.

3. 예방과 환자지침 사항

(1) 칼륨이 풍부한 식품(과일, 생야채, 감자, 콩, 해조류, 무화과)의 수를 줄인다.
(2) 충분히 영양을 섭취한다.
(3) 충분히 투석한다.

4. 처치와 대책

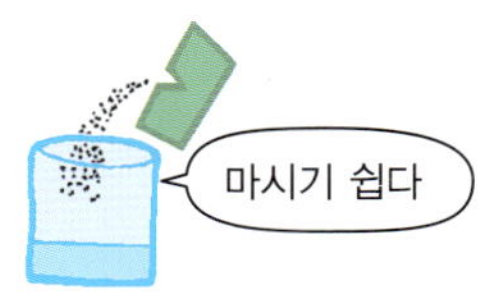

(1) 칼륨 흡착제 내복
(2) 칼륨 흡착제 관장
(3) 응급 투석
(4) 응급 치료(약제)
① 8.5% 글루콘산 칼슘 정맥주사 글루코오스 인슐린 요법
② 중탄산나트륨 정맥주사
③ β_2 수용체 차단제의 흡입, 정맥주사

투석 후 저칼륨 혈증

투석 중 혈청 칼륨 수치가 고칼륨 혈증이 자주 인용되지만, 투석 후 저칼륨에도 주의가 필요하다. 투석 후 칼륨 수치가 3.4 mEq/L 이하일 경우 예후가 나쁘다.

1. 원인

(1) 칼륨 섭취 부족
(2) 설사, 구토
(3) 약제(완화제, 이뇨제)

2. 증상

(1) 부정맥(디기탈리스 사용자는 주의)

(2) 근력 저하, 전신권태감

(3) 변비, 마비성 장폐쇄(paralytic ileus)

3. 처치와 대책

(1) 칼륨 함량이 높은 식품

(2) 염화칼륨의 복용

(3) 고도의 저칼륨혈증(< 2.0 mEq/L)에서는 염화칼륨의 점적 정맥주사

빈혈

신장 손상의 진행에 따른 빈혈로 필요한 에리트로포이에틴(erythropoietin, EPO)의 생성이 부족하여 생긴 것이다. 요로독성, 영양실조 등 다른 요인도 적혈구를 감소시키고 빈혈을 촉진시킨다.

1. 원인

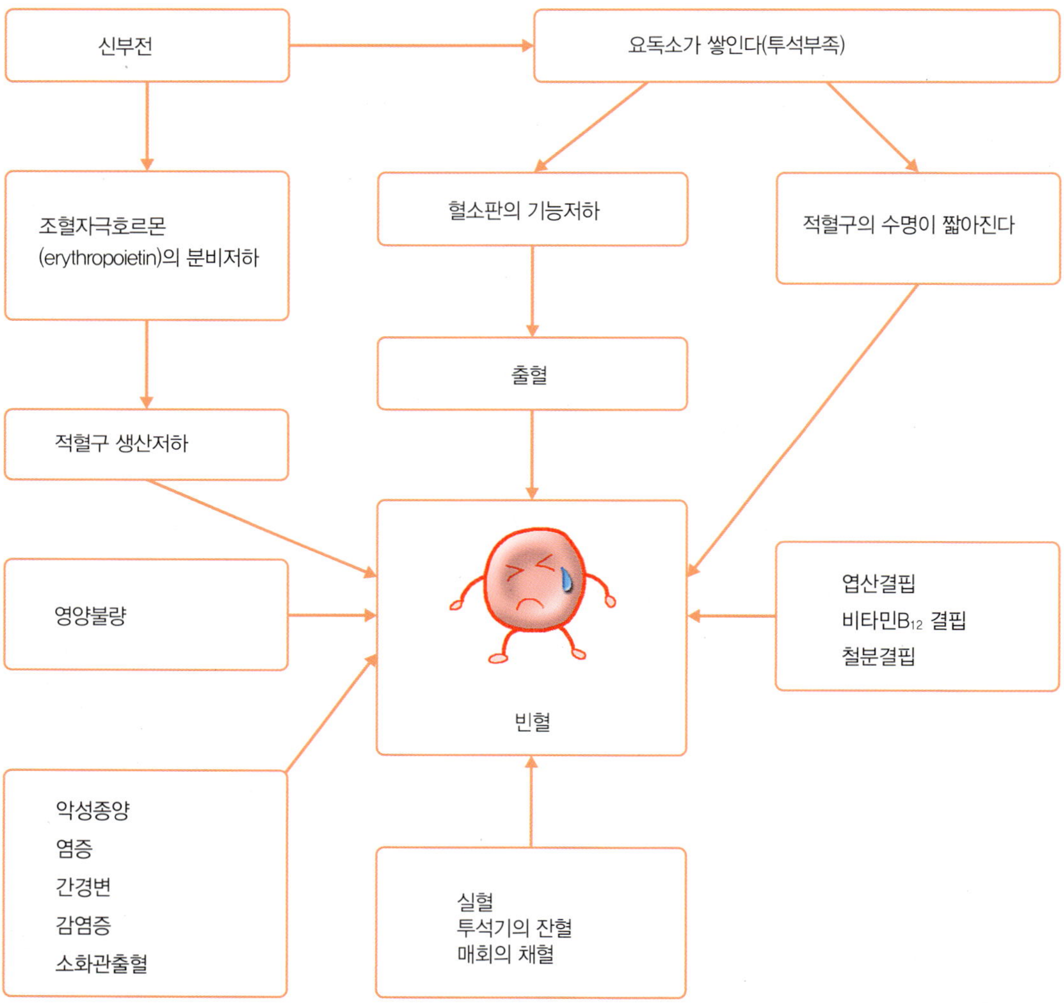

2. 증상

(1) 피로, 식욕 부진

(2) 초조감, 두근거림, 현기증

① 헤모글로빈 및 헤마토크리트 저하

② 적혈구수의 감소

③ 철의 부족

④ TSAT(트랜스페린 포화도) 저하

⑤ 페리틴 농도 저하

⑥ 비타민 B_{12} 저하

⑦ 엽산 저하

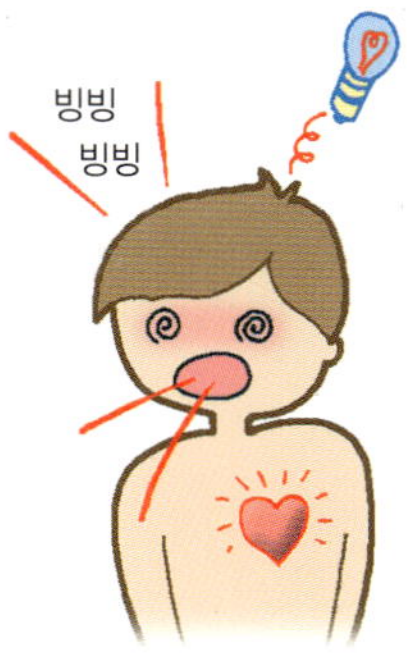

3. 예방과 환자지침 사항

(1) 충분한 투석(요독소의 제거)

(2) 충분히 영양 섭취(영양상태 개선)

(3) 적절한 운동(ADL의 개선)

(4) 잔혈 감소와 혈액 손실 방지

(5) 대변의 색상을 주의 깊게 관찰하여 위장관 출혈의 조기 발견

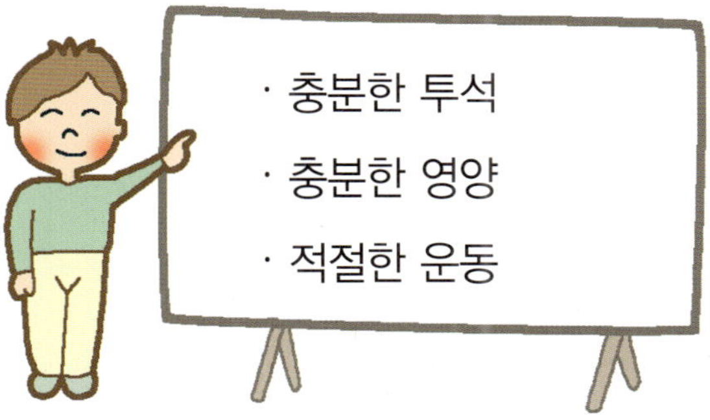

4. 처치와 대책

(1) 투석조건을 검토한다.

(2) erythropoietin을 투여한다.

(3) 철분제를 투여한다(혈청 페리틴 농도 100 ng/mL 미만, 또는 TSAT(트랜스페린 포화도) 20% 미만의 경우, 철분보충 요법을 권장하고 있다).

(4) 빈혈이 나타날 경우는 수혈을 한다.

기타 합병증

위장 출혈

위장관 출혈은 위나 장과 같은 소화기관에서 출혈하는 것을 말한다. 투석 부족이나 스트레스 등이 원인이 되어 소화관의 점막이 약해져 출혈이 생길 수 있다.

1. 원인

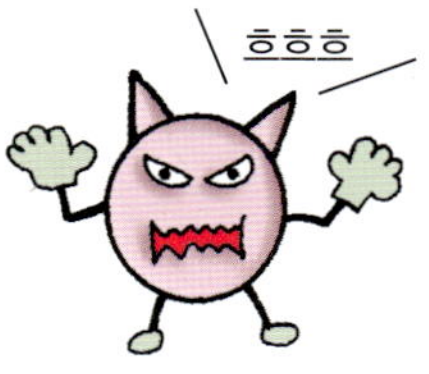

(1) 투석 부족(요독소 축적)

- 요독소로 인해 위 점막을 보호할 수 없게 되거나 혈소판 기능이 떨어져 출혈하기 쉬워진다.

(2) 정신적 육체적 스트레스

(3) 약의 영향으로 위장 점막이 거칠어진다.

(4) 항응고제 사용으로 출혈

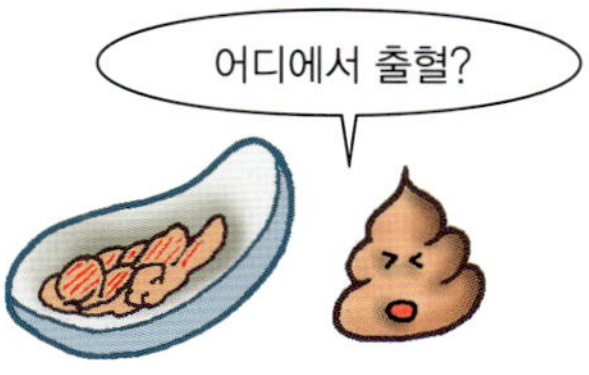

2. 증상

(1) 위장관 증상

복통, 구역질, 식욕부진

(2) 대변에 혈액이 섞여 있다.

검붉은 색 : 위, 장출혈(변에 섞여 있음)

붉은 피의 색 : 직장 · 항문에서의 출혈(변 표면에 붙다)

(3) 토사물에 혈액이 섞여 있다(붉고 커피색)

3. 예방 및 환자지침 사항

(1) 충분한 투석을 시행한다.

(2) 균형 잡힌 식사를 한다.

(3) 위를 자극하는 약에 주의한다.

(4) 스트레스 해소를 위한 방향 전환이 필요하다.

(5) 대변의 색과 토사물의 색을 관찰한다.

4. 처치와 대책

(1) 항응고제 유형(저분자 헤파린, Nafamostat 투석 메사레이트)에 대해 논의한다.

(2) 단식한다.

(3) 위장관출혈의 경우 내시경 검사를 실시한다.

(4) 위궤양이 있는 경우는 항궤양 약을 투여한다.

(5) 수혈한다.

(6) 수술한다.

투석 아밀로이드시스

장기투석하면 뼈, 관절 주변, 체내 장기에 아밀로이드가 축적되어 다양한 병리현상이 나타난다.

1. 원인

신장에 이상이 생기면 소변으로 배설해야 하는 β_2 마이크로글로불린이라는 독소의 큰 분자가 체내에 축적된다. 아밀로이드의 침착은 장기간 투석하면 거의 일어난다.

2. 주요 침착부위와 증상

(1) 사지의 위치 : 어깨관절증후군, 수근관 증후군, 스프링 손가락, 뼈 낭종 등

① 사지 관절 주위의 증상 무감각, 통증

(2) 척추뼈 침착 : 파괴성 척추관절염

① 경추(목)와 요추의 파괴, 팔다리의 저림, 보행 장애

(3) 뼈와 관절의 침착

① 소화관 : 그토, 설사, 변비, 장폐색 등의 위장관 증상

② 심장 : 심부전, 협심증, 심장비대증, 저혈압, 부정맥 등의 증상, 기관지 협착증, 식중독, 폐렴 등의 호흡기 증상

④ 피부침착 : 피하 종류 등의 증상

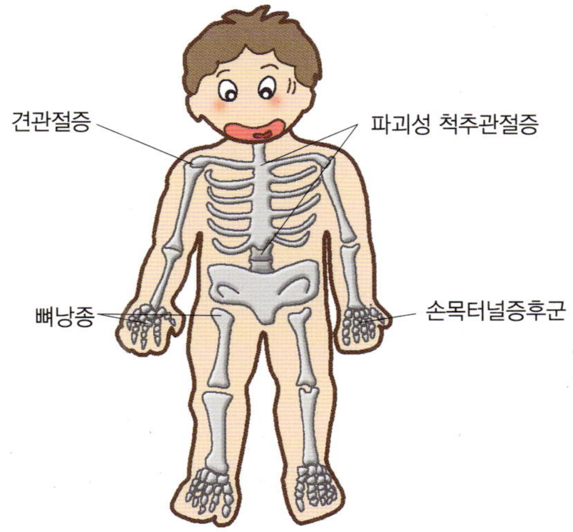

3. 예방, 치료 및 조치

(1) 생체 적합성이 우수하고 β_2 마이크로글로불린 제거 성능이 좋은 투석기를 사용한다.
(2) 투석액을 청소한다.
(3) 투석시간이 충분한지 확인한다.
(4) 혈액투석 여과법을 실시한다.
(5) β_2 마이크로글로불린 흡착 카테터를 사용한다.

손목터널 증후군(수근관 증후군, carpal tunnel syndrome)

1. 원인

투석 아밀로이드 증후군에서는 중앙신경의 압박으로 손가락과 관절의 증상을 일으키는 수문관 내 아밀로이드 침전물을 수근관 증후군이라고 한다. 손목에는 손목관이라 불리는 터널 모양의 부분이 있는데, 그 사이로 중앙신경이 흐른다. 거기서 아밀로이드 침착물과 신경을 누르고 여러 가지 증상이 나타난다.

2. 증상

(1) 손가락(엄지, 검지, 중지, 약지의 절반)의 저림 및 통증은 야간이나 투석 중 강해진다(움직이지 않을 때).
(2) 엄지의 밑부분의 근육이 약해지고 패인다.
(3) 쥐는 힘이 저하된다.
(4) 빨래를 짤 수 없다.
(5) OK의 표시를 할 수 없다.

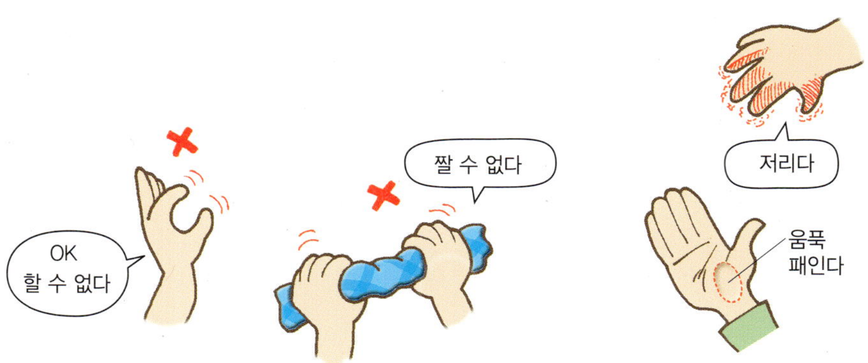

3. 예방 치료 및 조치

(1) 관절 운동과 스트레칭을 하여 관절의 움직임을 유지한다.
(2) 따뜻하게 유지한다.
(3) 장비 및 지지대를 사용한다(통증이 강할 때).
(4) 약물요법(소염진통제, 찜질, 스테로이드 주사)을 사용한다.
(5) 수술에 의해 신경의 압박을 가한다(신경방출술).

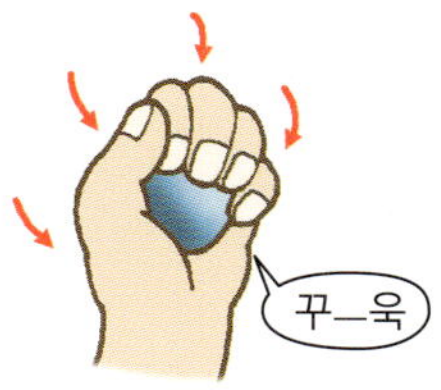

용수철 손가락(spring finger)

손가락을 구부리는 힘줄에 아밀로이드 물질이 침전되어 있고, 손가락은 스프링 손가락 모양으로 매끄럽게 늘어지지 않는다.

1. 증상

(1) 손가락을 내밀려고 하면 풀썩하고 걸린 듯한 느낌이 든다.
(2) 손가락의 관절이나 뿌리가 붓고 통증이 따른다.

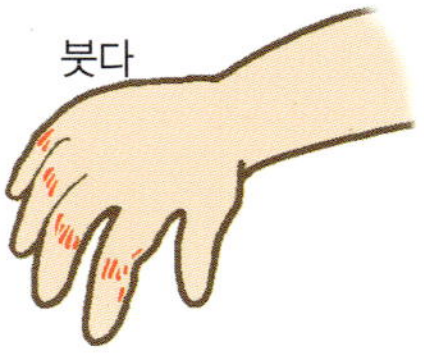

2. 치료

(1) 재활한다.
(2) 소염진통제나 부신피질 스테로이드제 내복이나 찜질을 한다.
(3) 마취제나 스테로이드를 국소 주사한다.
(4) 수술(건초절개방법)을 받는다.

파괴성 척추관절증

1. 원인

뼈에 낭포(cyst)가 생겨 증상을 일으키는 골낭포와 척추의 추체나 추간판에 병변을 일으키게 된다. 척추 중에서도 경추와 요추골은 선호되는 부위이다.

2. 증상

(1) 뼈 및 관절 : 붓기, 통증, X선 검사에서 빈 낭포상(cyst, 손관절, 어깨관절, 대퇴골 등)

(2) 척추 : 경추(목), 요추의 파괴가 진행되면 손발의 저림, 보행 장애 등

- 주로 MRI로 진단되지만 추간판 디스크의 퇴화, 척추 신체 끝의 파괴, 척추 신경의 압박 등을 볼 수 있다.

3. 치료

(1) 소염 진통제 내복이나 찜질을 한다.

(2) 보존적 요법으로는 휴식, 코르셋 착용, 물리 치료 등이 있다.

(3) 수술(전방 고정, 척추 성형술)한다.

하지불안증후군(restress leg syndrome)

하지불안증후군은 '근질근질 다리증후군', 또는 '하지정지불능증후군(RLS)'이라고 불린다. 야간 혹은 수면 중에 아래와 같은 증상이 나타나 가만히 있을 수 없고 수면 장애로 일상생활에 지장을 주기도 한다. 신부전 상태는 요독증성 말초신경 장애를 초래하여 요독증 물질(칼슘, 인 대사이상, 2차성 부갑상선기능항진)에 관여한다고 한다.

1. 증상

(1) 뜨거운 발 감각으로 초조감

(2) 손발의 저림

(3) 손발의 감각이 둔함

(4) 다리를 강하게 움직이고 싶은 욕구의 출현

(5) 불면증

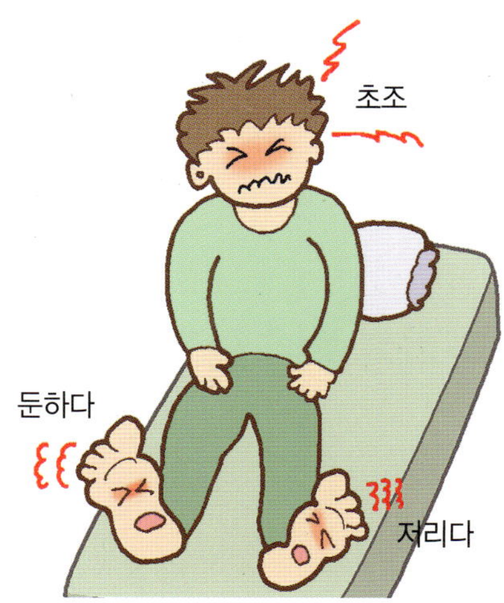

2. 예방 및 환자지침 사항

(1) 카페인 및 알코올은 수면장애를 일으키므로 피한다.

(2) 수면 전에 다리 스트레칭과 마사지, 족욕을 한다(6. 발관리, p.192, 193 참조).

(3) 흡연을 피한다.

3. 치료

(1) 충분한 투석을 시행한다.
(2) 약물 요법, 항우울제, 항진제, 도파민 작용제 등 아주 적은 양으로 투여한다.
(3) 운동과 식이요법을 한다.
(4) 혈액 투석여과법을 실시한다.

감염증

신부전인 사람은 면역기능이 저하되어 감염에 대한 저항력이 약하다고 한다. 감염을 막기 위해 매일 노력하는 것이 중요하다.

1. 감염증의 종류

(1) 션트 감염
(2) 호흡기 감염(폐렴, 폐결핵, 독감 등)
(3) 요로 감염(방광염 등)
(4) 간염
(5) 패혈증

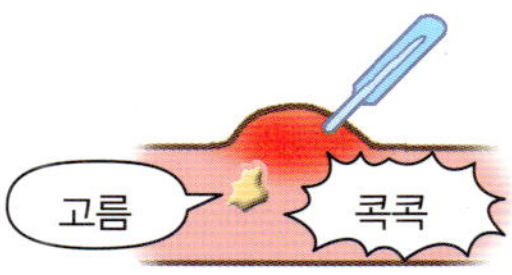

션트 감염

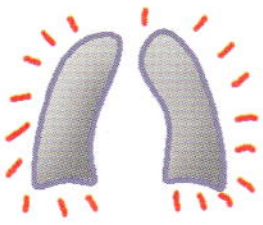
폐염・폐결핵

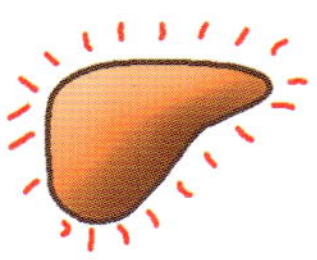
B형・C형간염

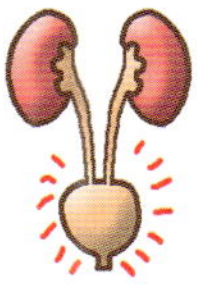
방광염

2. 원인

(1) 면역기능이 저하하고 박테리아와 싸우는 능력이 감소한다.
(2) 혈액의 체외 순환을 통해 박테리아가 침투할 수 있는 기회는 많다.
(3) 수혈의 기회가 많아 간염에 걸릴 우려가 있다.
(4) 오줌량이 적어 세균을 배출하지 못하고 요로 감염을 일으키기 쉽다.

3. 예방과 환자지침 사항

(1) 충분한 영양을 섭취한다.
(2) 충분히 투석한다.
(3) 체력을 향상한다.
(4) 션트 팔은 충분히 소독한다.

(5) 손 씻기나 양치질을 함께 한다.

폐렴

폐렴은 투석 환자에게 가장 많이 생기는 호흡기 감염증이다. 노인들의 경우 감기 인플루엔자로 인한 2차 감염으로 인한 폐렴은 생명을 위협하는 심각한 합병증이다.

1. 감염경로

(1) 다른 사람의 점막에 부착된 병원균에 의한 환자의 재채기에 의한 비말 감염
(2) 공기 중에 흩어진 병원균을 흡입하여 발생하는 공기 감염

2. 예방과 대책

(1) 마스크 착용, 손을 씻을 때 양치질을 함께한다.
(2) 노인들은 인플루엔자 백신과 함께 폐렴백신 접종을 한다.

간염

바이러스성 간염에는 A형, B형, C형, E형이 있다. 최근에는 간염을 일으키는 B형간염과 C형간염을 주로 다룬다.

바이러스가 체내에 들어가면 일정한 잠복기 후에 증상이 나타난다. 하지만 감염 후에도 증상이 나타나지 않거나 가벼운 사람이 많다. 간염은 바이러스에 감염되어 곧 증상이 나타나는 급성 간염과 감염 후 나타나는 만성 간염으로 나뉜다.

만성 간염의 문제는 의식적인 증상이 없는 상태에서 간경변을 일으켜 간암 발병 위험을 높인다는 것이다. 간암의 원인은 B형간염의 약 17%, C형간염 등 알코올 중독자의 68%이다.

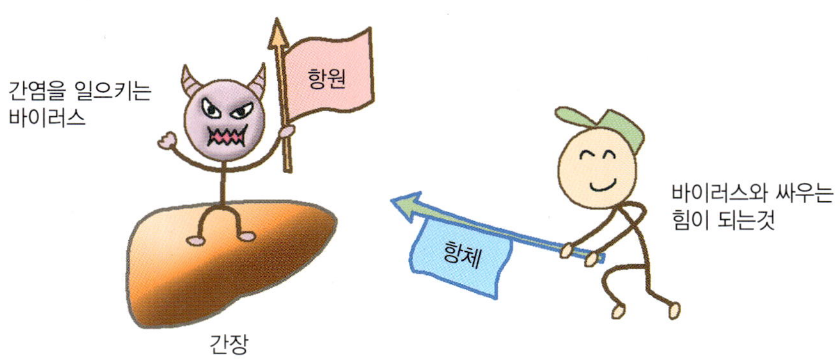

1. 감염경로

B형간염과 C형간염은 모두 환자의 혈액과 체액을 통해 전염된다.

출생 시 모성감염, 아동감염, 감염자와의 성행위를 통한 수평감염, 문신 사용, 정맥마취, 오염된 기구와의 의료행위, 수혈 및 혈액제제 사용 등의 수직감염으로 나뉜다.

2. 증상

(1) 전신 권태감
(2) 식욕 부진
(3) 구토
(4) 갈색 소변
(5) 황달
(6) C형간염은 감염되어도 무증상이다.
(7) AST, ALT, HBs 항원, HBs 항체, HBc 항체, HBe 항원, HBV-DNA, HCV, HCV-RNA 등을 측정하고 진단을 확인한다.

3. 예방 및 환자지침 사항

환자는 다른 사람에게 옮기고 마는 것이 아닌가 하는 불안을 가져, 의료자의 감염 대책으로 불쾌한 기분이 들거나 상처입고 있는 경우도 있다. 올바른 지식을 받게 하고, 다른 사람에게 감염시키지 않도록 다음과 같은 점에 주의하여 생활하도록 이야기합시다.

(1) 혈액이 다른 사람에게 묻지 않도록 주의한다.
(2) 면도기, 수건, 칫솔 등 일회용품은 전용 물품을 사용한다.
(3) 배변, 배뇨, 월경의 처리 후에는 손세척한다.
(4) 입으로 유아에게 음식을 주지 않는다.
(5) 오물 · 분비물 혈액이 묻은 것은 비닐봉지에 넣어 밀봉하고 폐기한다(소각이 바람직하다).
(6) 의료 기관에서 검사와 치료를 받을 때에는 반드시 감염된 사실을 알려야 한다.
(7) 수혈을 위한 혈액제제를 예방한다.
(8) 간기능검사(가족포함)를 정기적으로 실시한다.

4. 처치 · 대책

(1) B형간염 : 항바이러스제, 인터페론

(2) C형간염 : 항바이러스제, 인터페론 등

최근의 주제들은 직접 반응하는 항바이러스제의 출현과 진보를 포함한다. 아스프리빌과 다크라타스빌의 약품을 함께 사용하는 것은 약 90%의 높은 C형간염 바이러스 제거율을 가지고 있다. 그 약은 24주 전에 투여되었고 유전자형 I에 감염되었다. 연령 등 다른 조건도 다양하지만 적절하다면 치료를 받는 것이 좋다. 일부 지자체는 간염 치료를 위해 의료 지원을 하고 있다.

(3) 투석 시 주의

① 투석 전후 손세탁

② 혈액 흡착 최소화

③ 모든 오물은 비닐봉지에 넣고 밀봉하여 폐기한다.

④ 혈액이 바닥이나 투석기에 묻으면 재빨리 닦는다.

⑤ 전용물품을 사용한다.

(4) 간 보호

(5) 간 상태를 확인하기 위해 정기적인 혈액검사 및 간영상검사를 실시한다.

● 알고 싶은 개념

노화(Frailty)

나이를 먹으면 돌이킬 수 없는 노화로 쇠약해지는 상태를 말한다. 투석 환자는, 체력과 근육의 힘이 감소하면서 외출 기회가 점점 줄어든다. 또 활동량이 감소하면 식욕 저하로 이어지고, 식사의 불균형은 체력 저하와 판단력 저하, 인지력 저하로 이어져 악순환으로 이어진다.

노화를 예방하기 위해 적절한 운동, 영양 관리를 제공하고, 조기 발견과 조기 개입으로 생활기능의 유지와 향상을 기대할 수 있다.

근육감소증(sarcopenia)

근육감소증이란 근력과 감소를 결합한 것으로「신체장애나 생활의 질 저하 및, 사망 등의 유해한 위험을 수반하는 것이다. 진행성 및 전신성의 근육량 및 근력의 감소를 특징으로 하는 증후군」으로 정의한다.

일본 국립장기요양원의 40~91세의 2,314명을 대상으로 한 조사에 따르면 근육감소증의 빈도는 남성 22.6%, 여성 22.2%로 보고였다. 카토 등에 의하면, 비당뇨병 투석 환자의 근육감소증의 빈도는 남성 154명 중 77.3%, 여성 77명 중 84.4%로 보고였다. 또, 65세 이상 107명의 투석 환자 중 63명(58.9%)이 근육감소증을 보이고 있었다는 보고도 있다. 어쨌든, 투석 환자의 근육감소증의 빈도는 투석을 시행하지 않는 사람보다 꽤 높다고 말할 수 있겠지요.

근육감소증의 치료에는 영양과 운동이 중요하다. 영양면에서는 단백질, 아미노산의 보충이 되는데, 특히 아미노산 중에서도 분기쇄 아미노산이 좋다고 여겨지고 있다. 활성형 비타민 D도 근력 저하를 억제한다고 한다. 운동은 일주일에 2~3회, 1회당 60분 정도의 근력 강화와 보행기능 개선 운동이 진행되고 있다.

MIA 증후군

영양장애(Malnutrition), 만성 염증상태(Inflammation), 동맥경화(Atherosclerosis), 영문 머리글자를 조합한 단어르 이 세 가지의 증상이 관련되어 있음을 나타낸다. 투석 환자의 1/3~1/4은 영양 상태가 나빠진다. 그에 따라 면역력의 저하나 감염 · 만성의 염증을 일으키기 쉬워진다.

만성 염증상태에는 투석액도 관여하여 투석액을 청정화하여 염증의 원인을 제거한다.

동맥경화가 진행되면 심혈관계 합병증의 원인이 되기도 한다.

이러한 상태를 막기 위해서는, 영양 관리 · 운동 요법에 가세해 투석 조건의 재검토나 충분한 투석이 필요하게 된다.

13

검사 데이터를 읽는 법

투석 효율이나 자기 관리 상태를 보거나 합병증의 조기 발견을 위해서 정기적으로 검사를 합시다. 평소부터 주된 검사 데이터를 살펴보는 일은 건강관리를 하는 데 도움이 될 수 있다.

주요 검사 항목

기준이 되는 검사 항목

1. 투석 효율

- 요소질소(BUN)
- 크레아티닌(Cr)
- 칼륨(K)
- 인(P)
- β_2-마이크로글로불린(β_2 MG)
- 표준화 투석량(Kt/V)

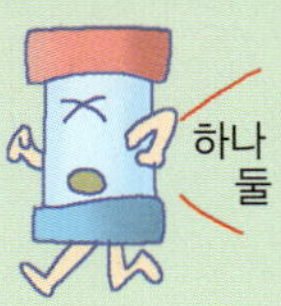

2. 수분, 염분 관리

- 소변량
- 체중 증가율
- 혈압
- 맥박
- 체온
- 심흉비(CTR)
- 나트륨(Na)
- 심방성 Na 이뇨펩티드(hANP)

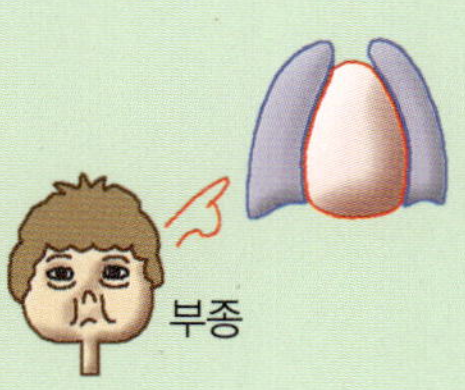

3. 영양상태

- 혈청 총단백(TP)
- 알부민(Alb)
- 단백이환율(nPCR)
- %크레아티닌 산생속도(% CGR)

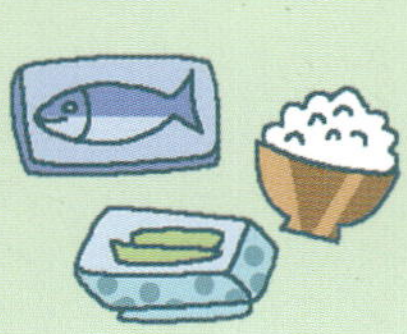

4. 합병증

(1) 빈혈
- 헤모글로빈(Hb)
- 적혈구 용적률(Ht)
- 적혈구 수(RBC)
- 총혈청 철포화도(TSAT)
- 혈청 페리틴

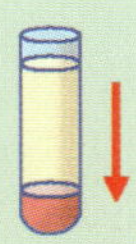

(2) Ca 대사 이상
- 칼슘(Ca)
- 인(P)
- 부갑상선호르몬(PTH)

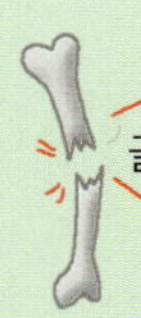

(3) 간장애
- AST, ALT
- HBs 항원 HBs 항체
- HBc 항체, HBe 항원, HBV-DNA
- HCV항체 HCV-RNA

(4) 감염증
- 백혈구수(WBC)
- C 반응성 단백질(CRP)

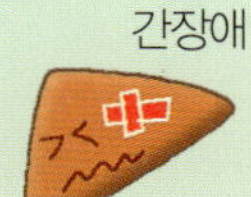

(5) 당뇨병
- 혈당
- 글리코알부민(GA)
- HbA1c

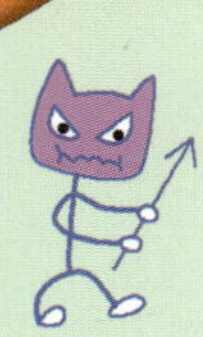

(6) 지질 이상
- LDL 콜레스테롤(LDL-C)
- LH비

(7) 하지 동맥의 협착, 폐색
- ABI(발목/상완혈압 비)

1. 투석효율에 관한 검사자료

투석을 위해 확인해야 할 사항으로는 다음과 같은 것들이 있다. 투석 효율 이외의 조건에 따라서도 값이 달라지므로 읽는 방법을 알아야 한다.

항목	목표치(투석 전)	읽는 방법
요소질소 (BUN)	80 mg/dL 이하	• 단백질이 소비된 후의 노폐물이다. 단백질과다섭취, 투석부족, 위장 출혈로 인해 증가한다.
크레아틴인 (Cr)	♂ 1.2~1.5 mg/dL 이하 ♀ 1.0~1.3 mg/dL 이하	• 근육 활동에 의해 생성되는 노폐물 • 근육량이 많고 운동량이 많은 사람들은 종종 높은 수치를 보인다.
칼륨(K)	5.5 mEq/L 미만 투석 후 목표치 3.5~4.0 mEq/L	• 과일과 채소에 풍부하다. • 6.5 mEq/L 이상일 경우 심한 부정맥은 심장마비를 일으킬 수 있다. * 투석 후 칼륨 농도가 낮아져 사망 위험 증가
인(P)	3.5~6.0 mg/dL	• 해산물과 유제품, 가공식품 등에 풍부하다.
β_2 마이크로 글로불린	25 mg/L 미만	• β_2–MG는 아밀로이드라는 물질에 섬유와 침전물을 형성하여 뼈와 관절 손상을 유발한다.
표준화 투석량 (Kt/V)	1.4 이상	• 투석효율지수(index)로 요소 등의 노폐물이 얼마나 제거되었는지 확인한다. • 수치가 낮은 경우는 예후가 나쁘다.

2. 물과 염분의 측정과 검사자료

물과 염분을 잘 관리하면 혈압 등 요인들이 제대로 유지되어 심혈관 질환이 예방된다.

항목	목표치	해석 방법
소변량	1일 소변량을 측정한다.	• 소변량이 조금이라도 있으면, 수분이나 칼륨의 관리가 쉽다.
체중증가율	적정체중의 5% 이하	• 수분이나 염분을 지나치게 섭취함 → 체중증가 → 혈압상승 → 심흉비가 증대한다.
혈압	최고혈압 : 140 mmHg 미만 최저혈압 : 90 mmHg 미만	
맥박	60~100회/분	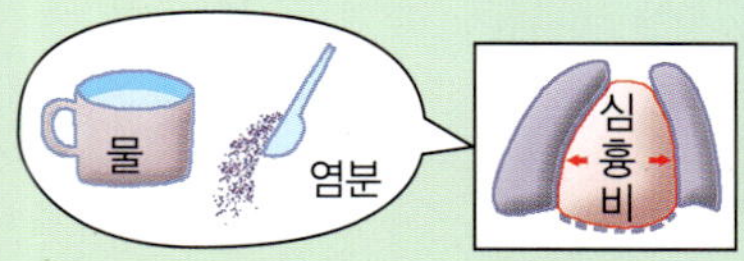
체온	36.0~36.9℃	
심흉비(CTR)	투석 후 50% 이하	• 심흉비가 50%를 넘으면 요주의
나트륨(Na)	135~140 mEq/L	• 염분을 많이 취해도, 그 농도를 물이 희석시킬 수 있어 염분의 값이 높게 측정되지 않을 수 있다.
심방성 Na 이뇨 펩티드 (ANP)	투석 후 : 60 pg/mL 이하	• 심장에서 분비되는 호르몬으로, 몸에 수분이 모여 심장에 부담이 가면 증가한다.

※ 체내에 수분이 너무 많으면 헤모글로빈(Hb)과 총단백질이 물로 희석되어 저하된다.

심흉비 측정법

흉부 X선 사진으로 흉곽과 심장의 폭을 측정하여 그 비율을 나타낸 것을 심흉비라고 한다.

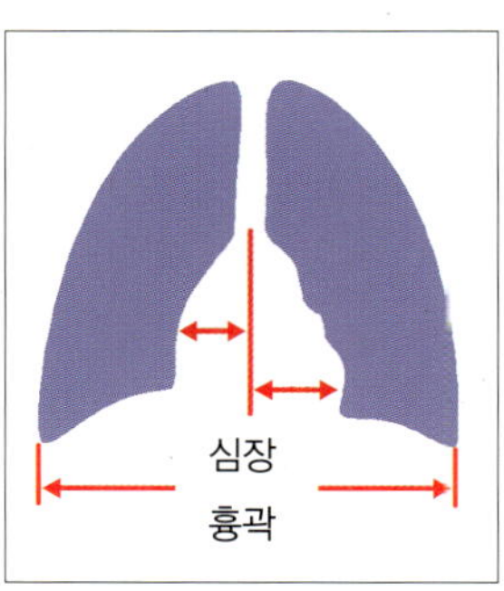

심장의 폭 ÷ 흉부의 폭 × 100 = 심흉비 (%)

• 심흉비에는 개인차가 있다.
(심장병이 있는 사람, 심근이 두꺼운 사람 등)

(예) 심장의 폭(10.8) cm ÷ 흉부의 폭(22.5) cm × 100
= 심흉비(48) %

3. 영양 상태에 관한 자료

영양 상태가 좋지 않으면 전반적인 건강이 나빠져 다음 섹션에서 영양 상태를 검사할 것이다.

항목	목표치	해석
총단백(TP)	6.5~8 g/dL	• 알부민과 면역글로불린이 대부분을 차지하며 변동률 [알부민/글로불린 비율(A/G 비율)]에서 질병이나 병태를 추측할 수 있다.
알부민(Alb)	4.0 g/dL 이상	• 단백질의 핵심 성분 • 간에서 생산되어 영양상태를 나타내는 지표로 쓰이는 단백질
단백이화율(nPCR)	0.9~1.2 g/kg/day	• 체내에서 단백질이 얼마나 파괴되었는지 알려면 섭취한 단백질의 양을 측정하면 된다.
%크레아티닌 산생속도(% CGR)	100% 이상	• 크레아티닌의 생산율을 남녀 같은 연령의 정상인과 비교한 것으로 낮은 값일 때는 사망위험이 높다. • 크레아티닌은 근육의 노폐물이며, 근육은 단백질에서 만들어지므로 영양상태와 함께 작용한다.

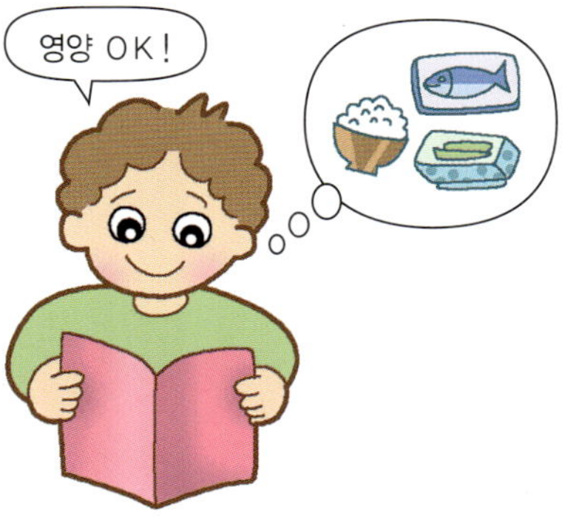

4. 합병증에 관한 검사 자료

긴 투석기간 동안 합병증이 발생할 수 있다. 조기 발견을 위해 다음 사항을 살펴보기로 한다.

(1) 빈혈

투석을 하는 사람의 정도 차이는 있지만 빈혈에 걸리기 쉽다. 헤모글로빈을 지표로 사용하는 것이 좋다.

항목	목표치	해석
헤모글로빈(Hb)	10~11 g/dL 활동적인 젊은이는 11~12 g/dL	• 적혈구에서는 단백질과 철로 만들어진다. • 산소를 몸 전체에 운반하고 이산화탄소를 회수하는 일을 맡다.
Haematocrit(Ht)	30~33%	• 총혈량 100%에 대한 적혈구 비율 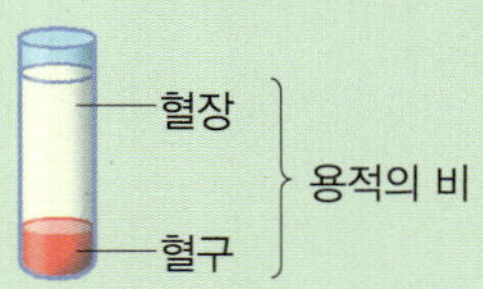 • 적혈구의 크기와 수를 반영한다.
적혈구(RBC)	300~360 만개/uL	• Hb로 채워진 세포의 출혈로 생성되거나 감소되지 않는다.
총혈청 철포화도(TSAT)	20% 이상	• 철결핍의 지표가 된다. • 총 철결합능에 대한 혈청철의 비율
혈청 페리틴	100 ng/mL 이상	• 철(저장된 철) 저장 가능한 단백질 • 체내에서 철이 줄어들면 저장된 철에서 먼저 사용되므로 혈청철보다 일찍 감소한다. • 에리트로포이에틴을 사용할 경우 100 ng/mL 이상으로 유지하면 혈액형성 효과가 개선된다.

※ TSAT(%) = [혈청철(Fe) (μg/dL)/총 철결합 능력(TIBC) (μg/dL)]×100
트랜스페린 = 총철결합능(TIBC) = 혈청철(Fe)+불포화철결합능(UIBC)
혈청철–트랜스페린과 결합한 철
불포화 철결합능=트랜스페린과 결합하지 않은 철

(2) Ca 대사 이상

항목	목표치	해석 방법
보정 칼슘(Ca)	8.4~10.0 mg/dL	• 칼슘은 대부분 인과 결합하여 뼈와 치아의 성분이 된다. • 활성 비타민D가 부족하면 요배출로 저혈당, 고지혈증을 일으킨다. • 혈액 속의 Ca가 적으면 Ca는 뼈에서 분비되어 뼈가 약해진다. • 혈액 Ca값이 높으면 인과의 결합(인산칼슘 결정)이 증가하고 뼈 이외의 관절, 혈관 등에 침착(이소 석회화)한다. ※ 보정 칼슘 의식은 아래를 참조
인(P)	3.5~6.0 mg/dL	• 혈액 중의 인이 지속해서 높으면, 뼈 이외의 장소에서 침착을 일으키고 또, 지나치게 낮아도 저P(인)혈증을 일으키고, 뼈가 약해진다.
intact PTH	100 ng/mL 이상	• 부갑상선에서 분비된지 얼마 안 된 호르몬이다. • 높은 수치가 계속되면, 뼈에서 칼슘이 빠지고, 뼈가 약해진다. 또 너무 낮아도 골절이나 뼈 이외의 장소에 칼슘 침착을 일으키기 쉽다.

※보정 칼슘(Ca) : Payne식(혈청 Alb값<4.0 g/dL의 환자만 보정하다)
보정 Ca (mg/dL) = 혈청 Ca(mg/dL) + (4−혈청 Alb값)

더 알고 싶은 사람을 위해

Ca값에 영향을 주는 인자는 투석액, 활성형 비타민 D3제, P흡착제, 부갑상샘 호르몬이다.

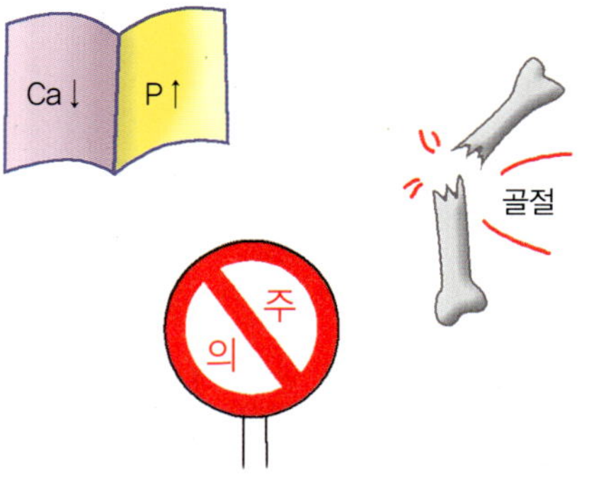

(3) 간 장애

항목	목표치	해석
AST	13~33 U/L	• 신장기능 정상자보다 낮은 수치를 나타내므로 기준치 내에서 차이가 있더라도 간염의 발병을 고려한다.
ALT	♂6~30 U/L ♀6~27 U/L	
HBs 항원	(−)	• 양성이면 B형간염 바이러스 감염
HBs 항체	(−)	• 전염병 예방접종자로 판단
HBc 항체	(−)	• 양성인 사람은 감염되거나 이전인 경우
HBe 항원	(−)	• 양성자 HBV에 감염되기 쉽다.
HBV-DNA	검출 없음	• HBs 항원이 음성에서도 HBs 항체나 HBc 항체가 양성이라면 양성으로 되는 일이 있다. • 병리학적 이해, 치료방침 선택, 치료 시 모니터링에 유용
HCV 항체	(−)	• 양성인 사람은 감염되거나 의심
HCV-RNA	검출 없음	• 진단과 치유 판정, 치료 시 모니터링에 유용

(4) 감염증

항목	목표치	해석
백혈구수 (WBC)	4,000~8,500개/UL	• 정상 신장기능보다 낮은 레벨 표시 • 감염 여부 표시 (백혈구가 증가하여 세균 침투를 막기 위해 증가)
C 반응성 단백질(CRP)	0.3 mg/dL 이하	• 감염되거나 염증이 있을 때 상승한다.

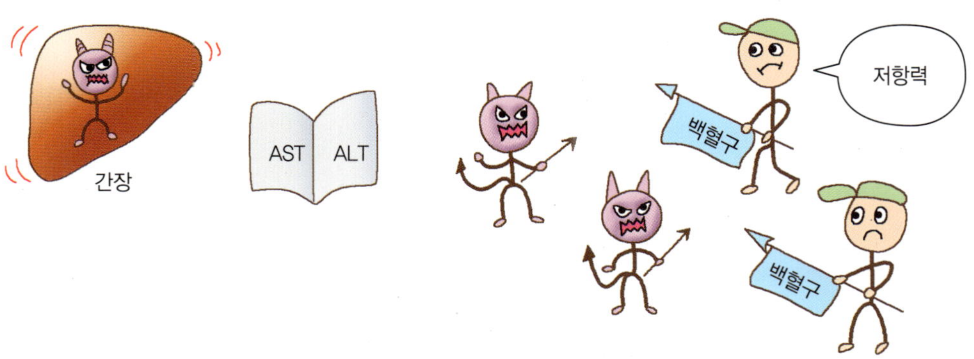

(5) 당뇨병

항목	목표치	해석
혈당	수시 혈당치(투석 전 혈당치 : 식후 약 2시간 혈당치) 180~200 mg/dL 미만	• 투석 전에 채혈을 하니 배가 고플 때가 많다. • 현재 식사, 운동요법, 치료약 효과 반영
글리코알부민(GA)	20.0% 미만은 좋다 심혈관 질환의 이력이 있고 저혈당증 경향이 있는 사람 24.0% 미만은 불량	• 알부민과 GLU가 결합된 것으로 2~4주 전의 평균치 • 투석 환자에게 유용한 혈당 컨트롤 지표
HbA1c	혈당 정상화 목표 6.2% 미만 합병증 예방 목표 6.9% 미만	• Hb과 GLU를 합한 것으로 1~2개월 전의 평균값이다. * 투석성 혈당조절지표에는 적합하지 않음

* 투석 환자는 적혈구 수명의 저하나 조혈제 투여에 의한 유아적혈구의 증가에 의해 혈당조절지표에는 적합하지 않다.

(6) 지질 이상

항목	목표치	해석
LDL 콜레스테롤(LDL-C)	일차예방 120 mg/dL 미만 이차 예방 (관동맥 질환을 가진다) 100 mg/dL 미만	• 나쁜 콜레스테롤로 불리며 동맥경화를 일으켜 심근경색이나 뇌경색이 되기 쉬워진다.
LH비 * 계산 방법은 아래 참고	일차 예방 2.0 이하 이차 예방 (관동맥 질환을 가진다) 1.5 이하	• LDL-C와 HDL-C가 정상이라도 질병의 위험이 있다. 양쪽 모두의 균형이 중요

* LH비 = LDL 콜레스테롤(나쁜 콜레스테롤) ÷ HDL 콜레스테롤(좋은 콜레스테롤)

(7) 하지 동맥의 협착, 폐색

항목	목표치	해석
ABI(발목/상완 혈압보다)	1.00~1.29	• 낮은 가격일수록 폐색, 협착 가능성 높아

14

투석과 약

투석환자가 사용하는 약의 종류는 매우 다양하여 환자의 증상이나 검사 결과로부터 복용량이 달라지는 경우가 있다.

신장, 투석 및 약물치료 관계

신장은 많은 기능을 가지고 있다. 이제 신장의 기능을 돌아보자. 이 책에서는 신장의 기능을 8가지 범주로 구분한다(1. 신장의 구조와 작용). 이들 기능은 아래 표처럼 크게 두 가지로 나누어진다.

	신장의 기능	치료 방법
A	몸 안의 수분과 전해질을 조절하여 노폐물을 제거 • 노폐물의 배설 • 수분의 조절 • 전해질의 조절 • 혈액을 약알칼리성으로 유지 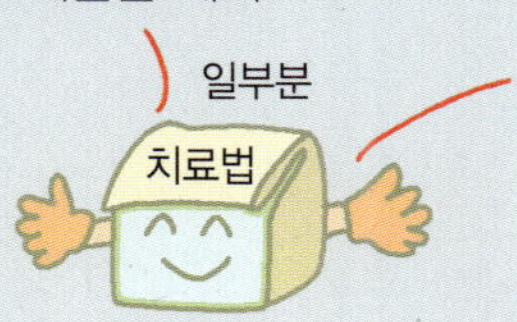	투석으로 대신한다. 식이요법 약물요법 보조
B	내분비 기관으로 호르몬 등을 분비 • 조혈자극 호르몬의 분비 • 비타민D의 활성화 • 혈압 조절 (불필요하게 된 호르몬의 분해, 배설) 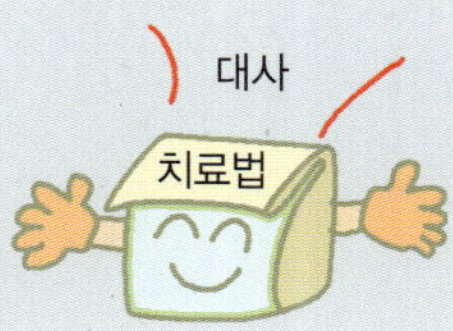	투석으로는 대신할 수 없다. 약물요법, 식이요법이 중요

약의 복용법

신장은 간과 함께 체내 약물의 배설을 담당한다. 그러나 투석 환자는 신장기능을 잃고 있으며, 신장에서 배설되는 약을 정상인과 같은 양을 복용하면 체내에 축적해 버리며 그 결과 약이 너무 효과적이거나 부작용이 발생할 가능성이 높아진다. 따라서 용량을 적게 설정하거나 담도를 통해 간에서 배설되는 다른 약으로 바꿀 수 있다. 또한 약의 종류에 따라서 투석에 의해 약이 몸 속에서 제거되어 버린다. 이 약들은 보통 투석이 끝난 후에 복용한다. 이것의 한 예는 그 특성에 따라 복용하는 약의 양과 시간을 들 수 있다.

더 알고 싶은 사람을 위해

후발(generic) 의약품

신약(선발의약품)의 특허가 만료된 후 이 약을 다른 제약회사가 제조 · 판매한 것을 제네릭 의약품(또는 후발 의약품)이라고 부른다. 신약에 비해 개발비를 크게 줄일 수 있어 환자에게 의료비 부담을 가볍게 할 수 있는 장점이 있다. 약의 명칭에 관해서는, 현재 유통되고 있는 많은 일반 약품들이 '성분 + 회사명'(예: NORUSK®정 5 mg → AMROLOGIPINE정 5 mg(회사명)으로 표준화되어 있다. 이러한 이유로 이 절에는 일부 예외를 제외하고 약물 이름과 성분 이름도 나열되어 있다.

(주의) 일부 일반 제품은 원래 제품과 다르다. 자세한 내용은 첨부된 문서를 확인하시오.

바이오시밀러

바이오시밀러란 선발품의 특허가 만료된 후 다른 제약회사가 제조 · 판매하는 바이오의약품입니다. 제네릭 의약품과 닮았지만, 선발품과의 동등성의 정의나, 개발 요건 등이 다릅니다. 투석 영역에서는 조혈자극호르몬인 에리트로포에틴 바이오시밀러를 판매합니다.

신장의 기능을 보충하는 약

투석보조제 역할을 하는 약(표 14–1)

1. 인 흡착제

식사에 인을 흡착시켜 체내에 흡수되지 않게 하는 약이다. 신장의 기능이 나쁘면 체내에 인이 쌓이기 쉬워진다. 보통 인은 체내에 칼슘과 균형을 이루며, 뼈를 만드는 역할을 하지만, 일정량 이상의 인이 쌓이면 인은 칼슘과 결정 속에 축적되어 관절의 주위나 혈관 등 뼈 이외의 주변에 쌓여, 체내에 여러 가지 증상을 일으킨다.

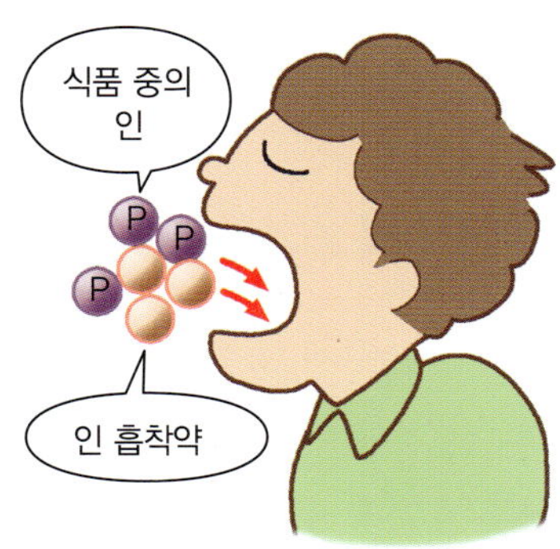

인 흡착제는 보통 식사 전이나 식사 후에 칼슘, 음이온 교환 수지, 탄산랜턴, 철분제를 복용한다. 이 시간대 외에 복용해도 효과는 거의 기대할 수 없다. 또 평상시 식사로 인을 너무 많이 섭취하지 않도록 하는 식이요법이 중요하다.

표 14-1. 투석보조제 역할을 하는 약

약물의 종류		제품명	주의사항
인 흡착제	칼슘제제	침강 탄산칼슘 (칼탄®, 탄산칼슘)	• 다량으로 복용하면 혈액 속의 칼슘 농도가 높아져 뼈 이외의 장소에 칼슘이 침착해 버릴 우려가 있으니, 용량이 제한된다.
	음이온 교환수지 제제	염화수소산염 (Rengel®, Fos Block®) Bixalomer (kicklin®)	• 염화수소산염은 변비에 걸리기 쉬운 약이므로 변을 부드럽게 하는 약(솔비톨 등)과 함께 복용하는 경우가 있다.
	탄산란탄	탄산란탄(phosphoenol®)	• 씹을 수 있는 알약의 경우 입안에서 깨어 복용한다. 그대로 복용하면 효과를 기대할 수 없다. • 가끔 구역질과 구토가 일어나지만, 이러한 증상은 식사 직후 복용함으로써 완화된다.
	철분제	시트로산 제2철(Rio®) Sucroferric oxyhydroxide(Peters®)	• 철 성분이 부분적으로 흡수되기 때문에 주기적으로 혈청 페리틴 등을 측정하여 과도한 철분을 방지한다. • 철 성분 때문에 변이 검어지는 경우도 있다. • 알약은 씹어서 복용한다. 그대로 복용하면 효과를 기대할 수 없다.
고요산혈증치료제		febxostat (fibrik®) Topicoxostat (Uriadec®, topyrrolic) Allopurinol (Zyloric®, allositol)	• 알로퓨리놀(allopurinol)은 투석으로 제거되므로 보통 투석 후 복용한다.
이뇨제	루프스작용 이뇨약	Frosemide (lasix®) Azosemide (diate®)	
	칼륨이뇨제	Spironolactone (Alderton®A)	• 칼륨 수치가 상승하는 경우가 있다
	티아자이드 이뇨제	트리클로로메트샤지드(Flutlan®)	
칼륨 흡착제		폴리스타이린설폰산 Ca (Calimate®, Argamate® Jelly) 폴리스타이린설폰산 Na (polystyrene sulfonate Na) (silicate®)	

2. 고뇨산증 약

체내에서 요산이 생성되는 것을 억제하는 약이다. 요산이란 통풍의 원인이 되는 물질로 보통 신장에서 배설되지만, 신장의 기능이 나쁘면 체내에 축적된다. 투석으로 많은 양을 제거할 수 있지만, 여전히 수치가 높을 때 복용한다.

3. 이뇨제

소변을 쉽게 보고 체내의 수분량을 줄이는 약이다. 체내에 소변이 축적되면, 심장과 혈관을 압박할 뿐 아니라 부종을 일으켜 고혈압을 일으킨다.

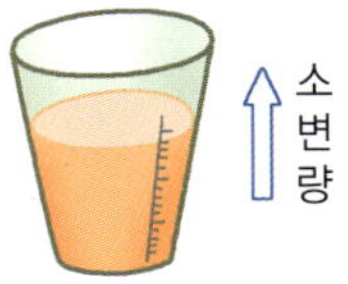

4. 칼륨 흡착제

장 속에 칼륨을 흡착시킨 다음 변으로 배설함으로써 체내에 축적되는 칼륨의 양을 줄이는 약이다. 인과 마찬가지로 칼륨도 신장기능이 나쁘면 몸속에 쌓이게 된다. 몸에 칼륨이 정상량보다 많으면 무감각, 구토, 부정맥을 일으키는 일이 있다.

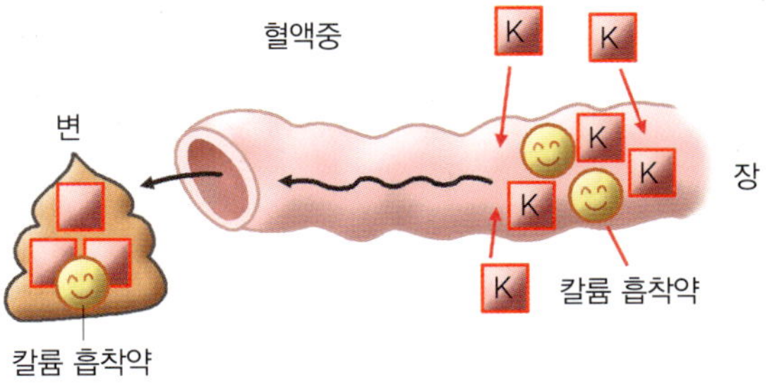

투석으로 대체할 수 없는 신장의 기능을 대체하는 약(표 14-2)

1. 조혈자극호르몬(erythropoietin, EPO)

이것은 빈혈 개선에 사용되는 주사이다. 에리트로포이에틴은 신장에서 생성되는 호르몬으로 적혈구를 생성하기 위한 지시물질이다. 신장 기능이 낮아지면 생성되지 않고, 그 결과 빈혈이 생기기 쉽다.

2. 활성 비타민 D_3 준비

장내 칼슘 흡수를 도와 혈액과 뼈 사이의 칼슘 균형을 정상으로 유지하는 약이다. 비타민 D_3는 간과 신장의 도움으로 활성화되지 않으면 그 기능이 나타나지 않는다. 신장 기능이 저하된 환자는 이 기능이 상실되어 비타민 D_3가 활성화되지 않아 혈액에 칼슘이 부족하게 된다. 그 결과, 뼈는 점점 더 나빠진다.

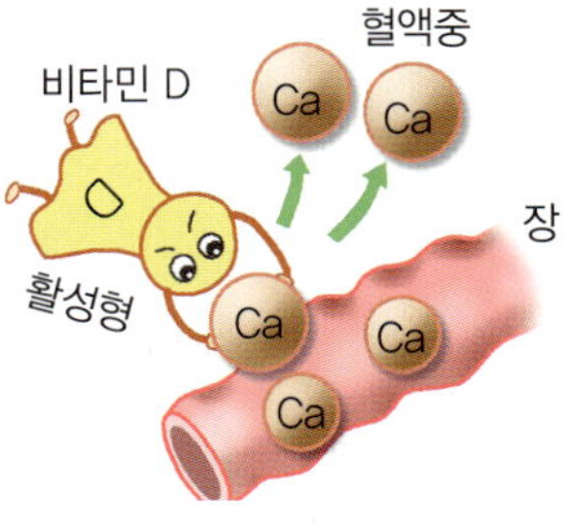

표 14-2. 투석으로 대체할 수 없는 신장의 기능을 대체하는 약

약품종류		약품명	주의사항
조혈자극호르몬		Epoetine Beta (Epozine®) Epoetin Alpha (Espo®) Darbepoetin Alpha (Nesp®) Epoetine Betapegol (Milcellar®)	• 제제에 따라 투여 간격이 다르다. 일반적으로 Epoetine®, Espo®→ 주 3회 Nesp®→1~2주에 1회 Milcella®→ 4주에 1회 이러한 약의 영향으로 혈압이 상승하는 경우가 있다.
활성형 비타민 D3제제		Alpha-calsidol (Alpha-rol®) Calcitriol (Localtrol®) Maxachalcitol (oxalol®)	• 칼슘, 인의 값을 참고하여 양을 조절한다. 이 약들은 발진이나 가려움을 유발할 수 있다.
강압제	안지오텐신I 수용체길항제(ARB)	Azirsartan (azirba®) Candesartan (Bropress®) Thermisartan (Chemical Disk®) Olmesartan (Ormetech®)	• 칼륨값이 상승할 수 있다.
	안지오텐신 변환효소억제제(ACE억제제)	Enalapril malein acid salt(Lenibase®) Temocapril hydrochloride(ace call®) Imidapril hydrochloride(tannatolyl®)	• 칼륨 및 기침의 잠재적 상승 • AN69 막으로 투석하는 환자는 이러한 약물의 복용으로 부작용이 나타날 수 있다.
	칼슘길항약	Nifedipine (Adalate®, Permit®) Amlodipine (Norbusk®, Amlodin®) Azeridipine (Calblock®) Benizipine (Conyl®)	• 과일주스와 함께 섭취하면 이러한 약물의 항고혈압이 높아질 수 있는 우려가 있다.
	α 차단약	Doxazocin (Cardenarine®)	• 갑자기 일어나면 혈압이 낮아져 기립성 저혈압이 나타날 수 있다.
	β 차단약	Bisoprolol fumarate acid salt (Main Tate®) Atenolol (tenomine)® Metoprolol 주석산염 (lopressor®)	
	αβ 차단약	Calvezylol (Arist®)	
	중추성 강압제	Methyl-Dopa (Aldomet®) clonidine hydrochloride (catapress®)	
	이뇨제	표 14-1 참조	

3. 강압제

혈압을 낮추는 약입니다. 고혈압이 오래 지속되면 뇌혈관장애나 허혈성 심질환, 동맥경화 등의 발병을 일으킬 위험이 높아진다. 고혈압은 과도한 수분이나 염분 섭취로 발생하며, 게다가 투석 환자도 체액량이 증가하여 고혈압을 일으킨다.

항고혈압약으로는 안지오텐신II수용체길항제(ARB), 안지오텐신변환효소억제제(ACE 억제제), 칼슘길항약, α차단약, β차단약, αβ차단약, 중추성 강압약, 이뇨약 등이 있다.

여러 가지 항고혈압 약물과 여러 가지 행동 방식을 결합하는 것이 가능하다. 또, 투석 중의 저혈압을 방지하기 위해 투석 전에는 복용을 중지하거나 투석일과 투석하지 않는 날에 각각 항고혈압약의 양을 조절하는 일이 있다.

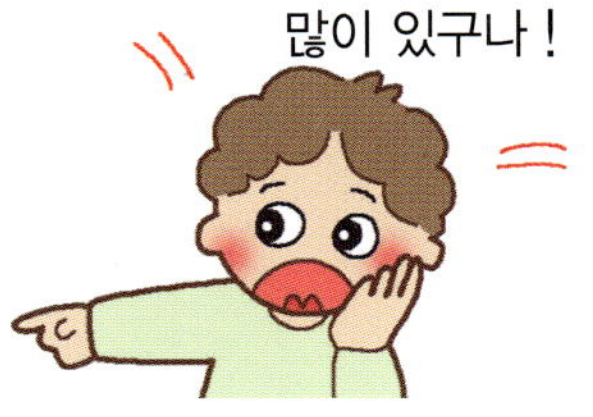

혈액정화에 사용되는 항응고제

항응고제(표 14-3)

피가 응고되지 않도록 하는 주사이다. 혈액은 혈관 밖으로 나간 후 잠시 후 피가 굳어진다. 이것은 혈액 속 혈소판의 기능 때문이다. 항응고제를 사용하지 않고 혈액을 몸 밖에서 내보내 순환시키고 있으면 그중 혈액은 응고된다. 항응고제는 출혈 상태에 따라 활동 강도가 달라진다. 출혈은 투석 후 3~4시간 정도 지속되기 때문에 주의해야 한다.

표 14-3. 혈액정화법에 이용한 항응고약

약제의 종류		약제명	주의사항
항응고제	미분화 헤파린	Heparin sodium (hepafilted®)	• 항응고작용의 강도 : 강 • 출혈의 위험성 : 높다.
	저분자 헤파린	Lebiparine Sodium (Crivaline®) Dalteparin sodium (flagmin®) Pamaparine Sodium (Roehepar®)	• 항응고 작용의 강도: 중 • 출혈의 위험성 : 중간
	메실산 나파모스탓트	Nafamostat Mesilate (Fusan®)	• 항응고 작용의 강도 : 약 • 출혈의 위험성 : 약 • 췌장염이나 파종성 혈관내응고증후군(DIC) 치료에도 이용된다.
	Algatrovan	Algatrovan (Slonnon®)	• 미분화 헤파린 또는 저분자 헤파린과는 다른 작용 메커니즘 항응고제 작용을 나타낸다. • 헤파린을 사용할 수 없는 경우(예: 항트롬빈 Ⅲ 또는 기인성혈소판감소증(HIT)Ⅱ형)에 사용한다.

투석 중 증상과 투석 합병증에 대한 약

투석 중 증상에 사용하는 약 (표 14-4)

1. 천자 때의 통증

션트를 뚫을 때 통증을 완화시키기 위해서 국소 마취제인 리도카인을 함유한 부착제를 사용한다. 천자한 30분~2시간 전에 천자부에 부착하면 효과적이다. 최근에는 연고의 종류도 있다.

2. 저혈압

투석 시 빠른 탈수로 혈압이 낮은 경우도 있다. 그래서 투석으로 인한 저혈압을 예방하기 위해 투석 전이나 투석 후에 정맥압을 복용한다. 그러나 이러한 약을 복용해도 저혈압이 개선되지 않을 때는 평상시 복용하고 있는 항고혈압 약물을 조절하거나 마른 체중을 검토할 수 있다.

3. 근육의 경련

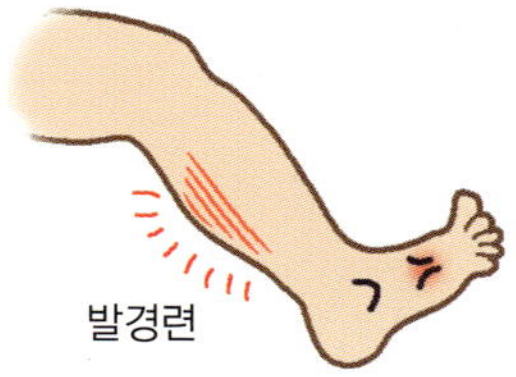

다리경련을 개선하기 위해 작약감초탕이라는 한약을 사용한다. 또, 카르니틴(carnitine) 제제가 효과적이라는 보고도 있다.

표 14-4. 투석 중 증상에 사용하는 약

증상	약제의 종류	약제명
천자시 통증	국소 마취제	Ridocaine Tape (Peneless®) Ridocaine–Propritocaine Combination (Emura® Cream)
저혈압	승압제	Amedinium Methyl Hydrochloride (lysmic®) Middrin Hydrochloride (metrazine®) Droxidopa (Drop®) Ethylphrine hydrochloride (Ehothyl®)
근육경련	한방약	작약감초탕
	카르니틴 제제	Levocalnitine (ercalatin®)
기타	항히스티민약	종류가 많기 때문에 생략
	오피오이드 κ 수용체 흥분제	Narflaffin Hydrochloride (Remich®)
	스테로이드 외용약	종류가 많기 때문에 생략
	보습제	Heparin 유사물질제제(Hardoid®)

4. 가려움

항히스타민약이 가려움을 줄이기 위한 약으로 처방될 수 있다.

이러한 약의 효과가 불충분할 경우 가려움을 억제하는 오피오이드(opioid) 수용체를 활성화하는 파라핀 염산염이라는 약물을 사용할 수도 있다. 또 긁힌 상처나 습진에 대해서는 스테로이드 외용약을 사용할 수 있다. 예방책으로서 평소 보습제를 사용해 피부 관리를 하는 것이 중요하다.

투석 합병증에 대한 약(표 14-5)

1. 칼슘 · 인 대사 이상

인흡착제 · 활성형 비타민D_3 제제를 복용한다. 칼슘 · 인의 균형을 조절하는 부갑상선의 기능이 증가하고 있는 경우에는 시네마산염, 에테르칼세트산염산염 또는 활성 비타민D_3의 주사를 사용한다.

2. 빈혈

투석 환자는 에리트로포에틴(erythropoietin)의 생산 감소로 빈혈에 걸릴 가능성이 더 높다. 한편, 적혈구의 성분으로서 철분의 존재를 빼놓을 수 없다. 철분이 부족하면 에리트로포에틴이 충분히 작용하지 않아서 에리트로포에틴 외에 철분을 추가한다. 또, 투석 환자가 부족한 경우가 많은 카르니틴을 보충하는 것으로 빈혈을 개선한다는 보고도 있다.

3. 하지불안 증후군(restress 다리 증후군)

원인을 알 수 없어 근본적인 치료법은 없지만 경련을 억제하는 약이나 도파민 수용체를 자극하는 약 등을 복용해 증세가 경미해질 수 있다고 한다.

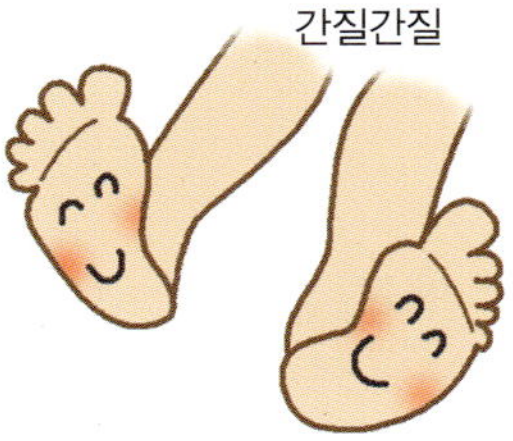

4. 손목터널 증후군

근본적인 치료약은 없지만 통증이나 저림 증상을 줄이는 목적으로 소염 진통제, 비타민 B_{12}를 복용하는 방법, 손목관에 스테로이드를 주사하는 방법이 있다.

이러한 방법으로 증상이 개선되지 않으면 수술로 직접 신경의 압박을 제거한다.

5. 변비

투석 환자는 수분제한이나 약의 부작용으로 변비가 매우 잘 걸린다. 변비의 종류에 따라 다르게 사용할 수 있는 변비약은 여러 종류가 있다.

표 14-5. 투석 합병증에 대한 약

합병증	약제의 종류	약제명
칼슘 · 인 대사 이상	인흡착제	표 1 참조
	활성형 비타민D_3 제제	표 2 참조
	칼슘 수용체 작용제	Cinacharcet hydrochloride (legpar®) ether calcide hydrochloride (persabib®)
빈혈	조혈자극호르몬	표 2 참조
	철분제	Sodium ferrous citrate (ferromia®) ferrous fumarate (ferm®) Sugar-containing iron oxide (fedin®)
	카르니틴 제제	levocalnitine (ercalatin®)
하지불안 증후군 (restress 다리 증후군)	항경련약	Chronazepam (Ribotril®) Gabapentin (Gabapent®)
	도파민 작용약	Pramipexol Hydrochloride (Bi-Siflor®) Lotigotine (New Patch®) Lopinilol hydrochloride (rekip®) Thalipexol hydrochloride (domin®)
손목터널 증후군	비스테로이드 항염증제.	Loxoprofen Sodium (Loxonin®) Dichlofenac sodium (butalene®) Cerekib (Cerekox®)
	비타민 B_{12}	Mecobaramine (Mecobar®)
	스테로이드(주사)	Betamethasone (Lindelon®)
변비	대장 자극성하제	Senoside (Pulzenide®) Picosulfate sodium (laxobellon®) Rhubarb powder(대황가루)
	직장 자극성하제	Sodium hydrogen carbonate/sodium dihydrogen phosphate anhydride (new lecocarboxylic acid suppository®)
	삼투압성 하제(당류 하제)	D-Sorbitol Lactulose
	삼투압성 하제(염류 하제)	magnesium oxide
	클로라이드 채널 베-타-	Rubiproston (Amitizer®)
	관장약	glycerin enema

당뇨병으로 투석하고 있는 약(표 14-6)

현재, 새로운 투석을 시작하는 사람들의 거의 절반이 당뇨병을 앓고 있다. 투석이 시작된 뒤에도 당뇨병의 치료는 계속되지만 투석이 시작되면서 약의 종류와 양이 달라질 수 있다.

표 14-6. 당뇨병으로 투석하고 있는 약[*1]

종류		약제명
인슐린 제제[*2]	속효형	Novorapid® Human Log® Apidra®
인슐린 제제[*2]	지속형	Transceiver® Rebemil® Lantas®
인슐린 제제[*2]	혼합형	Novorapid®30 mix Novorapid®50 mix Novorapid®70 mix Lizodeg? Humulus® Mix 25 Humulus® Mix 50
인 크레틴 관련 약	DPP-4 억제제	Teneriglyptine Hydrogen Bromide (Tenria®) Linaglyptin (Trussenta®) Bilda Griptin (Equa®) Algoriputin benzoate (Necina®)
인 크레틴 관련 약	GLP-1 수용체 작용약	Lilaglide (Victor®) Lixecenamide (Liximia®) Duraglide (Tollich City®)
α-글루코시드 가수 분해 효소 억제제		Bogli Bose (Baison®) Acarbose (Glucosby®) Migritol (Sable®)
속효형 인슐린 분비 촉진제		Mittigrinide Calcium (Glufast®) Repagrinide (Share Post®)

*1 경구혈당강하제 중 , 설포닐우레아(SU), 비구아니드, 치아졸리딘디온은 전체 금지。또한 시타그립틴은 신속한 인슐린 분비 촉진제 및 DPP-4 억제제 중 투석 환자(일본 투석 의료협회 당뇨병 치료 가이드 2012)에서도 억제된다.(일본 투석의학회편 「혈액투석편의 당뇨병치료 가이드 2012」)。

*2 인슐린 제제성분명은 생략한다.

1. 인슐린 제제

인슐린을 체내에 보충함으로써 혈당치를 낮춘다. 인슐린의 작용 방식과 주사기의 형태로 분류되며, 환자의 혈당치 변동의 특징이나 자가 주사법 문제 등 사용되는 용량 형태를 결정한다. 투석 환자의 경우 인슐린의 반감기가 연장되므로 투석을 하지 않은 환자보다 적은 단위로 설정한다.

2. 인크레틴 관련 약

혈당 수치를 조절하는 인크레틴이라는 호르몬과 관련된 약으로 혈당에 따라 인슐린의 분비를 촉진한다. 다른 당뇨병 약보다 저혈당증에 걸릴 확률이 낮다. 인크레틴 관련 약에는 인크레틴을 분해하는 효소의 기능을 억제하는 DPP-4 억제제와 결합하는 글루카곤 유사펩티드-1(GLP-1) 수용체에 직접 작용하는 GLP-1 수용체 작용제를 포함한다. 후자는 인슐린 제제와 같이 자기 주사를 실시한다.

3. α-글루코시다아제 (glucosidase) 가수분해효소 억제제

식사 후 혈당이 급격히 증가하는 것을 조절하는 약이다. 그 시간대 이외에 복용해도 효과가 없다. α-글루코시다아제는 음식물의 당분을 분해하여 포도당을 생산하는 기능이 있다. 이 약은 효소의 기능을 억제함으로써 체내에 들어간 당질의 분해를 지연시키고 포도당의 흡수도 지연시킨다.

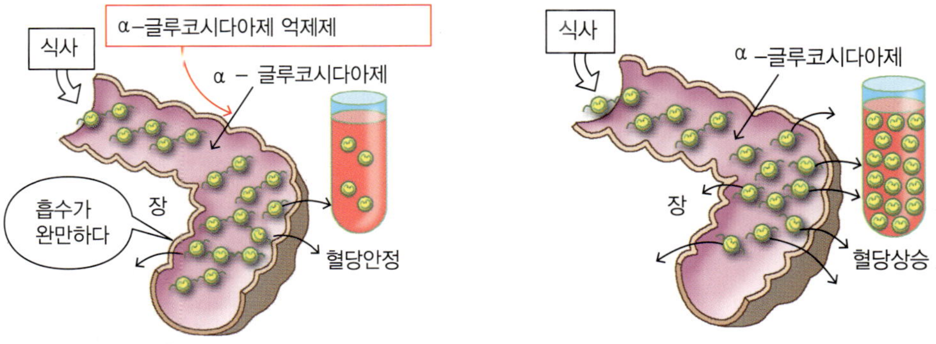

4. 속효성 인슐린 분비 촉진제

췌장에서 인슐린 분비를 촉진하는 약이다. 복용 후 신속하게 효과가 나타나서 반드시 식사 직전에 복용한다.

시중에서 구할 수 있는 의약품과 보조식품

최근에는 약국뿐만 아니라 편의점 등에서도 간단하게 시판약을 구입할 수 있게 되었다. 그러나 투석 환자의 경우 처방전 없이 복용하는 약이 지나치게 효과가 있는 경우나 부작용이 생기기 쉬워지는 경우가 있다.

예를 들면, 대부분의 위약들은 대부분 제산제로서 알루미늄이나 마그네슘이 포함되어 있다. 투석 환자에서는 이것들이 체내에 축적될 수 있고, 알루미늄 뇌증, 고마그네슘혈증이라고 하는 질환을 일으킬 우려가 있다.

또, 최근에는 건강 붐이 일어나 보충제와 건강식품을 섭취하는 사람들의 수가 증가하고 있다, 확실히 투석 환자에게는 효과가 있는 것도 있지만, 몸에 축적되어 악영향을 주는 것도 있다. 비타민 보충제는 축적으로 독성 증상을 일으킬 가능성이 있고, 건강식품에도 칼륨이 많이 함유되어 있다.

가끔 환자들이 이런 약이나 음식을 스스로 복용하기 때문에, 특히 투석을 시작할 때에는 이런 위험성을 알게 하는 것도 중요하다.

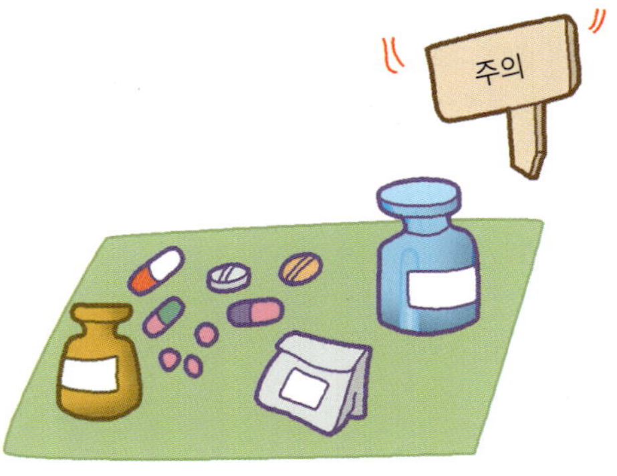

15

재활치료(운동요법)

투석과 운동

일반 인구의 약 50%만이 심부전, 만성 폐쇄성 폐질환(COPD)과 같은 수준으로 투석 환자의 체력(운동성 내성)을 가지고 있다고 한다. 만성적인 운동부족을 초래하는 여러 가지 요인들이 있다.

운동을 하는 투석 환자는 운동을 하지 않는 투석 환자에 비해 생명예후가 좋다는 점, 운동횟수가 많을수록 예후가 좋은 것으로 보고되고 있다.

한편, 투석 환자의 평균 연령은 해마다 증가하여 운동 요법을 실시하려면 나이에 따른 신체기능의 변화를 고려해야 한다.

체력 저하의 요인

(1) 투석일 수는 투석 중과 투석 후 잠시 휴식을 취하고 있어 감소한다.

(2) 투석 상태의 변동에 의한 전신 상태가 불안정하게 되기 쉽다.

(3) 때때로 션트 수술 등에 휴식을 취할 필요가 있다.

(4) 다양한 합병증(고혈압, 빈혈, 관절통 등)으로 인한 이동의 어려움이 있다.

예를 들어

환자는 투석을 시작할 때까지는 '운동금지 · 가능한 한 안정'이라고 말하고 있지만, 투석을 시작한 것으로 서서히 편하게 몸을 움직일 수 있게 된다. 투석 도입 후에는 '투석 · 식이 · 운동 · 휴식'이 불가력하고 중요하게 된다.

* 최근에는 보존기의 CKD 환자라도 신체 활동의 저하는 심혈관 질환의 사망위험으로 적당한 운동을 권장하는 의사도 증가하고 있다.

운동은 식이요법이나 약품에 비해 잊히고 미루기 쉽지만, 장기투석의 합병증을 예방하는 데 중요한 역할을 한다. 앞으로의 생활을 가능한 한 안정되게 하려면 체력을 유지하고 증가시키는 것이 필수적이다. 그러나 투석 도입 직후는 체력(특히 지구력)이 현저하게 저하되어 회복에는 긴 시간이 필요하다.

우선은 자신의 일은 스스로 하고 이후에 가사나 직장으로의 복귀 등 이전의 생활로 돌아와서 한층 더 활동 범위를 넓혀 가는 등, 단계를 밟아 체력을 증가시키도록 한다.

운동 효과

'운동'이나 '움직인다'라고 하면, '근력' 또는 '지구력'과 연관된다. 그러나 운동의 효과는 그뿐만 아니라 운동에도 많은 영향을 끼친다.

(1) 좌심실 수축 능력 증가 및 말초 순환의 개선(혈압 저하, 안정)
(2) 빈혈 개선
(3) 당대사 · 지방질 대사 개선
(4) 단백질 이화 억제
(5) 근력, 지구력 증강
(6) 유연성 · 민첩성의 향상
(7) 골 밀도의 증가
(8) 폐활량(최대 산소 섭취량) 증가
(9) 식욕 증진, 변통의 개선
(10) 차단 사항의 혈류 개선
(11) 수면의 질 개선
(12) 스트레스, 우울증감 · 구속감의 해소(QOL 향상)

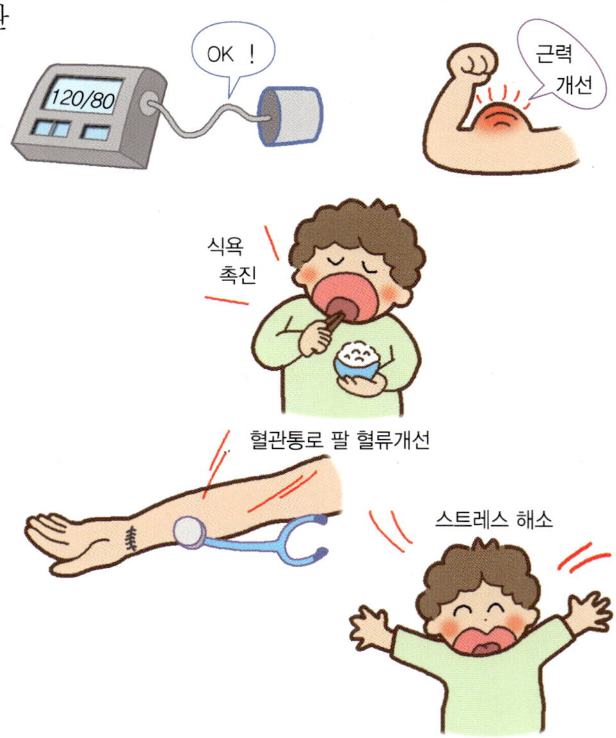

운동 요법의 실제

투석 환자는 일반인에 비해 일상 활동이 적어 만성 운동 부족에 시달린다. 그러므로 일상의 활동량을 늘리는 것이 중요하며, 의식적으로 일상생활 속에서 운동을 실천할 필요가 있다.

장기간 투석으로 나타난 합병증을 줄이기 위해서는 지구력을 중심으로 전신의 신체 기능을 향상시킬 수 있는 유산소 운동과 관절 운동을 중심으로 하는 운동 2가지 방향에 역점을 두는 것이 중요하다.

1. 운동의 강도는 어떻게 결정하나?

일반적으로 최대 산소 섭취량($\dot{V}O_2max$)은 운동의 강도를 설정하는 데 사용된다. 최대 산소섭취량(중력운동 이하)의 50~70%가 운동강도가 가장 좋다.

- 중등강도 이하의 운동의 경우 근육은 운동의 에너지원을 포도당(당질)과 유리지방산(지질)에 의존해 그 이상이 되면 당질만이 에너지원이 되기 때문이다.

투석 도입 직후 체력이 크게 떨어져서 약 40% 정도에서 시작해 점차 강화하는 것이 중요하다. 그러나, 생활 속에서 개인의 최대 산소 섭취량을 측정하려면 광범위한 시설을 필요로 하며, 다음과 같은 방법으로 대체된다.

(1) 심박동수를 기준으로 운동 강도로 정한다.

심박수는 최대 산소섭취량과 상관관계가 있다. 따라서 운동 시 심박수를 측정하고, 운동 강도를 기준으로 한다. 최고 심박수는 연령 예측 최대심박수의 75%까지이다.

운동강도별 예측 심방수

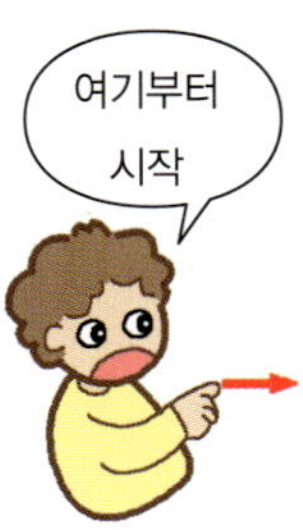

최근 적당한 운동강도 시작 (50~70)

나이 / 운동강도 ($\%\dot{V}O_2$ max)	20	30	40	50	60	70
20	88	86	84	82	80	78
30	102	99	96	93	90	87
40	116	112	108	104	100	96
50	130	125	120	115	110	105
60	144	138	132	126	120	114
70	158	151	144	137	130	123
80	172	164	156	148	140	132
90	186	177	168	159	150	141
100	200	190	180	170	160	150

(2) 주관적(자각적) 운동 강도로 정한다.

주관적 운동강도란 운동을 하고 있는 사람의 자각 증상으로 주관적으로 결정하는 것이다. 가장 간단하고 손쉽게 실시할 수 있다. 최대 산소섭취량이나 심박수와 상관관계가 있다. 운동 강도의 지표로는 심박수보다 신뢰성이 높다고 하는 보고도 있다.

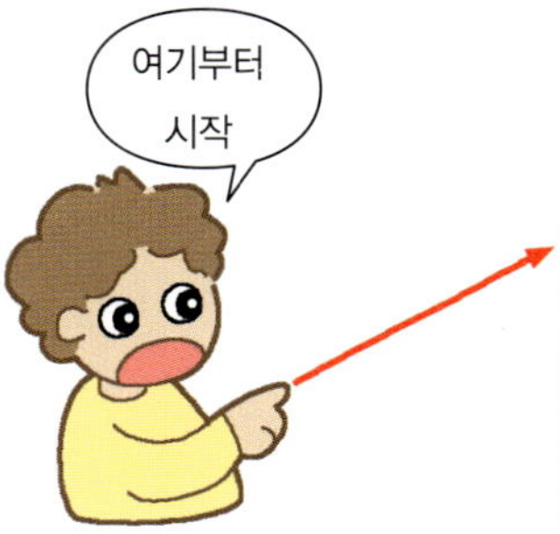

	주관적 운동강도		강도(%)
6			
7	very, very light	(매우 편함)	40%
8			
9	very lighht	(조금 편함)	
10			
11	fairy light	(편함)	60%
12			
13	somewhat hard	(다소 힘듦)	
14			
15	hard	(힘듦)	80%
16			
17	very hard	(조금 힘듦)	
18			
19	very, very hard	(매우 힘듦)	100%
20			

2. 운동시간과 빈도

처음에는 하루에 5~10분 정도부터 시작하여 익숙해지면 점차 늘려, 30~60분 정도의 운동을 한다. 빈도는 일주일에 3~4회 정도인데, 주로 투석하지 않는 날을 중심으로 실시한다.

3. 운동시간

너무 덥거나 추운 시간대는 피하고, 쾌적한 기온의 시간대에 운동을 실시한다. 공복이나 식사 직후, 투석 직후는 피하도록 한다.

4. 준비운동

운동할 때는 부상을 예방하고 피로를 피할 수 있도록 준비하고 정리한다. 특히 투석 환자는 근육과 힘줄, 뼈가 약해져 부상을 입을 가능성이 높으므로 운동을 잘 준비하도록 한다.

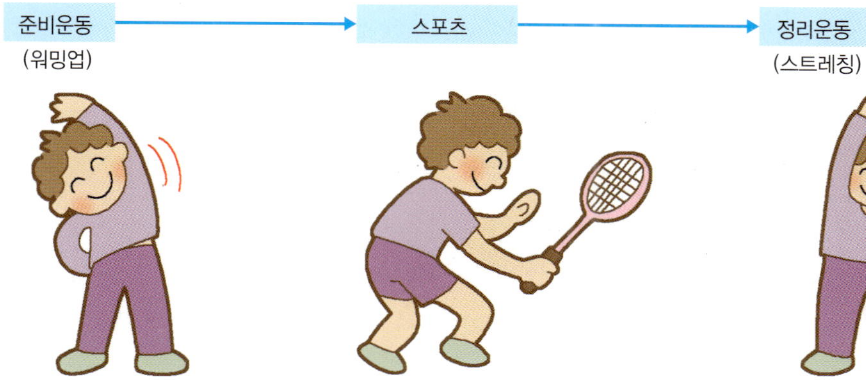
준비운동
(워밍업)
스포츠
정리운동
(스트레칭)

5. 운동의 종류

(1) 유산소 운동

유산소 운동이란 당과 지질을 에너지로 효율적으로 전환하기 위해 충분한 호흡을 하고 산소를 몸 안으로 가져가는 것을 포함한다. 이것은 신진대사의 효율을 향상시키고 피로 물질의 축적을 방지한다. 또 전신운동으로 운동량이 많아 장시간 안전하게 계속할 수 있다.

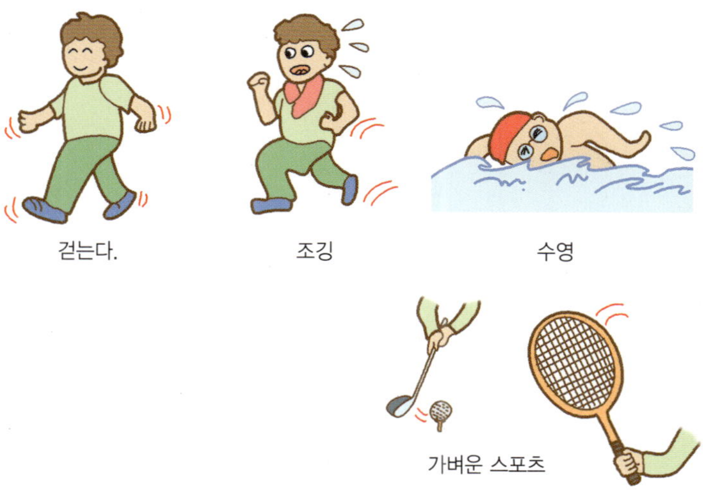
걷는다.
조깅
수영
가벼운 스포츠

(2) 관절 중심 운동

장기 투석은 관절의 움직임 불량과 통증 등 합병증을 일으킨다. 관절 운동은 그것을 예방할 뿐만 아니라 증상을 완화시키는 데 도움을 준다. 아래에 사항은 어디서나 간편하게 할 수 있어 근육과 유연성 발달에 효과적인 운동이다.

① 운동 포인트

- 운동은 안정성이 있는 의자에 앉아서 한다.
- 허리를 펴고, 다리는 어깨 넓이로 벌린다.
- 가능한 한 큰 반응 없이 천천히 실시한다.
- 움직임에 따라 천천히 호흡한다(숨을 멈추지 않고 한다).
- 아픔이 있을 때는 아픔이 없는 범위에서 움직인다.
- 우선은 10번 정도부터 시작해 점차로 증가한다.

② 어깨 운동

수건이나 막대기 등을 사용한다.

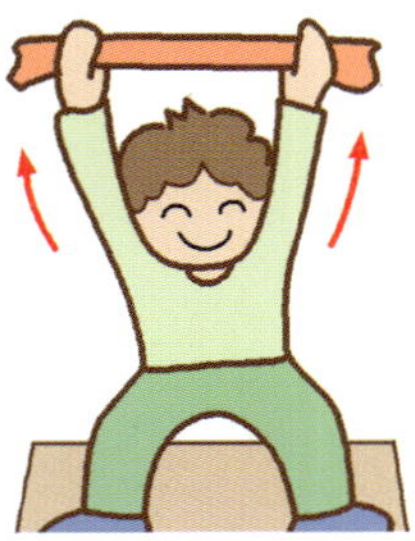

· 양손으로 만세를 부른다.

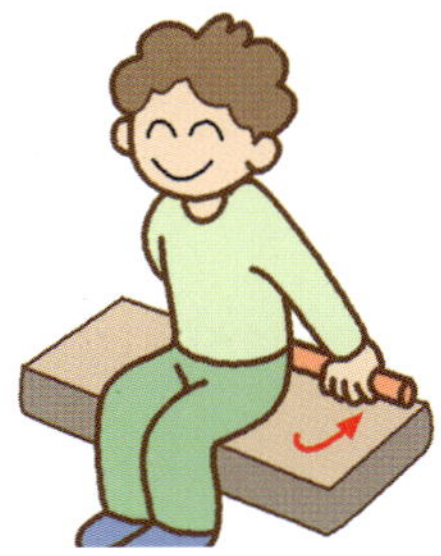

· 팔꿈치를 뻗은 채 손을 뒤로 올렸다 내렸다 한다.

③ 손가락 운동

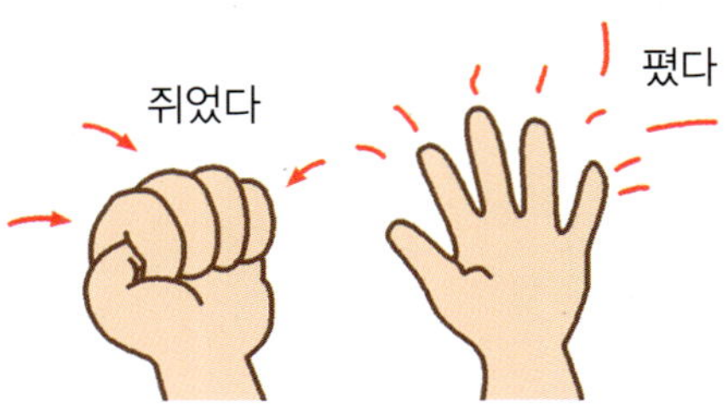

④ 몸 운동

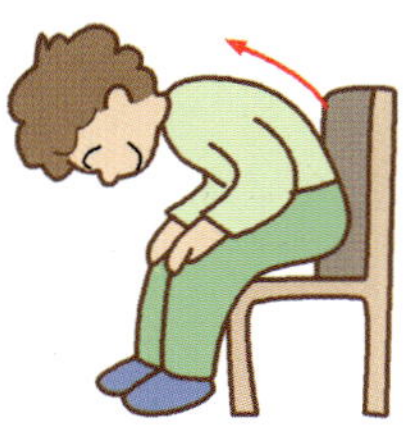

· 손을 무릎 위에 두고서 천천히 몸을 앞으로 기울인다.

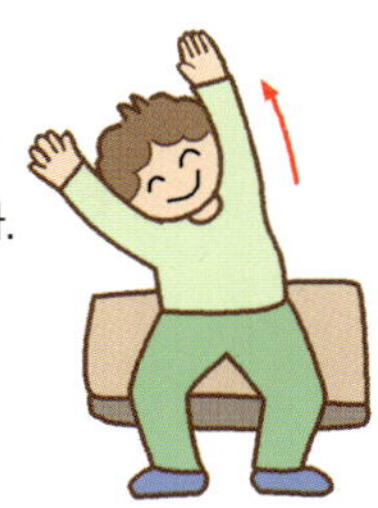

· 만세 자세를 해서 몸을 좌우로 움직인다.

· 이때 회전에 주의한다.

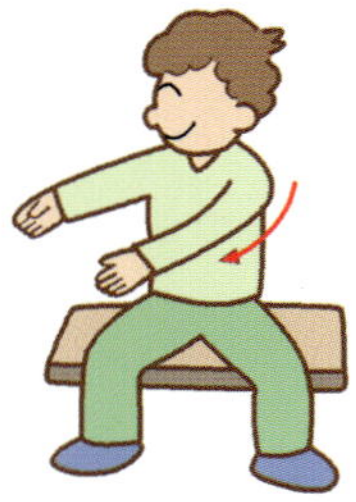

· 양팔을 앞으로 내밀고 몸을 좌우로 비튼다.

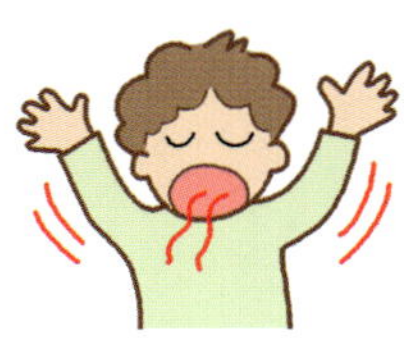

· 심호흡을 하면서 가슴을 넓힌다.

⑤ 다리 운동

의자가 넘어지지 않도록 가장자리를 잡고 한 번에 한 발씩 한다.

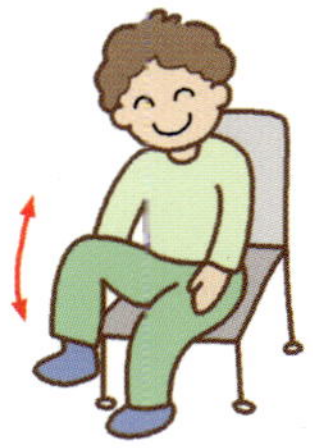

· 제자리 걸음을 걷듯이 허벅지를 들어올린다.

· 무릎은 높이 올린다.

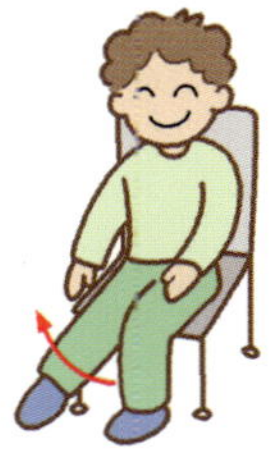

· 무릎을 똑바로 펴서 돌린다.

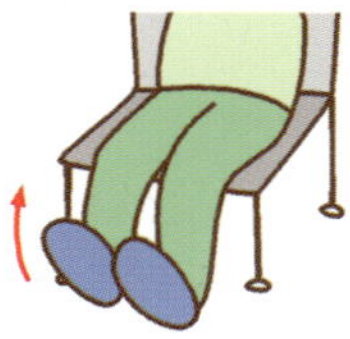

· 발뒤꿈치를 붙인채로 발끝을 올린다.

6. 운동의 제한과 중단의 표준

운동은 의사에게 허가를 받은 후에 시작한다. 그러나 다음과 같은 질병을 가진 환자는 운동을 할 수 없다.

(1) 금기가 되는 병

① 심장질환(심투전, 투석심장, 급성 심근경색, 부정맥 등)

② 감염증(폐렴, 션트 감염, 요로감염, 간염, 패혈증 등)

③ 위장 출혈

④ 안저 출혈

⑤ 심각한 뼈 및 관절 장애

또, 다음과 같이 중지 기준에 해당하는 경우는 운동을 중지한다.

(2) 운동 중단 기준

① 투석부족으로 요독증 상태

② 수축기 혈압이 180 mmHg 이상, 또는 확장기 혈압이 100 mmHg 이하

③ 혈압이 너무 높거나 너무 낮을 경우

④ 안정 시 심박수가 120회/분 이상

⑤ 운동 전에 숨이 차거나

⑥ 열이 있을 때

⑦ 몸 상태가 나쁠 때

⑧ 수술 후(의사의 승인이 날 때까지)

그 외, 의사가 당신에게 운동을 하지 말라고 한다면, 운동을 중단하라.

7. 운동 요법의 주의점

(1) 의사와 상담하고 주의하여 시작한다.

(2) 체력이 좋지 않을 때나 식사를 할 수 없을 때는 하지 말고, 운동 중 체력이 나빠지면 억지로 할 필요는 없다.

(3) 공복 시나 식사 직후, 투석 직후의 운동은 피한다.

(4) 가벼운 운동부터 서서히 시작한다.

(5) 한꺼번에 강하게 운동하는 것보다 약한 운동을 몇 회로 나누어 진행한다.

(6) 운동 전후에 반드시 준비 운동, 정리 운동을 한다.

(7) 편한 복장을 입는다.

(8) 운동은 자신의 페이스로 한다.

(9) 션트가 막힐 수 있으므로 누르지 않도록 주의한다.

(10) 수분관리를 잘하지 못하는 사람은 운동을 삼간다.
(체중 증가가 현저하면, 강도의 운동 부하로 심부전을 일으키는 일이 있다)

(11) 관절에 통증이 있을 경우에는 통증이 없는 범위 내에서 한다.
(통증을 참고 무리하면 관절이 더 나빠질 수 있다.)

8. 즐거운 일상생활을 보내기 위해

이런 운동을 하루 이틀 한다고 해서 쉽게 체력과 근육의 힘을 얻을 수 있는 것은 아니다. 오히려 일부 환자들은 피곤할 뿐이라고 불평할 수도 있다. 운동은 계속하는 게 효과적이다. 운동은 마지못해 하는 것보다는 목표를 두고 해야 한다. 적당한 운동은 육체적 · 정신적으로 모두 편안한 효과를 준다. 이 때문에 생활공간을 제한하지 말고 취미와 흥미를 갖도록 힘쓰자. 운동으로 얻을 수 있는 것은 많다. 사람이 주는 것이 아니라 환자 자신이 손에 넣는 것이다.

• 투석 중인 운동

활동량의 감소로 체력 저하를 개선 · 유지시키기 위해서는 운동의 습관화가 필요하다. 그러나, 매일의 바쁜 생활 속에서 운동하는 시간을 확보하고 운동을 지속해 나가는 것은 꽤 어려운 일이다.

투석 중 운동 요법은 투석 중에 운동을 하여 주 3회 운동 시간을 확보할 수 있고, 한편으로는 운동의 지속이 가능하다. 뿐만 아니라, 단백질 동화가 촉진되고, 인 등의 노폐물의 투석 제거율이 높아지는 것이 판명되어 있다.

운동은 저혈압 반응을 피하기 위해서, 투석 치료 전반전, 즉 치료 시작 2시간 이내에 한다. 운동 내용은 자전거 에르고미터나 트레드밀 등을 이용한 유산소 운동과 고무 밴드나 중추를 이용해 저항을 가하는 레지스탕스 운동이 있다. 운동 강도는 주관적 운동 강도(Borg 지수)의 11 "매우 편하다"~13 "다소 힘듦"으로 하도록 한다.

본 원에서는 통원 투석 환자의 감소를 줄이기 위해 ① 통원 투석을 한다, ② 이동수단은 보행으로, ③ 운동기능을 검사하고 입원시킨 후 재활에 개입할 필요가 있다는 의사의 판단 ④ 투석 시 운동요법은 재활을 원하는 환자에게 실시한다. 운동요법은 세라밴드(Serraband)를 이용한 저항운동이다. 고관절 굴곡(허벅지를 든다), 무릎관절신전(무릎을 편다), 다리관절배굴(발목 젖히다), 다리관절저굴(발등 뻗었다)을 좌우 20회씩 1세트로 하고 3세트 실시한다. 그리고 근력 저하가 개선되었는지, 향상을 꾀하는지, 넘어질 위험이 줄었는지 확인하기 위해 2주마다 근력 측정, 1개월마다 보행 분석기기를 이용한 보행 분석을 실시한다.

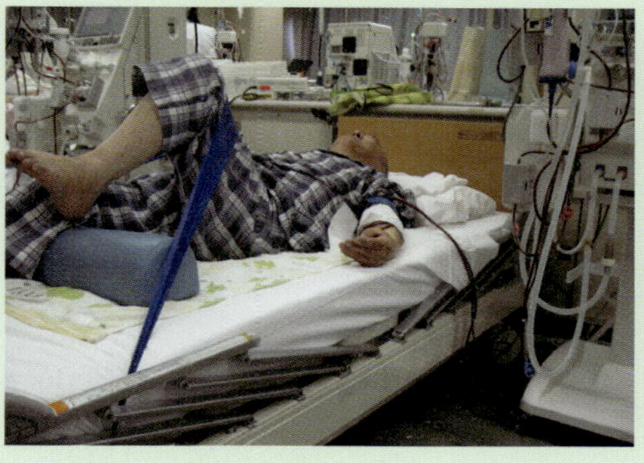

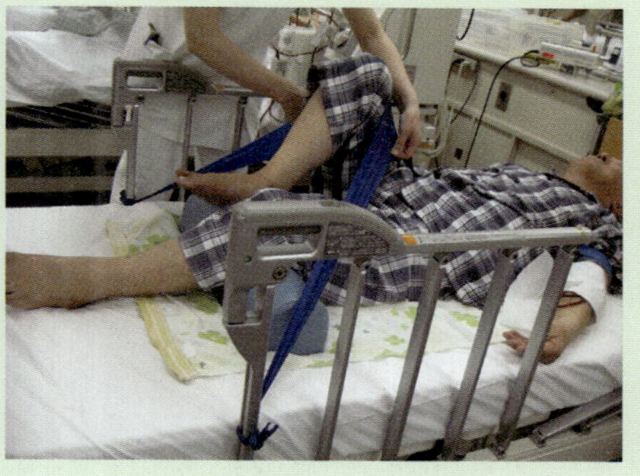

당뇨병으로 투석 중인 사람의 운동

당뇨병으로 투석을 받고 있는 사람은 신부전과 당뇨병으로부터 관리가 필요하다. 운동을 하면 인슐린 감수성이 개선되어 혈당 조절을 좋게 한다. 또, 체지방을 중심으로 한 체중감량, 지질대사 · 고혈압 개선, 스트레스 해소, 골격손실 예방, 심폐기능의 향상, 근력 강화 등, 몸에 다양한 효과를 가져온다.

식이요법 제한으로 아무리 체지방이 감소해도 운동을 하지 않는 환자에서는 인슐린 저항성이 개선되지 않는 것으로 알려졌다.

1. 운동 요법의 금기

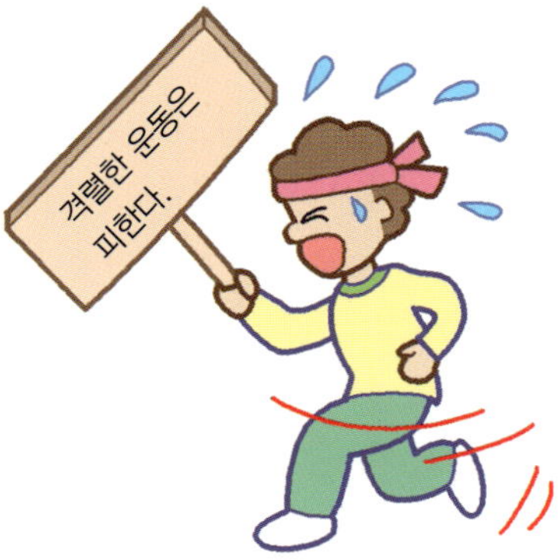

(1) 절대 금기

① 중증 당뇨 망막증

② 발괴저

(2) 의사와 상담으로 주의하게 된 사례

① 혈압 조절 불량

② 혈당 조절 불량

③ 중증 신경증

2. 운동 요법의 실제

운동을 시작하기 전에 의사와 상의를 하고 실시하는 것이 필요하다. 당뇨병이 있는 사람은 운동의 힘을 최대 산소 섭취량의 40% 정도에서 시작하여 단계적으로 시간을 갖고 점차 운동을 증가시킨다. 운동요법의 효과는 일주일 간의 중단 후에 회복된다. 따라서, 강도를 높여 가는 것보다도 계속하게 하는 것이 더 중요하다.

저혈당 발작을 예방하기 위해 투석하지 않는 날 식후 30분~1시간 정도 실시한다.

3. 운동 시 주의점

일반적인 주의 사항과 함께 다음과 같은 사항에 주의가 필요하다.

(1) 운동과 발 관리

운동 전에는 상처의 유무, 손톱이나 피부색을 확인한다. 운동할 때는 양말을 신고, 압박하지 않는 운동화를 선택합니다. 운동 후에는 다리를 깨끗이 유지해야 한다.

(2) 심한 운동은 피한다.

운동을 너무 많이 하면 저혈당 발작이나 안저출혈의 우려가 있다. 또, 발의 부담이 커져 말초신경증으로 이어질 수 있다.

(3) 혈압의 변화에 주의한다.

운동 전후 혈압측정을 하여 기립성 저혈압을 예방한다.

노인재활치료(운동요법)

1. 노인의 특징

사람들은 나이가 들수록 육체적 · 정신적으로 덜 활동적이 된다. 이러한 생리적 노화 외에도 노인 투석 환자들도 신장기능부전을 겪으며 신체적, 정신적으로 기능이 떨어질 가능성이 높다.

2. 왜 운동이 필요한가?

외래환자의 투석을 유지하려면 체력과 근육의 힘을 유지해야 한다. 노인들이 짧은 시간이라도 몸을 움직이지 않으면 각종 운동장애가 나타나 일상생활에 지장을 준다. 안정만 하고 있으면 다음과 같은 일이 일어난다.

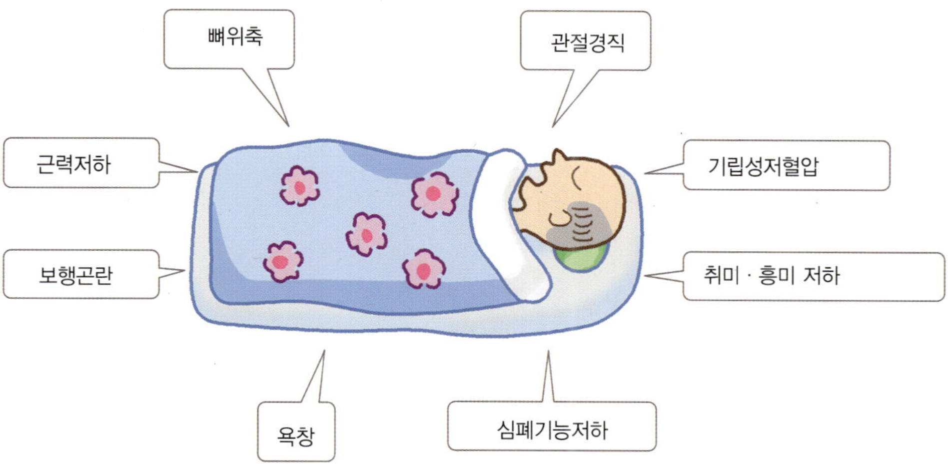

운동을 하지 않은 기간이 길어지면서 회복도 늦어져 그대로 와병생활이 되어 버릴 가능성이 있다. 그러므로 가능한 한 빨리 침대에서 일어나 운동을 하는 것이 신체적 · 정신적 기능의 저하를 막을 수 있다.

3. 어떤 운동을 하는가?

노인의 관절염에서는 상지근보다 다리의 근육(특히 대퇴를 올리기 위해 작용하는 더 큰 요추근)에서 근육량이 현저히 감소한다. 또, 오랫동안 걷지 못한 노인들의 대퇴 사두근을 뚜렷이 약화시킨다.

따라서 노인 투석 환자의 운동은 우선 앉는 것에서 시작해 건강한 노인처럼 걸을 수 있게 하는 것이다.

(1) 앉기

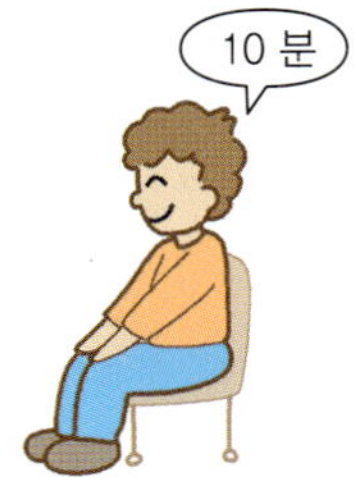

- 의자나 침대에 걸터앉는다.
- 우선은 식사 후 10분 정도부터 시작하여 익숙해지면 시간을 연장한다.

(2) 선다

- 의자나 침대에서 천천히 일어서거나 앉는다. 할 수 있게 되면 웨이트 밴드 등을 사용한 근력 트레이닝도 효과적이다.

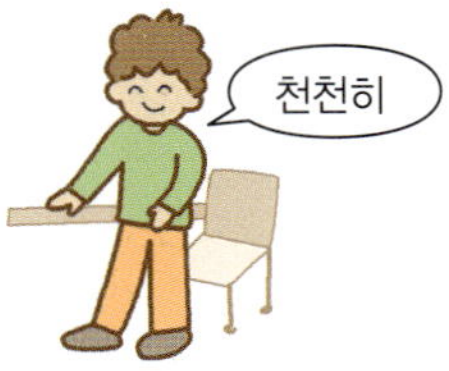

(3) 걷기

- 우선 집안에서 시작해 점차 범위를 넓힌다.

(4) 일상생활

- 주변 모든 것을 혼자서 하도록 노력해야 한다.

(5) 체조

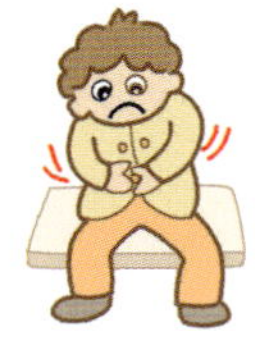

- 앉아서 가능한 TV 체조를 한다.

(6) 레크리에이션 참여

- 노인복지센터, 돌봄서비스, 노인회, 동아리에 참여한다.

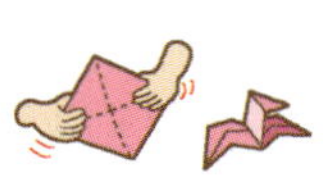

4. 운동 시 주의점

일반적인 주의사항과 함께 다음 사항에 주의가 필요합니다.

(1) 노인들은 균형이 맞지 않아 쉽게 넘어지는 경향이 있어 앉거나 일어서거나 걸을 때 특히 넘어지는 것에 주의해야 한다.

(2) 노인들은 특히 주관적인 증상이 부족하여 절대 강요해서는 안 된다.

5. 복지 장비

투석 중인 노인들은 활동성이 떨어지고 생활공간이 좁아지는 경향이 있다. 이 경우 복지 장비를 잘 활용하여 활동범위를 넓힐 수 있다.

다음은 입원 투석을 유지하는 데 도움을 주는 보행 보조 기구와 휠체어이다.

(1) 지팡이

- 한발 지팡이
  비교적 보행 밸런스가 좋다.

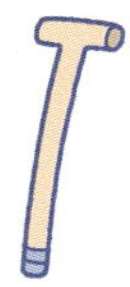

- 다발 지팡이
  팔에 힘이 있는 분

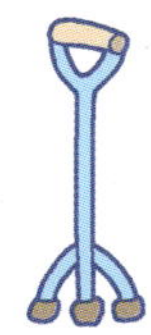

- 로프-스트랜 지팡이
  한쪽 팔로 몸을 지탱한다.

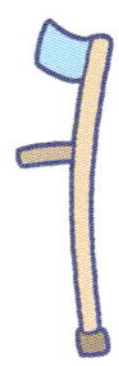

(2) 보행차

- 사륜 보행기 밸런스를
  잡기 어려운 분에게

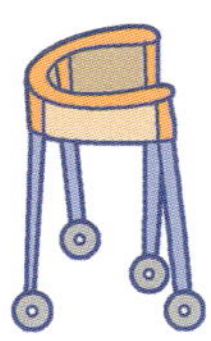

- 보행 보조차
  장거리 못 걷는 분
  짐을 못 드는 분

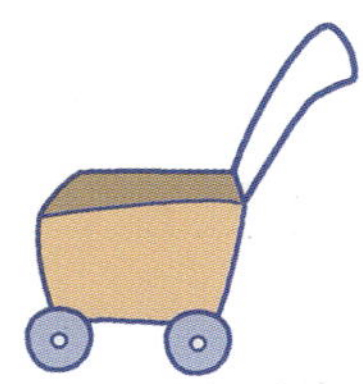

(3) 휠체어

- 자주형 · 개조형
  걷는 것이 곤란한 쪽으로.

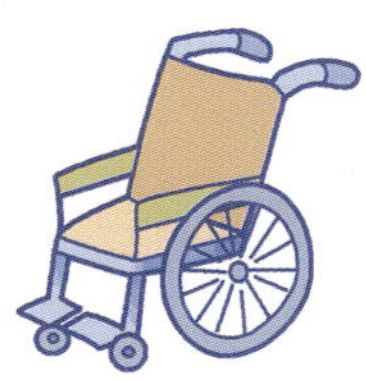

또한 다른 많은 복지 장비들이 있는데, 이러한 복지수단은 사회보험제도로 보조받을 수 있다. 따라서 병원의 사회복지사와 관리자들에게 상담하라고 조언하는 것이 중요하다.

16

당뇨병성 신장질환 환자의 관찰과 지도

당뇨병성 신장 질환이란

당뇨병 1차성 질환으로 신장 장애가 생긴 상태를 당뇨병성 신장질환이라고 하며, 당뇨병의 세 가지 주요 합병증의 하나이다. 당뇨병을 앓는 신장병은 혈당 상태가 계속 높아져 신장으로 가는 사구체의 벽이 딱딱하고 두꺼워져 손상된다. 그래서 여과작용을 할 수 없게 되고 신장 기능이 저하되어 신부전이 되는 병이다. 당뇨가 발병한 시점에서부터 투석 시작까지는 10년이 넘게 걸리는데, 이 기간 동안 적절한 치료를 받지 못한 환자가 많다.

당뇨병이란

췌장은 췌장세포에서 분비되는 인슐린의 작용 부전으로 발병한다. 병태에는 인슐린 분비가 감소하는 인슐린 분비 부전과 인슐린이 분비되어도 근육이나 간 등 지방세포로의 작용 장해가 있는 인슐린 저항성이 있다. 성인은 여러 가지 유전이나 생활 습관이나 환경에 관여한다.

당뇨병의 종류와 특징

당뇨병의 분류는 주로 2가지 유형으로 나눌 수 있다. 제1형 당뇨병과 제2형 당뇨병이다.

1. 제1형 당뇨병

주로 소아~사춘기에 발생하나 성인에서도 나타날 수 있다. 자기면역 이상으로 췌장세포가 파괴되어 인슐린의 합성, 분비가 되지 않아 인슐린 치료가 반드시 필요하다.

2. 제2형 당뇨병

40세 이후에 많이 발생하고 환자가 과체중이거나 비만증이 있다. 당뇨병이 되기 쉬운 유전적 요인 외에 나이, 과식, 운동 부족, 비만, 스트레스 등 생활 습관이나 환경적인 요인으로 발병한다. 식이요법과 운동요법이 기본이며 혈당 컨트롤이 곤란한 경우에는 필요에 따라서 약물 요법을 실시한다.

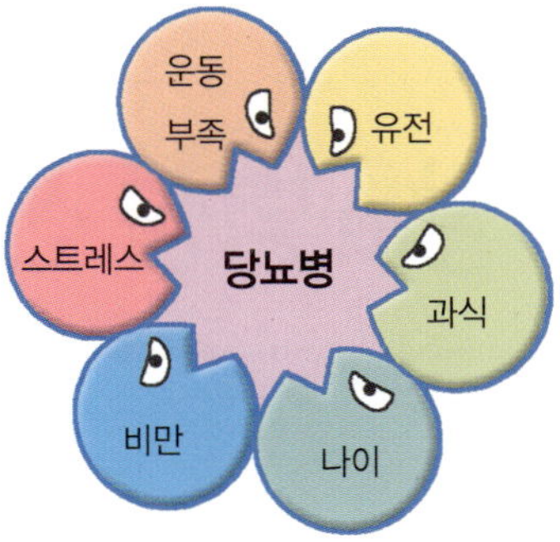

당뇨병 합병증의 종류

당뇨병의 합병증은, 당뇨병에 특유인 합병증 '미세혈관질환'과 빈도가 높은 동맥경화 '대혈관질환', 그 외의 합병증이 있다. 당뇨병 신증인 사람은 다양한 합병증이 나타나 자기 관리가 힘들다. 예방과 조기발견이 필요하다.

당뇨병 미세혈관질환	당뇨병 대혈관질환	그 외 기타 합병증
당뇨병 신경장애 당뇨병 망막증 당뇨병 신장질환	관동맥질환(심근경색 · 협심증) 뇌혈관 질환 말초동맥성 질환 당뇨병 괴저(신경장애도 관여한다)	당뇨병 백내장 감염증 (요로감염증, 호흡기감염증, 피부감염증, 치주질환)

당뇨병 미세혈관질환

1. 당뇨병 신경병증

작은 혈관 질환 중에도 조기에 발병한다. 감각과 운동 신경과 자율 신경계의 장해가 강하게 나타난다. 당뇨병 신경병증 환자는 신경장애의 정도가 진행되며 여러 가지 증상이 나타난다.

1) 감각, 운동 신경 장애

(1) 손발의 저림

(2) 손발의 대한 이상 지각(차가운, 발열)

(3) 손발의 통증

(4) 손발의 촉감과 따뜻한 느낌이 없어진다(부상이나 화상을 입어도 통증을 느끼지 않는다).

(5) 손발이 당김

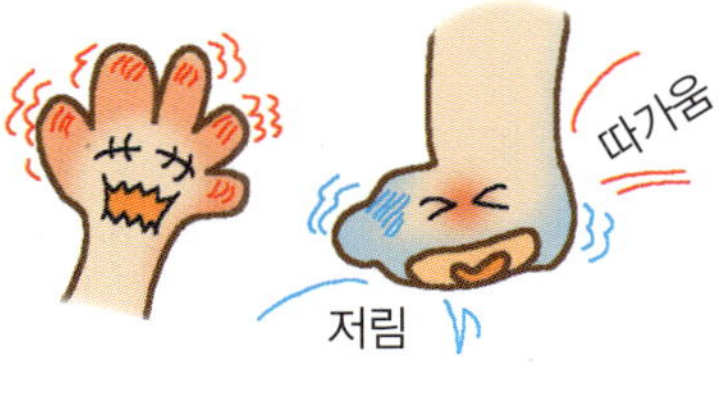

2) 자율신경장애

(1) 기립성 저혈압(현기증)

(2) 발한감소 또는 증가

(3) 소화장애로 위궤양, 구토

(4) 설사와 변비가 반복되는 배변 이상

(5) 방광기능장애, 배뇨장애, 잔뇨

(6) 발기 장애

(7) 의식하지 않는 저혈당(저혈당의 무의식 증상 장애)

(8) 무통성 심근경색

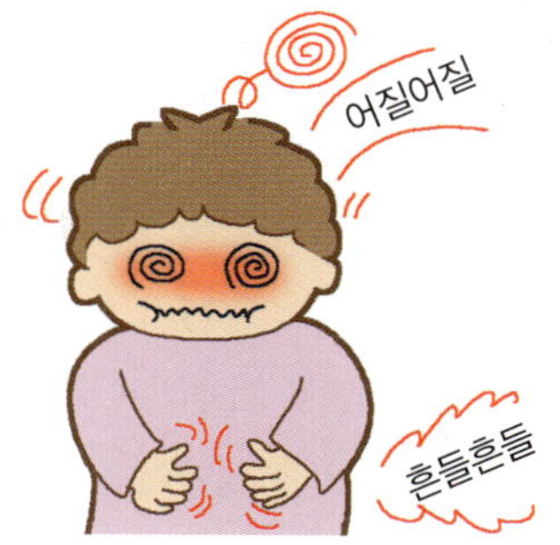

- 투석 시 탈수로 혈압이 떨어지는 경향이 있다.

3) 예방과 조치 및 대책

(1) 조기 발견하는 방법이나 예방법 그리고 혈당 조절의 중요성을 지도한다.

(2) 흡연은 신경 장애를 악화시켜서 금연을 한다.

(3) 음주는 치료 결과의 좋지 않은 영향을 줘서 금주를 한다.

(4) 혈압을 조절한다.

(5) 약물 요법을 한다(알도스 환원효소 억제제, 혈류장애 개선 약, 소염진통제, 말초신경장애성 동통치료제, 항경련제 등의 투여).

(6) 발의 관찰과 풋 케어를 지도 또는 실시한다.

2. 당뇨성 망막증

혈당의 급격한 변화나 고혈당 상태가 계속되면 망막증이 나타난다. 치료하지 않고 방치하면 실명할 수 있다. 망막 혈관 세포의 퇴화와 손실은 모세혈관을 일으킨다고 한다. 혈류장애와 세포장애는 혈관장애와 신혈관 또는 혈관 파괴로 인한 출혈로 실명을 할 수 있다.

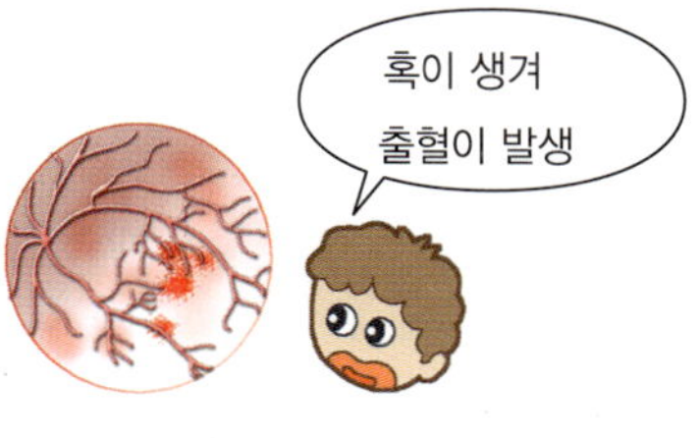

망막증에는 단계별 과정으로 당뇨병성 신경증 환자에서 흔히 발견된다. 정기적인 안과 검사와 안저 검사가 필요하다.

1) 예방과 조치 및 대책

(1) 혈당조절, 혈압조절 등이 혈당조절 위주로 되어 있지만, 망막증 단계에 따라 혈당이 급격히 떨어져 일시적으로 망막증이 악화될 우려가 있어 점차 혈당조절법을 조절한다.

(2) 정기적으로 안과 검진을 받고 안저 검사를 한다(안과 중증도에 따라 검진 간격도 달라

져서 안과 전문의에게 지시를 받을 필요가 있다).

(3) 안저 출혈 때 투석은 항응고제를 고려한다.

(4) 치료로서 광응고법(photocoagulation), 초자체 수술이 있다.

(5) 상황을 확인하고, 시각장애로 인한 일상생활의 불안과 실명에 필요한 지원을 한다.

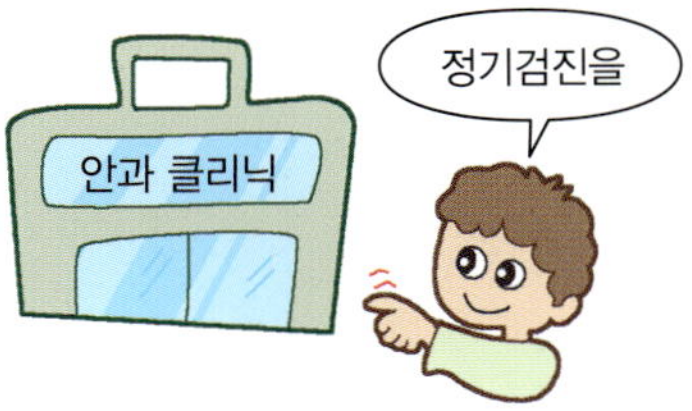

당뇨병 대혈관질환

당뇨의 대혈관장애는 관상동맥질환, 뇌혈관질환, 말초동맥질환 등의 동맥경화로 인한 합병증이다. 동맥경화가 어디에서 일어나느냐에 따라 여러 가지 증상이 나타난다. 관상동맥질환, 뇌혈관질환은 생명을 위협하는 직접적인 질병이다. 나이나 유전적 요인과 함께 고에너지, 고지방, 운동 부족 등 환경 요인이 작용한다.

관상동맥질환에는 협심증과 심근경색을 가지고 있어 일반적으로는 흉통을 동반하지만, 당뇨병 환자에서는 자각 증상이 없는 경우가 있다.

뇌혈관질환에는 뇌경색과 뇌출혈이 있으며 당뇨병 환자들은 뇌출혈보다 뇌경색을 일으키는 빈도가 높다.

말초동맥질환에는 말초혈류 불량으로 하퇴부의 냉증, 저림(무감각), 간헐적 경련 등의 증상이 나타난다. 혈류불량의 하퇴부의 상처나 화상 등이 있으면 치유가 잘 안되고 궤양이나 당뇨병 괴저라고 하는 심각한 발 병변에 이르는 경우가 있다. 예방과 세심한 관찰을 통한 조기 발견이 중요하다.

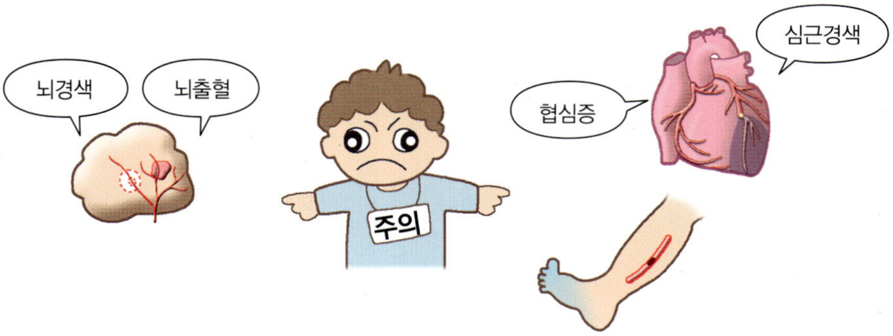

예방과 처치, 대책

비만증 개선, 과식 및 운동부족, 금연지도, 체중, 혈압, 혈당, 지질관리가 중요해지고 지침이 필요하다.

(1) 혈당 및 혈압 조절
(2) 식사 내용을 확인하고, 고지방 음식 및 간식 섭취를 삼간다.
(3) 지방조절
(4) 체중조절(비만의 경우 체중감소가 필요)
(5) 운동을 한다.
(6) 알코올 및 흡연금지
(7) 발 관찰과 발 관리를 지도 또는 실시한다.
(8) 협심증이나 심근경색을 의심하는 증상(흉통, 흉부 불쾌, 숨가쁨 등)이나 뇌경색과 뇌출혈을 의심하는 증상(의식장애나 사지마비 등)이 나타나면 의료 기관 수진을 하도록 지도한다.

기타 합병증

1. 당뇨병 백내장

고혈당으로 눈의 수정체(렌즈)의 변성이 일어나 뿌옇게 흐려져 시력장애(시력저하나 무시)를 일으킨다. 예방에는 혈당조절이 중요하다. 안과적 치료로서 혼탁해진 수정체의 제거술이나 인공수정체 삽입술이 있다.

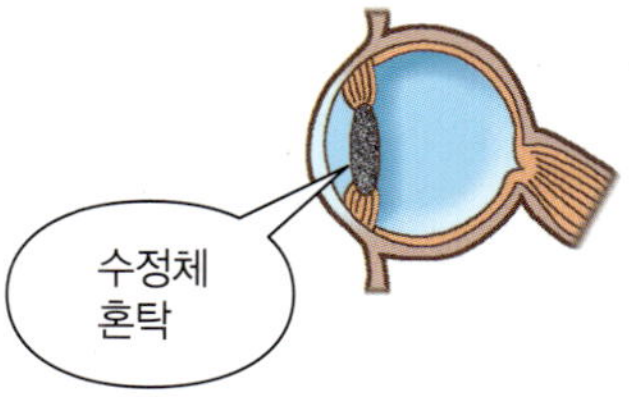

2. 감염증

당뇨병 환자들은 전염병에 걸리기 쉽고, 완치될 확률이 낮으며, 심해질 확률이 높다고 한다. 이러한 요인에는 면역 기능 저하, 혈액 순환 및 신경 손상이 포함된다. 주요 감염은 요로감염(방광염, 신우신염), 호흡기감염(폐렴, 결핵), 피부감염(칸디다증, 백선), 치주질환(치골염, 치주염) 등이다. 특히 고혈당 상태에서의 치주병은 동맥 경화성 질환이나 폐렴 등의 호흡기 질환을 유발할 수 있다. 혈당조절을 하면서 구강 관리를 할 필요가 있다.

저혈당

저혈당은 약물치료 중 급성 합병증이 자주 발생하는 것으로 알려져 있다.

저혈당을 일으키면 여러 가지 증상이 나타나고, 적절한 조치를 취하지 않으면 의식을 잃어 생명을 위협하게 될 상황에 처하게 된다. 합병증이 진전될 수 있어 예방과 대책, 응급조치를 이해하는 것도 필요하다.

1. 증상

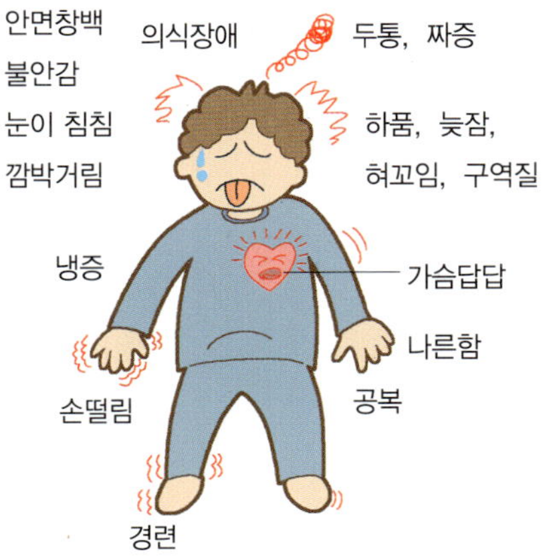

2. 저혈당을 일으키기 쉬운 요인

(1) 식사가 부족하다

식사시간이 늦었다. 식사 섭취량이 적었다. 당분 함량이 낮았다 등

(2) 술을 많이 마신다.

(3) 무리한 운동

과격한 운동을 했다. 배가 고플 때 운동을 했다 등

(4) 인슐린을 과다 투여

부적절한 양을 주사했다. 샤워나 운동으로 인슐린의 흡수가 촉진되었다는 등

(5) 인슐린 저항력 향상

비만증, 스트레스 해소, 감염증 개선

3. 예방과 대책

저혈당을 조기에 발견하고 조기 대처의 중요성을 지도한다.

(1) 인슐린의 양을 자기 판단으로 조절하지 않고, 지시 받은 인슐린의 양을 지킨다.
(2) 무리한 운동은 피한다.
(3) 저혈당이 의심될 때에는 혈당을 측정한다.
(4) 몸이 좋지 않을 때는 빨리 진찰을 받는다.
(5) 외출 시에는 포도당(α-글루코시타제 억제제를 복용하는 경우) 또는 당분, 당뇨병과 관련된 수첩을 휴대한다.
(6) 저혈당이 된 원인을 알아본다. 자기의 저혈당 증상을 이해한다.
(7) 타인에게 권유를 받은 약은 복용하지 않는다.

4. 저혈당의 응급 처치

(1) 모든 활동을 중단하고 즉시 휴식을 취한다.
(2) 10~20 g의 포도당, 설탕 또는 그에 상응하는 당분이 함유된 주스를 즉시 섭취한다. 증상이 15분 이내에 해결되지 않으면 동일한 대응들을 반복한다.
(3) 증상이 완치되더라도 혈당치가 다시 떨어질 수 있어 식사 전에 섭취해야 한다. 다음 식사 전에 1~2단위의 탄수화물(밥, 빵, 크래커 등)을 1시간 이상 섭취한다.
(4) 회복 상태가 좋지 않을 경우, 병원에서 의료진단을 받거나 연락한다.

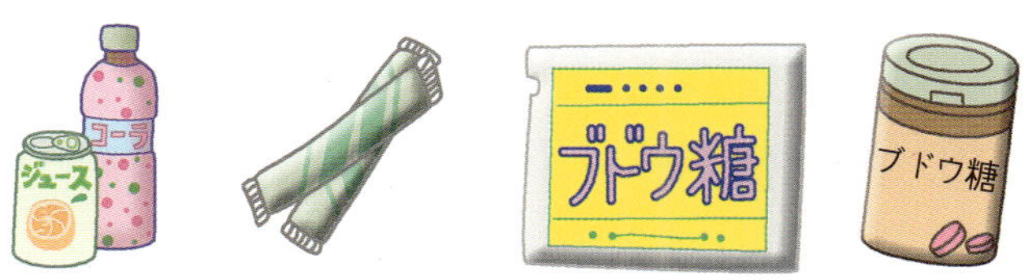

쥬스류 설탕류 포도당

- α-글루코시다제 억제제를 복용하면 포도당이나 포도당을 함유한 주스를 복용한다. 몇몇 달콤한 주스에는 설탕이 들어 있지 않으니 조심해야 한다.

투석과 일상생활

1. 혈당조절

일상생활에서 혈당을 조절하기 위해서는 자신의 혈당 측정법을 사용해야 한다. 고혈당증을 지속하는 것은 여러 가지 증상과 합병증을 초래한다. 지시대로 인슐린과 당뇨약을 사용하고, 과다섭취를 피하고, 스트레스를 해소하는 데에도 주의가 필요하다.

2. 안정투석

자율신경질환 때문에 혈관의 반응이 나빠져 동맥경화로부터 투석 중 혈압이 저하되기 쉽다. 안정된 투석을 하도록 혈당을 조절할 필요가 있다.

3. 적절한 식이요법

혈당을 잘 조절하지 못하고 혈당을 많이 섭취하면 과도한 수분 섭취를 야기할 수 있다. 수분관리가 잘 안 되면 다량의 물이 제거되어 갈증을 더 일으키며 수분섭취를 하는 악순환을 반복한다. 당뇨병성 신장병의 식단에서 기본 원칙은 혈당 조절에 초점을 맞추고 지시된 칼로리를 지키는 것이다.

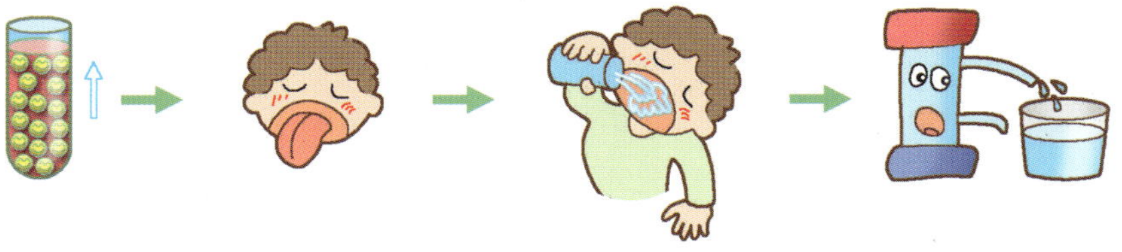

4. 적당한 운동

인슐린 저항성의 개선, 혈당조절, 비만 방지를 위해서 적당한 운동을 한다.

5. 적절한 약물요법

식이요법이나 운동 후에도 혈당을 조절하기 어려울 때는 인슐린 주사나 경구 저혈당제 같은 약을 투여한다. 표시된 종류, 수량, 시간을 정확히 준수하고 사용할 필요가 있다.

6. 발 관리

당뇨병성 신경병에서는 발의 감각이 둔해져 상처를 입기가 쉬울 뿐 아니라 발에 병변을 일으키게 된다. 또한 상처나 궤양이 생겨도 발견이 늦어질 수 있는 경우가 있다. 또 말초동맥질환은 혈액순환 장애를 일으켜 상처를 치유하기 어렵고 악화시킨다. 감염 또한 저항력이 감소하면서 발생할 가능성이 더 높다. 발에 생기는 병변으로는 굳은살, 티눈, 무좀, 살로 파고들어가는 염증, 궤양, 괴저 등이 있으며 발의 절단까지 해야하는 심각한 장애 등으로 이어질 수 있다. 건강한 발을 유지하기 위해 매일 한번씩 발의 상태를 점검하고 발위생과 보호에 특히 유의해야 한다.

1) 발의 장애의 종류

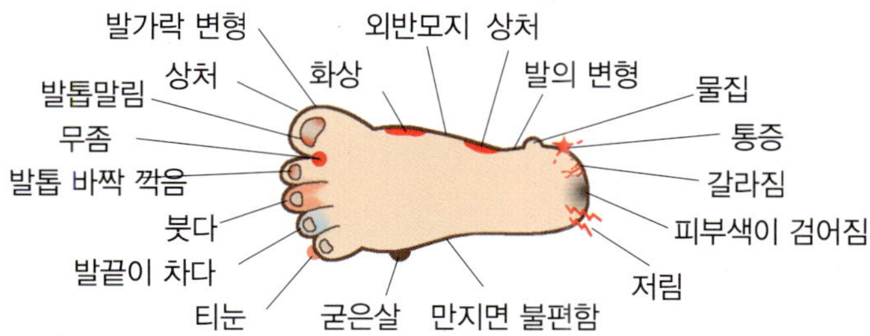

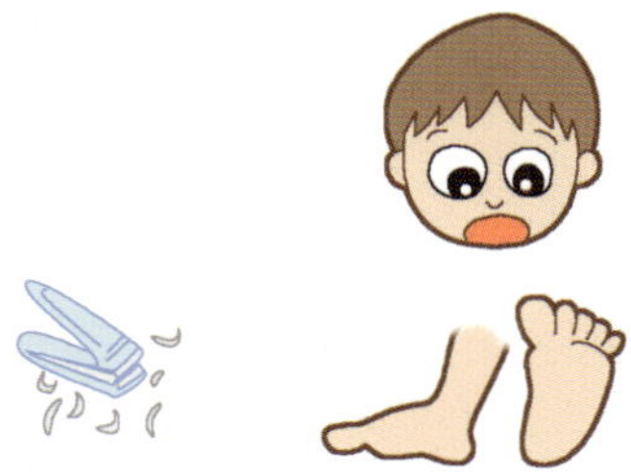

(1) 정기적으로 발을 관찰한다.

(2) 매일 깨끗이 씻고 발을 청결하게 유지(발가락 사이도 잊지 말고 씻는다)한다.

(3) 건조한 발에는 보습 크림을 사용한다.

(4) 손톱을 바싹 깎지 않도록 똑바로 자르고 부드럽게 손질한다.

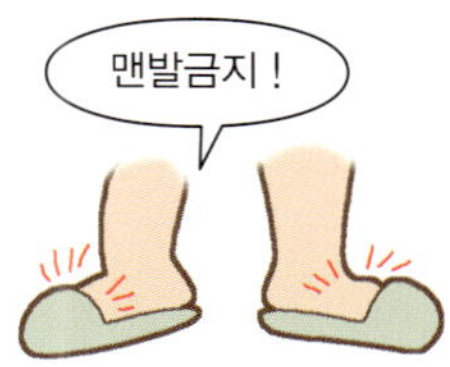

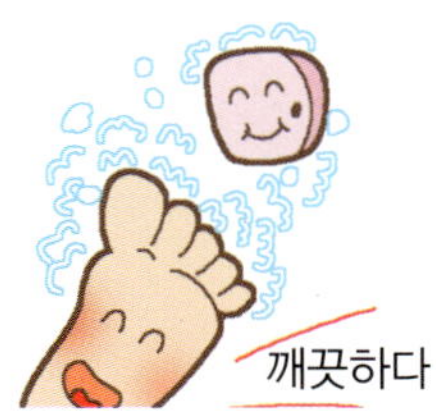

(5) 발톱이 비대해지거나 함입된 경우에는 의사와 상담한다.

(6) 맨발 및 샌들을 피한다.

(7) 오염을 방지한다.

(8) 양말은 매일 갈아 신어 발 보호 및 청결을 유지한다.

(9) 양말은 솔기가 있는 것은 발에 상처가 생길 수 있으므로 피한다(상처에 의한 출혈이나 침출액에 발견으로 흰색이나 옅은 양말이 좋다).

(10) 신발은 발 모양에 맞는 것으로 선택(안쪽이 부드러운 소재에서 발끝에 솔기가 없는 것, 오후에 신발을 고르는 것이 좋다)한다.

(11) 신발을 신기 전 신발 안에 이물질이 있는지 꼭 확인한다.

(12) 화상에 주의한다(목욕 시는 물의 온도를 확인한다).

- 발 감각이 무뎌져 너무 뜨거운 물은 발에 화상을 입을 수 있어 주의한다.

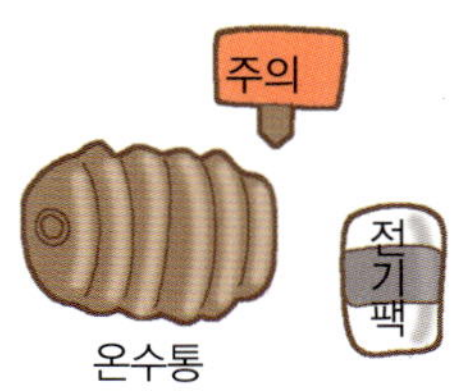

(13) 티눈이나 굳은살은 무리하게 제거하지 않도록 한다.

(14) 발에 상처 등 이상을 발견하면 조기에 진찰을 받다.

(15) 발에 이상이 있을 때 보행이나 운동 등으로 다리에 부담을 주는 일을 피한다.

(16) 백선증이 있을 때는 항진균제를 사용한다.

(17) 발을 씻고 목욕(산화탄소 목욕제)을 하여 혈액 순환을 촉진한다.

7. 구강

혈당 조절과 적절한 구강위생을 위해 입을 깨끗하게 유지하고 감염을 예방할 수 있다. 칫솔질과 치석 제거, 치과 치료 등이 필요할 것이다. 치아를 제거할 때 감염이나 출혈을 일으킬 수 있어 투석 주치의와 상담 필요하다.

8. 정기 검진

혈당 조절이나 혈압 조절, 합병증의 예방과 치료의 의미때문에 투석 담당 의사는 물론 당뇨병이나 순환기, 안과나 치과 등 전문의의 진찰이 필요한 경우가 있다. 마음대로 중단하지 않도록 정기적인 진료를 받아야 한다.

17

정신적 문제와 반응

의사가 투석이 필요하다고 진단을 내리면, 환자는 일어서지 못하고 어떻게 해야 할지 몰라 충격을 받는다. 해명하고 이해할 수 있다고 해도 감정의 차원에서 받아들이기는 쉽지 않다. 환자들은 정신적인 안정을 도모하기 위해 다양한 방어 반응을 보인다. 병과 투석 등을 인정하는 것에 긍정적인 마음을 갖는 데는 오랜 시간이 걸린다.

우리는 환자들이 그들의 정신 상태를 이해하고 극복하도록 도와주는 보살핌과 지원을 해야 한다. 그러나 의사 자신도 여러 가지 반응에 반응하는 환자들을 어떻게 해야 할지 잘 모르기 때문에 스트레스를 받을 수도 있다. 병이나 치료를 받아들일 때까지 많은 사람에게 공통적으로 나타나는 심리적 변화를 포착함으로써 환자를 더 잘 돌보게 할 수 있다.

투석 환자들에 대한 충격 과정

투석 환자의 충격 과정에는 다음과 같은 단계가 수반된다. 이 단계들은 순서대로 진행되는 것이 아니라 앞뒤로 가서 돌아오거나 반복하거나 한다. 또, 어느 단계에서 멈추어 버리기도 하는 등 개인차가 있다. 이들 심리과정은 누구에게나 공통적으로 나타나는 정상적인 반응인 만큼 자연스럽게 받아들여야 한다.

1. 정신적 타격 · 충격 쇼크와 마비 상태 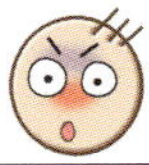	• 투석 도입을 통보받고 심한 충격, 쇼크로 현실감각이 마비된 상태가 된다. 어떤 때는 위기 개입이 필요하다
2. 부정 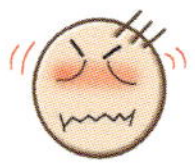	• 자신을 부정한다. 그럴 리가 없다. 투석이 필요치 않다는 사실을 부인한다. • '거부'는 건강한 사람들의 정상적인 불안의 방위 수단이라 뒤의 감정을 노출시키지 않고 부정하는 것을 존중한다.
3. 거래 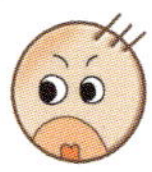	• "다른 좋은 치료법은 없을까?" • 다양한 치료를 다루는 심리
4. 패닉 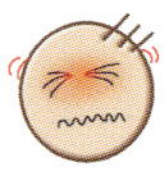	• 피할 수 없다는 사실에 직면해 결국 공황상태에 빠진다. 이 상황을 방치하는 것은 위험하다. 위기상황에 개입할 필요가 있다.
5. 분노와 부당함 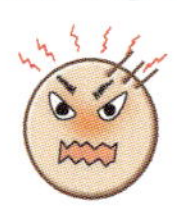	• 강한 분노를 느끼며 왜 나만 그런가. 자신의 분노는 종종 의료자나 가족에게 향하는 것이 많다. • 분노가 나타나지 않게 되면 자신을 향하게 되어 우울증으로 발전한다.
6. 적의 및 원한 공격 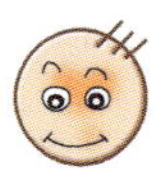	• 분노보다 한발 더 나아가 주위 사람들에게 적의, 원망, 공격적 태도를 보이는 경우도 있다. • 신부전-투석이 된 책임이 지금까지 자신을 돌봐온 모든 사람에게 있다고 생각한다.
7. 죄책감 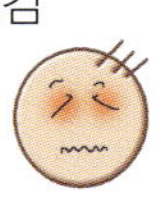	• 외부에 대한 당신의 감정이 조금씩 자신에게로 향하기 시작한다. "그때 그런 짓을 하지 말았어야 했어" 등 후회의 감정에 시달린다. • 죄책감은 분노에 이는 슬픔을 나타내는 감정이다.
8. 고독감과 우울 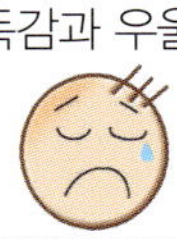	• 병을 인정할 수밖에 없어 나는 매우 외롭고 우울하다. • 정서불안이 초래될 수 있지만, 건전한 슬픔의 과정 일부이다.
9. 체념(수용) 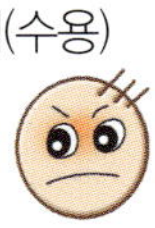	• 자신이 처한 상황을 보면서 현실을 직시하도록 노력한다. • 나를 투석환자로 받아들이도록 노력한다.
10. 새로운 희망, 웃음과 유머의 부활 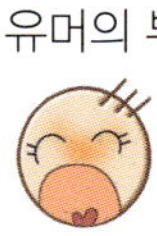	• 오랫동안 슬픔의 고통스런 경험 뒤에 오는 마음의 상태이다. • 잊고 있던 미소가 되살아나 더 편안하다.
11. 재기, 환자로서의 새로운 역할 획득 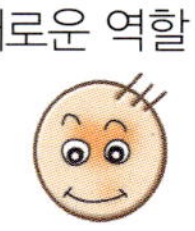	• 이전의 건강으로 돌아가는 대신 고통스럽고 비통해지는 과정을 통해 투석 환자로서 새로운 자아를 찾는다.

*「상실과 애도 직업」에 투석환자의 반응에 대한 작성

투석 환자에게서 볼 수 있는 정신질환

투석 환자에서 우울증, 불안감, 망상, 치매 등의 증상이 나타난다. 그 원인은 신장기능저하와 투석에 의한 기질적 인자와 심리적 · 사회적 요인을 생각할 수 있다.

각 증상의 원인과 평가

억제 증상	심장에 과도하고 지속적인 스트레스나 충격과 같은 큰 부하가 발생하면 생기기 쉽다. 우울증, 흥미나 기쁨의 상실, 정신운동 억제 또는 초조, 집중력 저하, 수면장애, 식욕감퇴를 비롯한 자율신경실조증상이나 근긴장증상 등 신체증상을 동반하는 경우가 많다.
불안 신경증	부정의 위험이 있지만 대처할 수 없다는 인식에 대응하는 반응이다. 자율신경기능의 변화 등을 통해 호흡곤란, 심근경색, 빈맥, 흉통, 구토, 발한, 어지럼증, 호흡 곤란 등의 증상을 보인다.
섬망	섬망은 의식장애의 한 타입이며 뇌의 기능적 손상에 의해 야기되는 급성, 가역성 정신질환이다. 투석환자의 섬망은 노인의 유지 투석 환자에게 어떠한 신체질환이 병발했을 경우나 약물이 축적되어 발생하는 경우가 많다. 증상으로는 흥분, 초조, 환각, 망상, 치료거부, 불면, 밤과 낮의 뒤바뀜 등이 나타난다.
치매 인지증	치매 인지증은 후천적이고 불가역성 지능의 저하이다. 증상은 핵심 증세와 주변 증세로 나뉜다. 핵심 증세에는 기억장애 및 사고 판단력 저하가 나타난다. 한편 주변증세는 핵심증상으로 생기는 생활상의 어려움 속에서 느끼는 불안과 초조감, 스트레스 등의 심리적 부하와 함께 간병인 등과의 관계성으로 생기는 억누름과 환각, 배회, 공격성 등이며 치매에 공통된 증상은 아니다.

투석 환자의 정신 문제에 대한 대응

투석 치료를 받아야 하는 위기에 처한 환자의 정신건강을 이해하고 어떻게 대응해야 하는지에 대해 배우는 것이 더 도움이 될 수 있다.

1. 아규라라와 메즈이츠크의 위기 모델

위기 개입 문제 해결 접근 방식은 스트레스가 많은 일이 발생했을 때 3개의 균형 유지 요인[현실적인 지각 · 대처 규제 · 사회적 지지]의 유무에 따른 위기를 회피할 수 있을지 정해진다.

(1) 현실적인 지각

환자가 사건을 어떻게 인지하고 있는지, 환자에게 어떤 의미를 지니는지, 장래에 미치는 영향은 어떤지, 왜곡하지 않고 올바르게 받아들이고 있는지, 감정을 표현하고, 사건에 대한 자신의 수용 방법을 정리할 수 있도록 돕는다.

현실적인 지각이 생기면 마음의 여유가 생겨 서서히 병이나 병상, 치료, 요양의 방법에 대해 이해하고 타협을 지을 수 있게 된다. 현실을 올바르게 지각하지 않으면 현실과 감정 사이에 다양한 갈등이 생겨 스트레스가 계속된다.

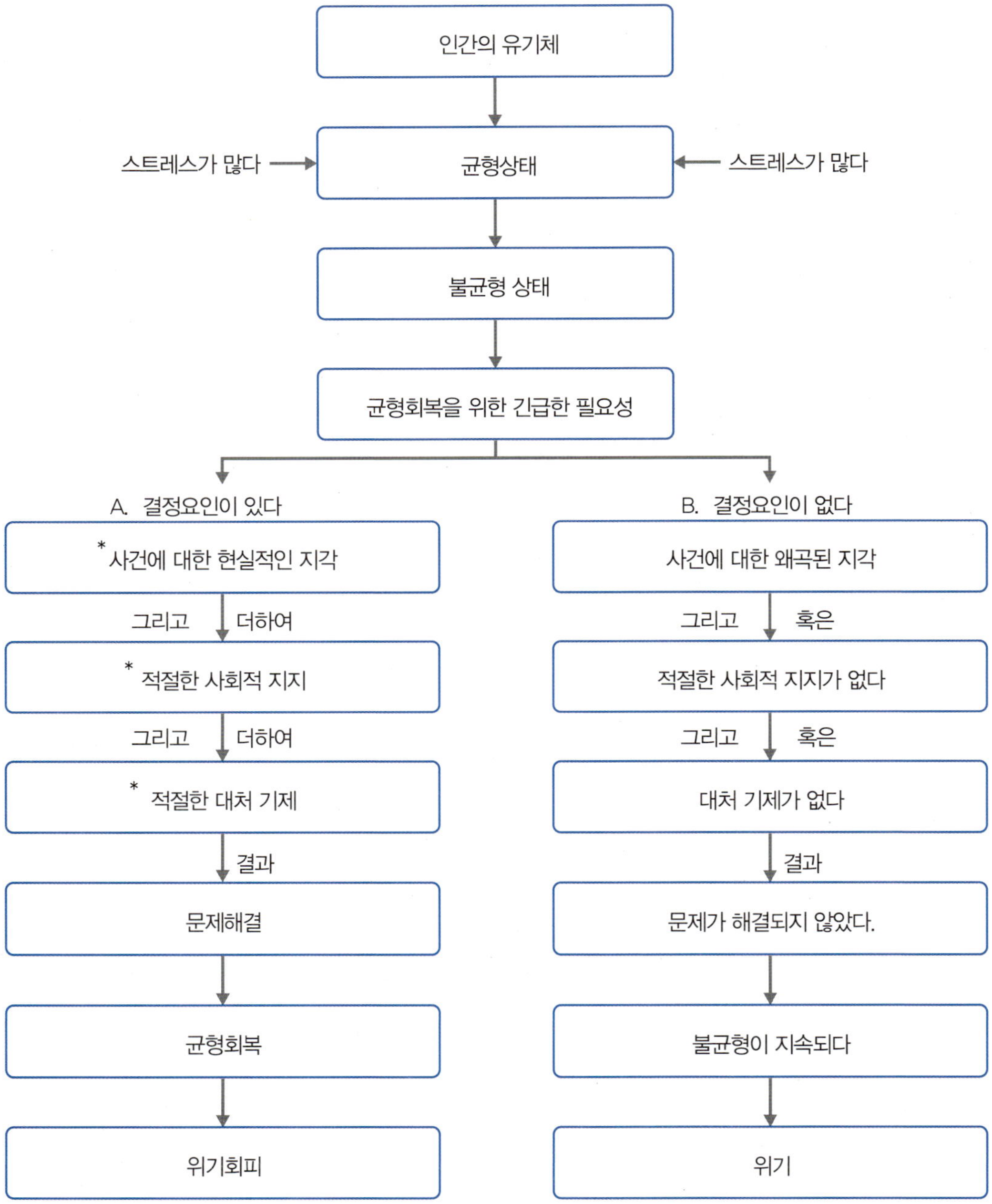

스트레스가 많은 문제 해결 요인의 영향

(2) 대처 방법

사람들이 스트레스에 대처할 수 있는 두 가지 방법이 있다. 문제를 해결하는 것과 그들의 감정을 조절하는 것이다. 문제 해결책으로는 정보 수집, 문제의 명확화, 좋은 해결책을 생각, 새로운 사고방식에 대한 생각, 행동 계획 수립, 최악의 상황에 대비하는 것 등이 있다.

정서적 적응에 대처하는 방법은 누군가에게 이해하라고 말하고, 올바른 방향으로 생각하고, 잘못된 방향으로 생각하지 않고, 심각하게 생각하지 않는 등 고통스러운 감정을 조절하는 것이다.

모든 사람들은 그들 나름대로 스트레스를 다루고 있다. 당신의 환자들이 습관적으로 무엇을 하고 있는지 아는 것은 그들을 도울 수 있고 그들을 다룰 새로운 방법을 찾을 수 있다. 여러분은 또한 과거에 그것을 극복하기 얼마나 힘들었는지에 대한 힌트를 얻을 수 있다.

- 스트레스를 해소하기 위해 여행, 운동, 취미, 이완, 호흡, 근육이완, 음악치료, 아로마테라피 요법, 자율훈련법 등이 있다.

(3) 사회적 지지

당신이 신뢰하는 누군가를 갖는 것은 당신의 감정을 이해하고, 당신의 가치를 재구축하며, 문제 해결에 대한 조언과 지지를 얻기 위해 중요하다. 그것은 스트레스를 견뎌내고 문제를 해결하는 능력을 향상시키는 데 도움을 줄 수 있다. 혼자 걱정할 필요가 없이 가족, 친구, 직장, 이웃에게 도움을 요청하여 해결할 수 있는 일이 있다는 것을 알게 하고 그들의 행동을 돕는다. 특히 독거노인 가구와 함께 생활하는 환자는 사회복지사와 협의해 사회자원을 적극 활용하도록 유도해야 한다.

2. 감정을 표현하고 감정을 안정시키려고 노력한다.

질병, 치료, 분노, 슬픔에 대한 걱정을 억누르지 말고 가족, 친구 또는 의료 전문가들이 당신을 이해하도록 격려하라. 슬픔의 감정을 억누르지 않고 충분히 슬퍼할 필요가 있다. 환자의 생각을 비판 또는 논평하거나 듣지 않고서는 할 수 없는 일을 말하게 하는 것이 중요하다. 분노나 슬픔을 표현하기 위해서 여러분은 소리를 지르고, 던지고, 베개를 두들기면서 감정을 풀어보려고 노력할 수 있다.

환자가 하고 싶은 말을 하지 않고 억눌렀을 경우, 오랫동안 내적 분노를 겪거나 우울증을 느끼며 회복이 늦어지거나 신체적인 증상으로 표현될 수 있다. 같은 경험을 가진 사람들과 감정을 나누는 것은 위안이다. 환자들은 감정을 풀어주고 진정시킬 수 있는 수단이 필요하다.

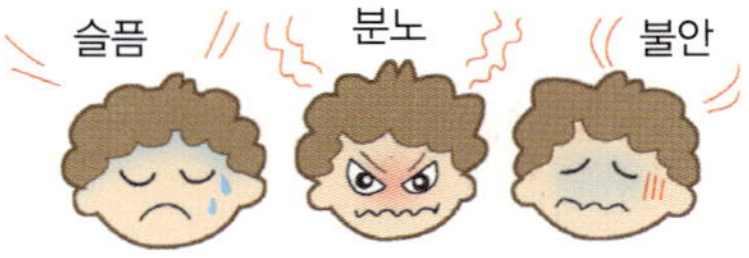

그대로 감정표현을 하다!!

3. 자신을 통제하고 자신을 향상시킨다.

몸 상태가 좋지 않거나 기운이 없을 때 누군가가 도와주고 응원해 주는 것도 중요하다. 그러나 남에게 계속 의존하다가는 자제력을 잃고 자신감을 잃게 된다. 일단 기운을 얻으면 천천히 할 수 있는 일을 할 수 있고 스스로 조절함으로써 자신감을 얻을 수 있다.

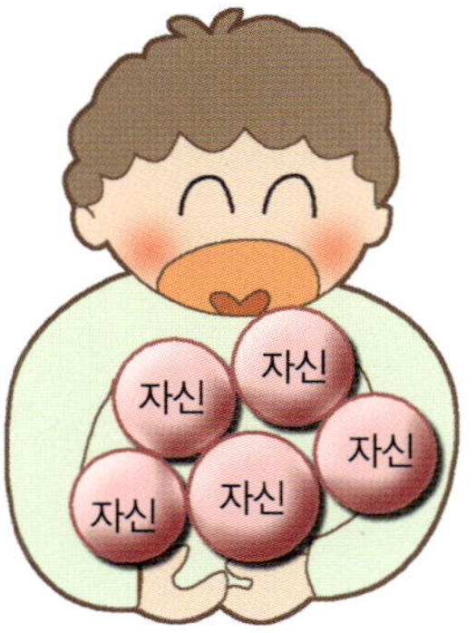

환자의 마음이 그 질병에 관심을 가지기 시작하면 자기 관리를 배우기 시작한다. 달성 가능한 목표를 설정하고 단계를 더 쉽게 만들어야 한다. 자신에게 있는 힘, 작은 일도 할 수 있는 능력 등 긍정적인 변화를 찾고 받아들인다. 식량과 물 관리는 가족이 힘을 모아 점차 자신의 생활수준을 파악해 하는 것이 중요하다.

4. 새로운 자아 만들기

환자들은 자신에 대한 이미지(신체, 능력, 역할, 가치관, 신념, 이상 등)를 바꾸는 경향이 있으며, 자신에 대한 그들의 견해는 종종 부정적이다. 환자들은 현실을 인식하고 새로운 이미지와 가치를 만들어 그들의 삶을 재정비할 필요가 있다. 그 중 하나가 내러티브(narratives)이다. 내레이션(narratives)은 당신의 경험을 말하고 사람들이 당신의 말을 듣도록 하는 방법이다. 그들이 그들 자신의 힘, 자원, 사회적 자원을 사용할 수 있도록 도와준다.

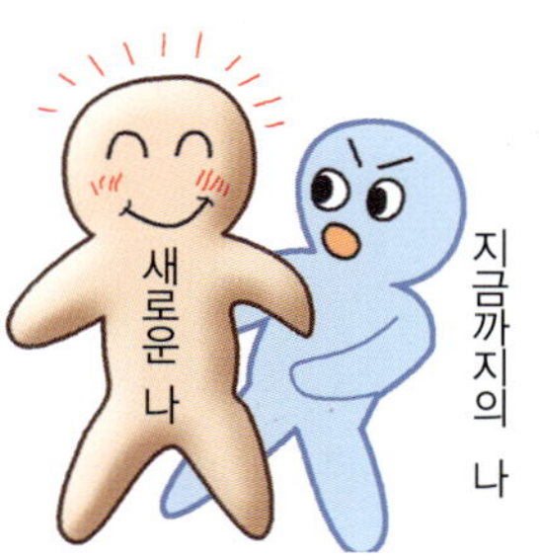

5. 의사 결정 지원

의사와 간호사는 말기 신장 장애로 인한 투석 도입에 대해 생각할 때 환자와 그 가족에게 신장 대체 요법을 제공한다. 환자가 자신의 생활환경과 관련하여 의사 결정을 내리는 데 도움을 주는 혈액투석, 복막투석, 가정혈액투석, 신장이식 등 네 가지 선택 사항의 장단점을 설명한다. 치료하면서 미래의 삶을 볼 수 있도록 구체적이고 알기 쉬운 방법으로 설명하는 것이 중요하다. 노인과 말기 환자들은 투석을 준비하기 원할 수도 있다. 환자 가족, 의사, 간호사 및 기타 많은 유형의 작업은 영구적인 혈액투석의 시작과 일치에 관한 의사결정 과정의 권고를 따를 수 있다.

6. 전문가와 상담하라

다양한 대응을 실시해도 효과를 볼 수 없고 슬픔이 길어져 아무런 긍정적인 반응을 보이지 못하는 환자도 있다. 우울증일 수 있으니 전문가와 상담하는 것도 중요하다. 우울증이 심한 환자는 우울증, 정신착란증 등의 진단을 하고 의사와 상담하며, 정신치료사와 정신의학자의 건강검진을 받도록 권고한다. 환자의 정신건강을 회복하고 예방하기 위해서는 전문가의 도움을 받는 것이 중요하다.

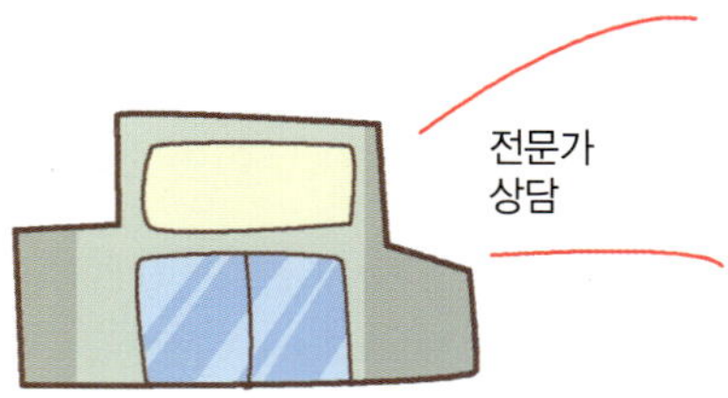

투석환자의 정신적 문제에 정신과 의사, 투석의사, 간호사 등 의료진이 측면 유대와 협력하여 투석 환자의 심리적 문제에 관여하는 것을 사이코 프롤로지(psycho-connectology)라고 한다.

7. 가족에 대한 지원

가족은 자신들과 가장 가까운 환자와 그들이 계속해서 투석을 하며 살아가는 동안 그들을 지지하는 환자들에게 매우 중요하다. 병을 정확하게 알고 음식과 물 조절의 필요성을 이해하여 지나친 제한이나 과잉진료 없이 환자의 자기 관리를 적절히 지원할 수 있다. 많은 가정에서는 질병을 받아들이는 심리적인 과정에 경악할 수도 있다. 이 단계들은 각각 순서대로 가지 않고 앞뒤로 돌고 반복된다. 이것은 누구에게나 일어나는 자연스러운 반응이다. 당신의 가족이 지켜봐주는 것이 환자를 부양하는 중요한 방법이라는 것을 이해하여야 한다.

환자의 건강 문제는 가족에게 큰 영향을 미칠 수 있다. 치료를 받는 환자를 지켜보는 가족들도 환자와 같은 불안감을 느낀다. 걱정하지 말고 같은 입장에 있는 사람들에게 충고하라.

의료자의 마음 치료

혈액투석 환자는 주 3회 통원과 1회 4~5시간에 걸친 투석 생활을 반복한다. 또한, 합병증이나 투석력(노화 포함) 등에서 ADL의 저하, 가정이나 사회 안에서 역할의 상실 등, 현실에 직면한다.

환자는 여러 가지 감정을 가지면서 나름대로 타협을 하여 접촉하고 싶지 않은 감정을 마음속 깊은 곳에 밀어 넣어 조절하는 일도 적지 않다. 그러나, 무엇인가를 계기로 환자가 감정을 의료자에게 표출하는 일이 있다. 환자에게 당한 의사들은 사실을 확인하지 않고 '자신이 나빴던 것일까' 라고 자신을 비난하거나 '어려운 환자' 라고 낙인찍어 환자와의 관계를 지속하기 어렵다고 생각할 수 있다. 또 의료진이 문제를 해결하지 않고 그냥 넘겨버리면 심리적 부담은 더 강해지고 의욕도 떨어지게 된다.

1. 전이와 역전이

전이란 환자가 의료인과 함께 느끼는 감정이다. 환자가 자신의 과거 경험을 바탕으로 의료인에게 감정을 표현하고 있다. 예를 들면, 젊은 의료인을 자신의 손자와 같이 귀여워해 필요 이상으로 돌보아주는 등의 일입니다. 역전이란 의료인이 환자에게 느끼는 감정이다. 예를 들어, 만약 우리가 환자와 수분 관리에 대해 논의했지만 결과를 얻지 못했다면, 우리가 좋아하지 않는 환자에게 부정적인 감정이 생길 것이다. 변증 환자와 의료 전문가들은 끊임없이 심리적인 상호작용을 한다.

2. 환자-의료인의 관계

의료인이 환자에게 관여하는 관계에서는 환자는 의료인을 다른 중요한 의료인으로 신뢰를 두어 거리가 짧아지고 있다. 그 결과, 환자의 자립을 방해하고 있다. 투석환자들을 대할 때 자신이 얼마나 잘하고 있는지, 어떤 기분인지 깨닫게 될 때 되돌아보자.

투석 환자를 접할 때의 마음가짐

① 환자의 감정을 듣기 위해 치료적 의사소통 기법을 사용한다.
② 환자 관계는 치료적이고 신뢰 관계를 구축한다.
③ 환자는 하나의 '병자'로 간주해야 한다.
④ 공감을 얻고 공감을 나타낸다.
⑤ 정직하고 일관된 태도를 가진다.
⑥ 환자를 대신하여 해결하지 않는다.
⑦ 환자문제를 단독으로 처리할 필요 없이 모든 직원과 협력한다.
⑧ 컨퍼런스 등의 정보를 공유한다.
⑨ 각 전문 분야를 존중하고 의료진으로서 참여한다.
⑩ 전이성 및 역전이성에 문제가 있다는 것을 알아둔다.

오카야마 미사코 편저 : 투석실의 신인 스탭의 지시술.

3. 의료실무자의 스트레스에 대한 대응

의료인은 환자에게 매일 안전하고 충분한 투석을 제공하기 위해 천자, 투석, 자기 관리 보조, 환자와의 관계, 직원 간의 인간관계 등 다양한 것에 신경을 써서 스트레스를 받기 쉬운 상태이다. 스트레스는 육체적 긴장, 초조함, 생리적 균형감각 상실, 복통, 두통, 현기증 등의 증상을 일으킬 수 있다. 긴장과 스트레스가 모두 나쁜 것은 아니지만, 과도한 상태가 되지 않도록 좋은 상태로 유지하는 것이 중요하다. 스트레스를 풀기 위해서는 현실을 돌아보고 긴장을 늦추거나 인지행동요법 등을 시도해봐야 한다.

18

환자와 가족에 대한 일상생활 지도

자기 관리 지원

만성 신부전으로의 진행은 주관적인 증상이 없고, 자신도 모르게 진행되며 돌이킬 수 없다. 환자가 의사에게 투석의 필요성에 대한 사전동의서를 받을 때부터 투석을 자신의 삶에 접목시킨 치료나 삶의 불안은 상상하기 어렵다. 의사들은 환자들이 질병을 받아들이고 투석을 하고 자제력을 발휘할 수 있도록 환자의 심리 과정에 따른 전문가적인 도움을 줄 필요가 있다. 환자에 대해 충분히 이해하고, 필요한 지식과 기술을 전수하며, 능동적으로 건강을 관리하며 일상생활을 영위하여 성장하도록 돕는 것이 중요하다.

환자들은 오랜 투석 생활 과정 동안 그들의 신체적 · 심리적 · 사회적 조건의 다양한 변화에 적응하는 과정을 반복한다. 환자들은 그 과정 동안 계속해서 적절한 '자기 관리'를 받을 수 없으며, 의사들은 환자의 생활습관과 생활방식을 이해하면서 계속해서 자기 관리를 할 필요가 있다. 의사들은 환자의 생각과 인식을 적절히 평가하고, 무엇이 '자기 관리'를 방해하는지, 그리고 이를 해결하기 위해 무엇을 해야 하는지를 그들과 공유하고, 조금씩 변화하도록 도와준다.

노인들은 성인 환자와 달리 홀로 많은 합병증을 가지고 있으며 인지능력, 문맹능력, 시청각 기능이 저하되고 역할과 생존의 상실 등에 의존한다. 이로 인해 환자별로 '자기 관리'를 실천하기 어렵고, 환자를 지원하기 위해 가족, 방문 간호사, 도우미, 관리인 및 기타 직원의 협력이 필요하다. 또한 환자가 필요로 하는 다이어트 관리, 약물 관리, 베이스 액세스 관리 등, 자기 관리 지침을 통해 가족 구성원들과 함께 연습해야 하는 부담이 높다. 의료전문가들은 환자나 가족이 팀을 통해 제공하는 '자기 관리'를 사회 자원을 잘 활용하고 다양한 직업과 협력하여 지원하는 것이 바람직하다.

일상생활상의 주의

1. 적절한 투석

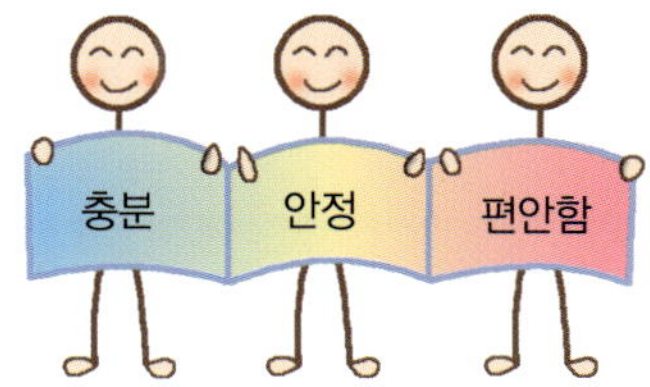

일상생활에서 균형 잡힌 식사와 활동적인 생활을 하며 충분하고 편안한 투석을 하는 것이 중요하다. 투석을 제대로 하기 위해 안전 규칙을 지킨다. 무리한 투석은 투석 중 혈압이 떨어져 충분하고 안전한 투석을 할 수 없게 된다. 그뿐만 아니라 고통을 가져온다. 편안한 투석을 받기 위해서는 특히 수분과 염분 관리가 중요하다.

지도사항

(1) 신장의 작용과 신장 부전 증세를 투석의 도입 전 자각 증상을 들으며 설명한다. 지식과 관련이 있으니 이해하기 쉽게 한다.

(2) 투석은 1주일에 3회, 1회 4~5시간씩 하는 치료인데, 모든 신장을 이용할 수 있는 것은 아니며, 치료의 필요성을 이해할 필요가 있다.

2. 적절한 식사

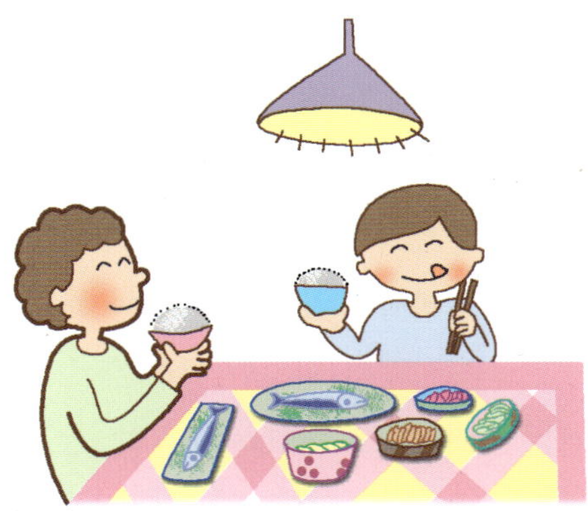

투석만으로는 신장의 모든 기능을 대행할 수 없다. 따라서 식사에 의한 조절이 중요하다. 수분, 염분, 칼륨을 잘 관리하여 균형있는 식사를 제공하도록 지도한다. 장기 투석에는 고지혈증이나 칼슘 대사 예방이 중요하다. 열량이나 인을 많이 포함한 식품의 과다 섭취는 주의해야 한다.

지시사항

(1) 우리는 식이요법의 중요성에 대한 이해를 심화시키면서 신장 기능 부전의 상태와 어떤 종류의 합병증이 있는지를 확인한다.

(2) 균형 잡힌 식사를 하고 투석을 충분히 하는 것이 중요하다.

(3) 에너지 관리는 영양평가지표 등을 관찰의 포인트로 활용한다. 노인들은 신체기능의 특징 때문에 저영양에도 주의가 필요하다.

(4) 식사는 생리적 욕구뿐만 아니라 오랜 식습관에도 영향을 미친다. 식사관리 중 스트레스와 불만감을 초래할 수 있으며 의료자의 지도 방법에 따라 궁지에 몰리는 느낌을 초래할 수 있다.

3. 적절한 운동

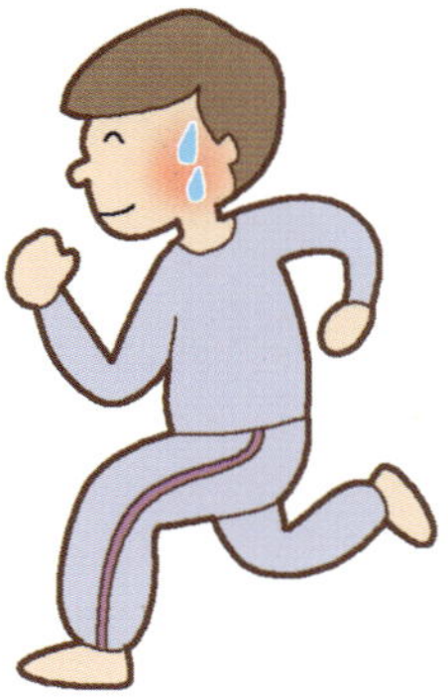

투석이나 식사와 함께 적절한 운동이 중요하다. 하루 종일 잠을 자면 온몸이 기능을 잃게 된다. 근육이 허약할 때 회복하는 데는 몇 배의 시간과 노력이 필요하다. 운동은 또한 신진대사에 도움을 주고 컨디션을 좋아지게 한다.

활동적인 삶을 살기 위해서는 충분한 체력이 필요하다. 운동은 노인들이 ADL을 유지하는 데 중요하다. 의사의 승인을 얻은 다음 일주일에 3~4회, 30~40분(보행과 쇼핑) 동안 몸에 맞는 신체운동을 한다.

지시사항

(1) 환자가 일상생활에서 할 수 있는 운동을 고안하여 계속한다.

(2) 전문의와 협의하면서 환자의 운동 종류와 정도를 결정하는 것이 중요하다.

4. 충분한 수면과 휴식

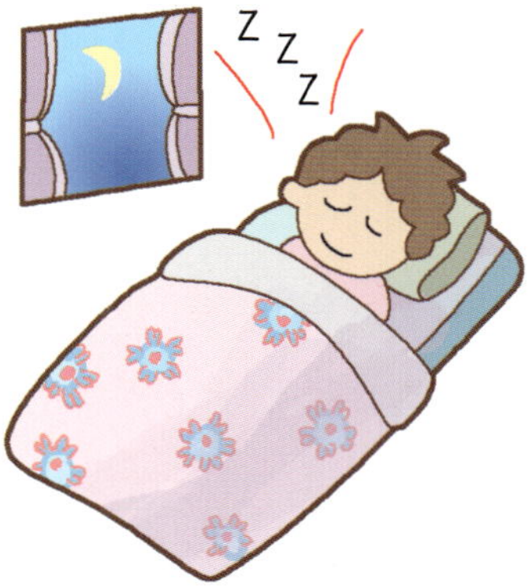

일주일에 3회 투석을 받으며 일상생활의 리듬을 맞추기 위해서는 무리하는 경향이 있다. 일과 집안일, 투석 등에서 충분한 수면과 휴식을 취하는 것이 중요하다.

투석 환자 중에는 심장의 변화나 가려움증, 기타 요인들 때문에 불면증이 생긴다. 고민을 털어놓을 수 있는 장소를 만들고 고통스러운 합병증을 치료하여 불면증을 완화시키려고 한다. 호전되기 어렵거나 우울증이 있는 경향이 있다면 의사와 상의해 건강검진을 받도록 권해야 한다. 휴식을 취하려면 취미, 여행, 친구나 가족과의 대화, 음악, 마사지, 낮잠 등 환자가 편안함을 찾고 만들 수 있도록 하는 것이 중요하다.

지시 사항

(1) 환자의 수면 상태(시간, 깨어 있는지 여부) 또는 하루 만에 쉴 수 있는 공간이 있는지 여부를 확인하고 평가하는 것이 중요하다.

5. 가정에서의 맥박, 혈압 · 체중 측정과 관찰

맥박, 혈압, 체중은 몸의 건강을 나타내는 중요한 지표가 된다. 맥박과 혈압은 보통 하루에 1회 또는 2~3회, 항고혈압 약 복용후 측정하며, 체중은 하루 1회, 자기 관리노트에 기록한다. 자기 관리노트에 기입은 환자가 자신의 몸의 상황을 아는 것에 도움이 될 뿐만 아니라 더 나은 상태에 대한 인식을 높이는 데 도움을 준다. 의료인이 자신의 건강을 이해하는 것도 도움이 된다.

가정에서의 맥박 측정

측정 부위

(1) 요골 동맥(손목의 엄지 측)　(2) 상완 동맥(팔꿈치 안쪽)　(3) 족배 동맥(발등)

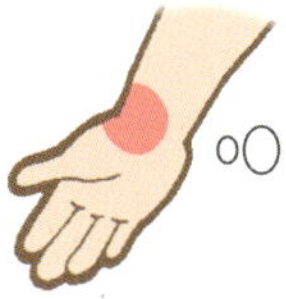

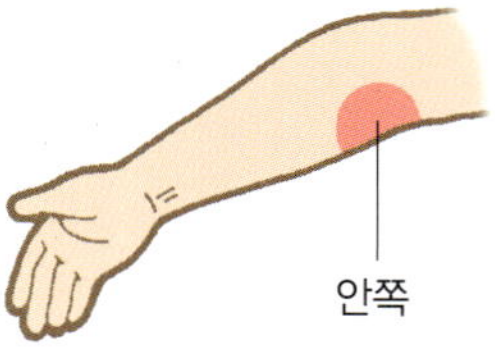

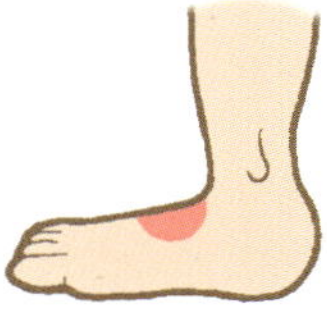

측정방법의 지도

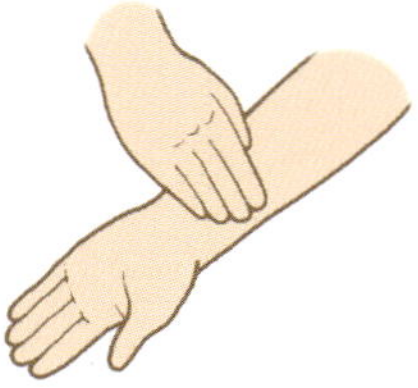

(1) 집게손가락, 중지, 약지의 3개의 손가락을 혈관을 따라 세워 놓는다.

(2) 맥박을 1분간 측정하는 것을 원칙으로 한다.

- 가정에서는 자동 혈압계로 측정할 수 있다.

측정 시 주의

(1) 운동 후, 식후의 맥박이 증가한다. 안정 시 측정한다.

(2) 엄지손가락으로 측정했을 때 엄지손가락의 맥박과 겹쳐 정확하게 측정할 수 없다.

(3) 맥박이 불규칙한 경우, 정확히 1분간의 심박 수와 불규칙한 맥이 몇 번 있었는지를 기록한다.

(4) 비정상적인 맥박, 가슴흉통, 마비 등의 증상이 있을 경우에는 조치를 취해야 한다.

- 평소 맥박에 비해 너무 많거나, 너무 적거나 맥이 흐트러졌을 때 병원에 연락하라고 지시한다.

가정에서의 혈압 측정

혈압 측정에 대한 지침

가정에서 혈압을 측정하고 연습하는 법을 알아두자.

(전자식 혈압계 상완형)

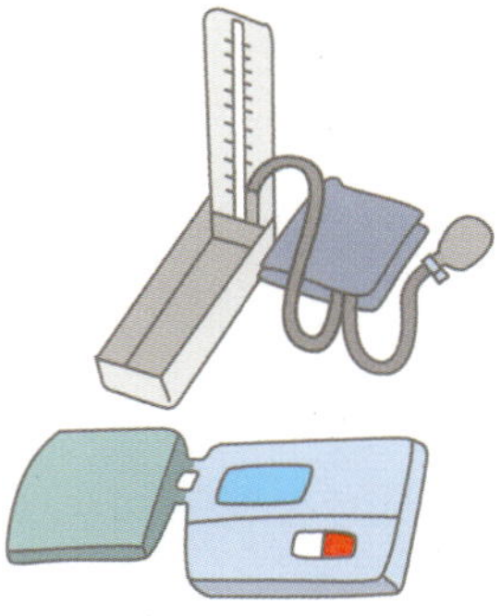

(1) 측정하기 5분 전에는 안정을 취한다. 또는 숨을 깊게 들이마신다.

(2) 측정 시 자세는 일정하게 한다. 앉아서 잰다.

(3) 압박대(커브)의 위치는 심장높이와 같게 한다.

- 심장보다 높으면 수축기 혈압수치가 떨어지고 높이가 낮으면 상승한다.

(4) 소매를 걷고 커프를 올바른 위치에 착용한다.

- 세게 죄면 실제보다 값이 낮게 나온다.

(5) 커프로 감싼다. 손바닥을 위로 하고 팔꿈치를 테이블에 붙여 측정한다.

(6) 압박대(커프)는 손가락이 2개 정도가 들어갈 정도의 여유로 감는다.

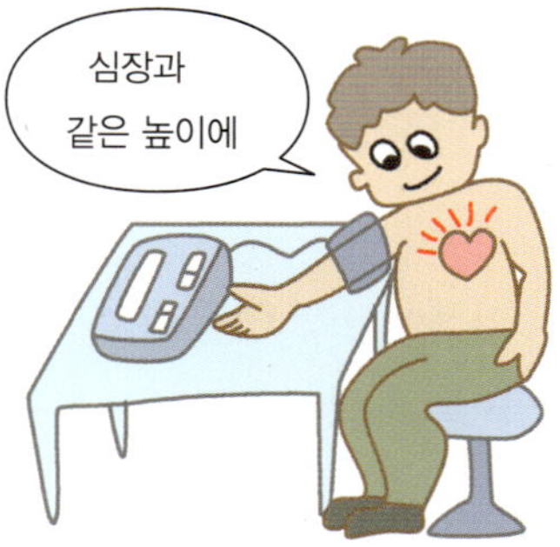

(7) 압박대(커프)의 표시 부분을 맥박(팔꿈치 안쪽)에 표시한다.

(8) 압력 설정은 보통 혈압보다 20~30 mmHg 높게 설정되어 있다.

- 압력 설정 없는 혈압계도 있다.

(9) 스위치를 누른다.

(10) 혈압의 값을 읽고 기록한다.

- 첫 번째 값은 높게 나올 수 있어 2회 측정한다.

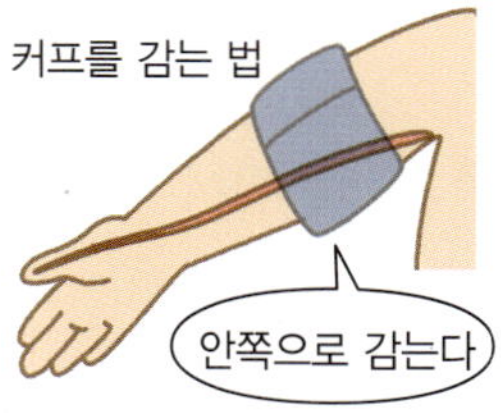

측정 시 주의할 것

(1) 션트 측의 팔은 측정하지 않는다.

(2) 조용하고 적당한 실온 환경에서 측정한다.
겨울철 난방 없이 실내에서 측정할 때는 혈압이 높아져서 주의해야 한다.

(3) 압박대는 오랫동안 측정하지 않는다.

(4) 매번 같은 위치에서 측정한다.

(5) 식사 또는 운동 후 휴식 시 측정한다.

(6) 1일 1회 측정 및 측정시간을 결정한다.

혈압약을 복용하는 사람은 하루에 2~3번 정도 측정한다.

(7) 혈압 수치가 비정상인 경우는 간호사에게 알리도록(혈압이 ○○ 이상이면, 또는 ○○ 이하이면 알리도록) 구체적으로 지도한다.

(8) 전자 혈압계는 주기적으로 점검한다.

혈압계의 종류와 선택

수은 혈압계 : 값은 정확하지만 작동하기 어렵다.

전자 혈압계 : 전자 혈압계에는 여러 종류가 있다.

- 상완커프 혈압계 : 거의 정확하게 측정할 수 있다. (상완커프형 · 팔형 타입 · 음성이 있는 혈압계 등)

손목용 : 사용하기 쉽지만, 동맥압박이 곤란한 경우 부정확해지는 경우가 많다.

손가락용 : 측정치가 부정확

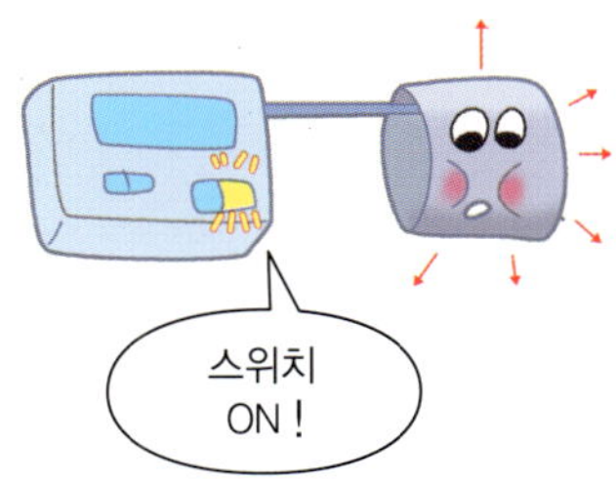

- 환자 안내 때는 상완커프 혈압계를 사용하도록 지시한다.
- 시각장애가 있는 분에게는 음성 지원이 되는 혈압계도 있다.

가정에서의 체중 측정

체중 측정 시 지침 및 주의사항

(1) 체중계는 수평으로 단단한 바닥 위에 둔다(카페트, 매트는 피한다).

(2) 1일 1회 측정시간은 일정하게 한다.

(3) 체중을 측정할 때는 동일한 옷을 입는다.

(4) 신발은 벗고 체중계에 올라간다.

(5) 몸이 벽에 닿거나 물건을 잡지 않도록 주의한다.

(6) 수치를 읽거나 보기 힘든 사람은 안경을 쓰거나 다른 사람이 가족처럼 본다.

기록의 포인트

(1) 자기 관리 노트에는 그날의 컨디션이나 내복의 유무, 검사 데이터 등을 기입하여, 자신의 상태를 알 수 있으며, 의료인과 의사소통하는 데 활용할 수 있다.

(2) 기록을 유지하기 위해서는 의료전문가가 환자와 상의하여 자신의 생활에 적합한 기록을 보관할 수 있는 방법을 찾는 것이 중요하다.

(3) 환자는 기록을 확인함으로써 관심이 있음을 인지할 수 있다. 그것들은 환자의 인식과 연속성을 이끈다.

6. 혈관통로 관리

투석을 위해서는 혈관통로 접근이 필수이다. 특히 아침에 청진기로 혈액의 흐름소리를 하루 세 번씩 들어 이상 여부를 확인한다. 일상, '폐색 · 협착' '감염' '출혈' 예방을 할 필요가 있다.

지시사항

(1) 환자에게 기준 접근의 특성과 소리 등의 관찰 지점을 확인한다.
(2) 혈관통로를 지속시키기 위해서 폐색, 협착, 감염, 출혈의 징후, 예방, 대처 방법을 알고 이상이 있을 경우 연락하라고 한다.
(3) 환자가 듣기 어려운 경우 가족에게 지시한다.

7. 올바른 약을 복용한다.

투석 환자에 대한 약물 치료는 신장기능을 보완하며 투석 중 및 장기투석의 합병증을 예방하고 치료하기 위한 것이다. 약물의 사용, 작용, 부작용, 주의사항 등 약의 특성을 이해할 필요가 있다. 지시받은 용량, 용법을 지켜나가는 것이 중요하다.

지시사항

(1) 노인의 경우, 이해력과 시력 및 청력 등의 저하에 따른 자기 관리가 어렵다. 가족이나 도움을 주는 사람들에게도 의약품 관리지침을 제공한다.
(2) 환자가 복용하는 약의 특성을 알고 약의 조절이 어려울 때는 약봉지의 모양과 색상, 시간과 양을 알고 복용한다.

8. 감염의 예방

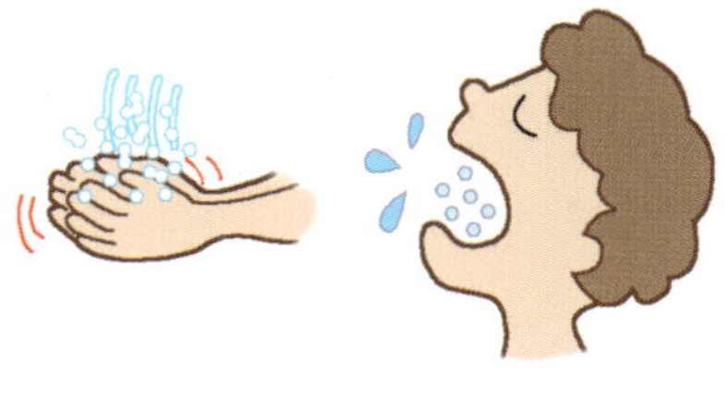

신부전의 환자는 저항력이 저하되어 있어 감염이 용이하고 감염이 되면 낫기 어려운 패혈증 등 중독 상태에 빠질 가능성이 있다. 션트 감염이나 폐렴, 간염, 인플루엔자 등의 감염증에 주의가 필요하다. 감염을 예방하기 위해서 일상에서 몸을 청결하게 하고 손씻기나 양치질을 하는 등 규칙적인 생활과 균형 잡힌 식사, 적절한 운동과 감염 예방 등을 지도할 필요가 있다. 또한 백신 등 예방접종도 중요하다.

9. 배변의 조절

투석 환자는 수분의 제한, 약의 부작용 때문에 변비에 걸릴 수 있다. 변비가 생기면 요독소, 칼륨, 물 등이 엉망이 되어 식욕도 떨어진다. 변비를 예방하기 위해서는 적당한 운동, 식이관리, 섬유를 취하는 등의 식사 관리, 복부 마사지 등이 효과적이다. 변비가 심할 때는 의사와 상담해 하제 등의 처방을 받는 것도 필요하다.

10. 여행

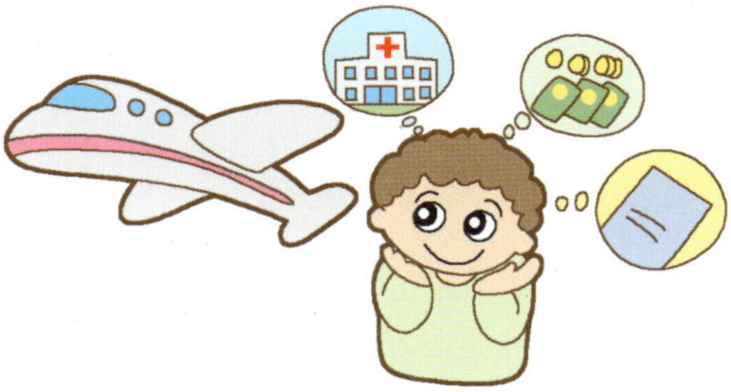

투석이 없는 날을 이용해 단거리 여행을 하거나 여행지의 병원에서 투석을 받으며 여행을 즐길 수도 있다. 현지에서 투석을 받을 경우, 투석의 예약과 소개장이 필요하다.

해외여행을 하려면 병원 검색, 투석 예약(투석 일정, 비용, 입원 경로, 접수 절차)을 하고 소개서를 보내야 한다. 관광을 이용할 때 여행사와 상담하는 것을 추천한다. 여행에 관해서는 사전에 병원 상담을 하도록 설명한다.

지시사항

(1) 의사에게 여행의 목적, 장소, 일정, 투석 일정을 차질 없이 보고하도록 지시한다.

11. 성 생활

성 생활에 대해서는 특별한 합병증이 없으면 지장이 없다. 성욕저하나 발기불능을 호소하는 사람이 있지만, 신체 상태가 좋아지고 활기가 넘치면 호전될 수 있다.

남성에서는 비아그라의 내복 희망, 여성에서는 임신 등 성생활의 고민과 문제는 의사에게 상담하도록 지시한다.

12. 비상 연락

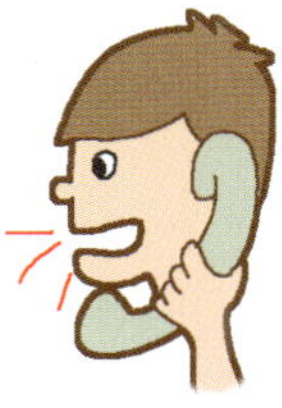

이상의 조기발견

다음과 같은 증상이 있을 때는 빨리 의사에게 보고한다.

- 발열 시
- 평소의 혈압보다 높거나 낮을 때
- 고칼륨혈증의 증상이 있을 때
- 션트가 폐색이나 협착, 감염, 출혈했을 때
- 소화기 증상이 있을 때(구토, 구역질, 변의 색이 검을 때, 구토한 것이 커피 모양의 색, 배가 아프다)
- 뇌혈관장애의 증상이 있을 때(의식이 확실치 않고 혀가 마른다, 손발에 힘이 들어가지 않고, 두통이 지속된다)
- 심장의 증상이 있을 때(호흡곤란, 가슴진통, 평소보다 맥박이 빠르거나 또는 느릴 때, 맥이 흐트러질 때)
- 기타(외상, 몸을 움직일 때 아픔이나 부기가 있을 때)

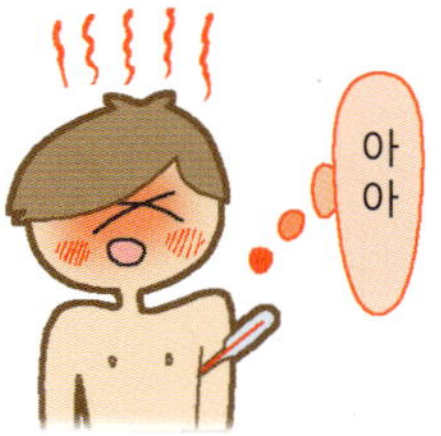

긴급 시 연락 방법

(1) 병원의 전화번호를 집 전화 옆에 놓고, 투석시설, 부서, 투석일, 투석시간, 상태(언제부터 어디가 어떻게 어떤 것인가) 병원에 전화할 때 안내한다.

(2) 급하지 않을 경우, 의료진에게 알리기 위해 자체관리 노트북이나 연락노트를 작성한다.

재해주의 및 지침

가정에서 재난이 발생하면 유선전화, 휴대전화 등의 접속이 끊길 가능성이 있다. 그들에게 재난 119를 어떻게 사용하는지 알려주고 연습하는 법을 가르쳐 주어야 한다. 지진 발생 후 투석이 가능한 시기와 장소에 대한 정보를 수집하는 방법 등 환자 및 가족과 사전에 공유할 필요가 있다. 투석을 하고 있는 것을 보여주는 재난 개인카드를 들고 다니며 약을 준비시키는 것도 중요하다.

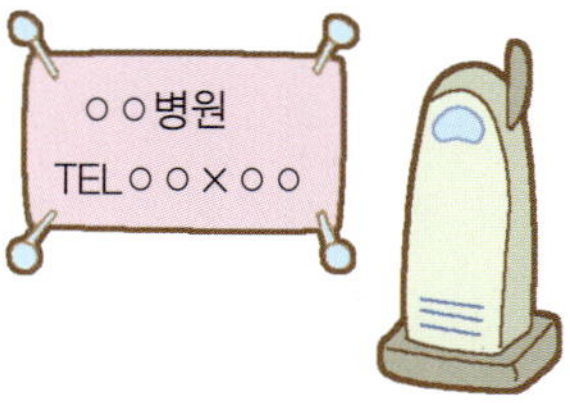

가족 지원

가족 중 한 명이 아프면 가족 전체에 영향을 미친다. 그림처럼 모빌 인형에 한 부분을 만지면 흔들림이 온 몸에 퍼진다. 가족들도 서로 교류하여 가족의 일부에서 일어나고 있는 일은 가족 전체에 연쇄적인 영향을 미친다. 즉 병을 안고 사는 환자 가족의 도움이 필요하다.

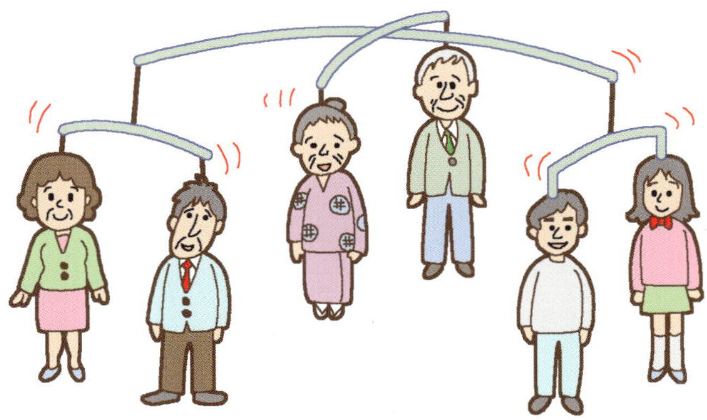

1. 환자 상태와 치료법을 가족과 공유한다.

환자의 이상에 대한 조기 발견과 치료는 가족들이 의사로부터 환자의 병, 증상, 합병증, 치료 과정에 대한 정보를 얻는 데 중요하다. 의료전문가들은 정기적으로 가족면접, 전화, 연락 노트를 통해 환자의 상태와 테스트 결과에 대한 정보를 제공하고, 반대로 가족에게서 정보를 받아 서로 공유한다. 정보를 공유하여 같은 방향으로 환자를 돌볼 수 있어 가족의 정신적 부담과 불안감을 줄일 수 있다.

2. 환자 가족이 함께 자기 관리에 조심한다.

환자와 가족들은 그들의 일상생활과 식이요법, 약물치료, 션트 관리에 주의해야 한다. 의사, 간호사, 영양사, 약사 등에게 지도를 받아 집에서 계속 편안하게 생활할 수 있다. 자기 관리를 하는 것은 환자에게 부담이나 스트레스가 되기도 한다. 가족에게 제한을 지나치게 강조하지 말고, 서두르거나 무리하지 않고 자연스러운 환경에서 생활하는 것이 요령이라고 안내한다.

3. 가족의 스트레스와 대처

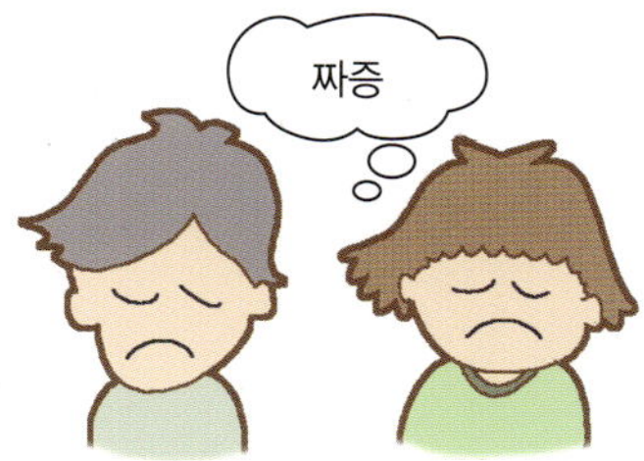

환자들은 합병증에 대한 불안과 혼란, 미래에 대한 불안, 삶과 일에 대한 문제를 가지고 있다. 환자의 불안과 혼란은 가족에게 영향을 미친다. 환자에게 변화가 생기면 가족에 대한 지원이 필요하다고 생각하고 빨리 가족이 개입할 필요가 있다.

가족들은 환자의 상태에 대한 걱정, 환자의 삶에 대한 불안, 자기 억제, 합병증과 관련된 관리 부담, 물과 음식 관리에 대한 무거운 책임, 가정생활의 변화에 대한 재정적인 불안 등을 걱정한다. 스트레스가 계속되면 몸과 마음의 균형이 깨진다. 가족과 친하게 연락하고 정기적으로 연락하여 걱정 없이 의료진과 상의할 수 있도록 한다.

4. 인적 자원과 사회 자원을 활용한다.

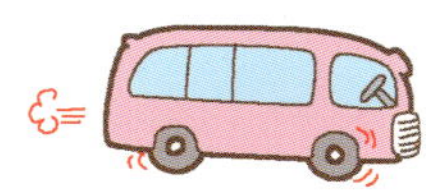

송영(보내고 맞이함)

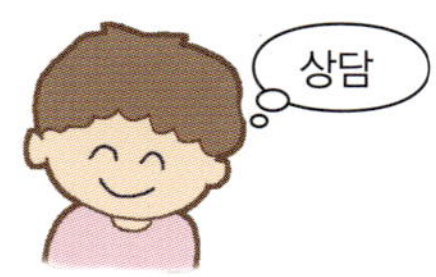

가족 구성원들은 의료비, 병원 방문, 간호 문제 등으로 부담을 가진다. 자원은 인적 자원과 사회적 자원을 포함한다. 가족 구성원 개개인의 건강 상태, 시간 수당, 이해력, 간호 능력, 의지는 다르다. 가족들이 혼자가 되지 않고 대화할 수 있도록 돕는 방법을 설명한다. 가족 이외의 인적 자원을 발굴해 잘 활용하도록 노력한다. 또 가족의 부담을 줄이기 위해 가정 의료, 복지 서비스, 교통 서비스 등 사회적 자원을 활용한다. 의료사회인 및 지역간호사들과 협의하고 협력하여 지원한다.

5. 가족끼리의 교류와 지지

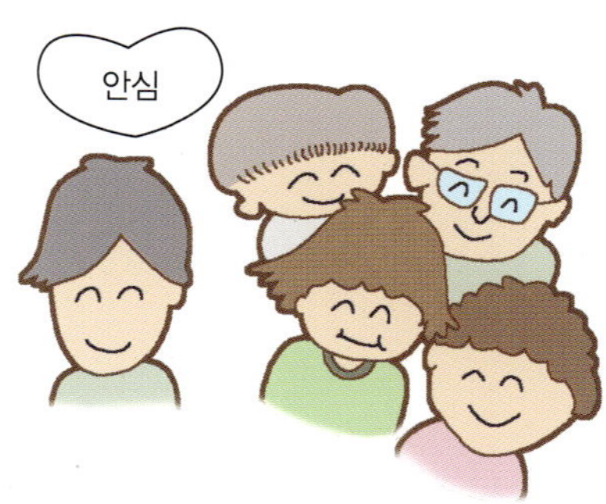

다같이 건강하자

가족들이 그들의 일상적 문제, 불평, 그리고 같은 질병과 치료의 문제에 대한 생각과 생각을 표현하도록 돕는 일에 관여하는 것이 중요하다. 서로 배우고 이야기하여 공감할 수 있는 사람을 만나고, 감정이 가벼워져 고립의 감소를 초래하게 된다. 또 가정에서의 자제와 간호에 관한 조언을 듣는 것은 자기 관리와 간호에 대한 부담을 줄일 수 있다. 가족들이 대화하고 배울 수 있는 공간을 만들자.

6. 의료인과의 파트너십을 가진다.

환자나 가족이 일방적으로 지원하는 것이 아니라 오히려 건강상의 문제, 의료인과의 파트너십이 중요하다. 동반자 관계는 환자, 가족, 의료 전문가들이 공통의 인식을 공유하고, 서로 대화하고 지원하며, 건강 문제를 해결하는 역할을 하는 협력관계라고 불린다. 더 나은 파트너십을 구축하기 위해 의료진에게 사기 행각을 처리해 줄 것을 당부한다.

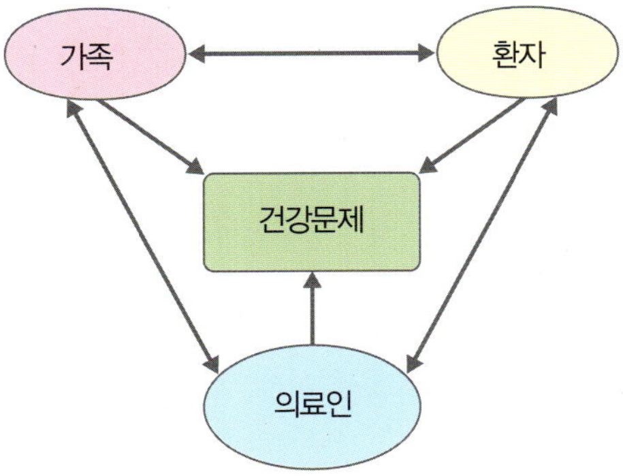

19

한국의 투석과 복지 보장

(만성 신장병 환자가 꼭 알아야 할 복지정보)

1. 만성콩팥병(만성신부전)이란 어떤 상태를 말하나요?

만성콩팥병은 혈액검사, 소변검사, 영상검사 또는 조직검사에서 콩팥이상을 보이는 소견이 3개월 이상 오래 지속되는 상태를 말합니다. 혈액 검사 중 혈청 크레아티닌 검사 수치로 콩팥기능을 계산할 수 있습니다.

만성콩팥병의 단계는 무엇인가요?

만성콩팥병의 단계	해설	사구체 여과율 (콩팥 기능) ml/min/1.73m²
정상/1단계	정상 또는 증가된 사구체 여과율	≥90
2단계	경도의 사구체 여과율 감소	60 ~ 89
3단계	중등도의 사구체 여과율 감소	30 ~ 59
4단계	중증의 사구체 여과율 감소	15 ~ 29
5단계	말기신부전	〈 15

만성콩팥병은 어떻게 치료하나요?

만성콩팥병의 단계	필요한 치료
정상/1단계	• 원인 질환의 진단 및 치료
2단계	• 생활습관 개선 • 심혈관계 합병증 예방
3단계	• 적절한 혈압/혈당 조절 등 기저질환관리 • 만성콩팥병에 대한 교육 / 생활습관 개선
4단계	• 빈혈과 고칼륨혈증 치료 • 신대체 요법 준비 • 생활습관 개선 유지
5단계	• 신대체 요법 선택 • 생활습관 개선 유지

참고 문헌 : 만성콩팥 지침서, 만성콩팥병의 평가 및 분류, 대한신장학회 1:S2-S13, 2009.

2. 건강보험 중증난치질환자 산정특례제도

"투석치료를 시작하셨나요? 치료비 부담이 줄어들 수 있습니다!"

어떤 제도인가요?

– 중증난치질환으로 진단받은 건강보험 환자의 **요양급여부분 본인부담률**을 20%에서 10%로 경감하기 위해 만들어진 제도입니다.

누가 받을 수 있나요?

– 건강보험가입자 중에서 만성신부전증으로 인공신장투석 또는 복막투석 실시 당일 외래 또는 해당시술 입원진료를 받는 경우, 신장 이식술과 직접 관련된 입원치료 및 외래치료를 받는 대상자

– 투석준비를 위해 동정맥루 수술 후 1회 이상 투석을 시행한 자

어떤 혜택을 받을 수 있나요?

– 요양급여부분 중 본인부담률 20%였던 비율이 10%로 줄어듭니다.(단, 비급여 100% 본인부담 항목제외)

항목	급여			비급여	
	일부본인부담		전액본인부담	선택진료료	선택진료료 이외
	본임부담금	공단부담금			

예) 영수증에서 법정본인부담률 확인

어떻게 신청하나요?

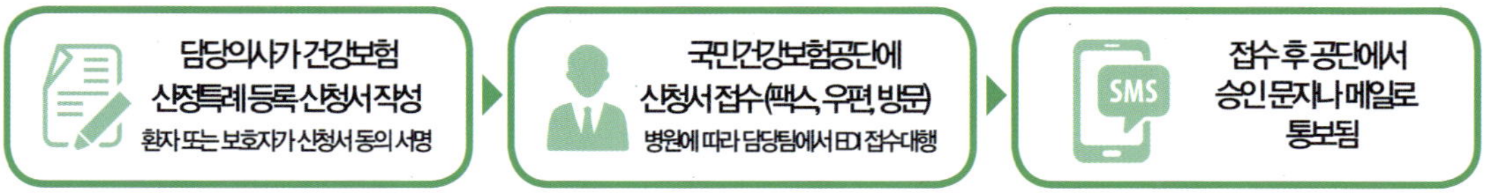

적용기간은 어떻게 되나요(5년 뒤 갱신필요)

- 확진 후 30일 이내 등록 : 확진일 부터 5년
- 확진 일 30일 이후 등록 : 등록일 부터 5년

3. 신장장애등록

누가 받을 수 있나요?

- 투석치료 시작일 기준 3개월 경과 : 신장장애 2급
- 신장이식수술 이후 : 신장장애 5급

어떻게 신청하나요?

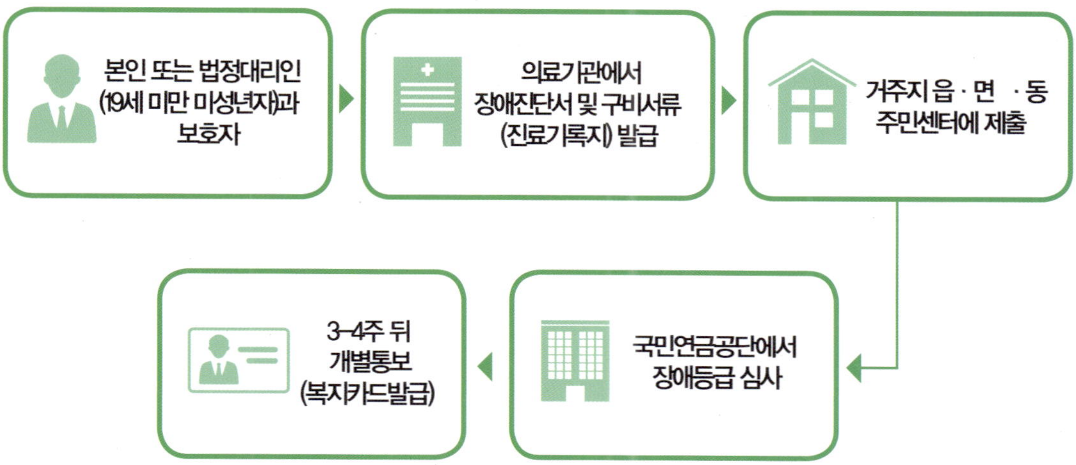

- 진단가능기관 : 장애진단지정기관 중 3개월 이상 투석치료 혹은 이식받은 기관
- 등급재조정 : 매 2년마다 재판정(2급), 이식의 경우 재판정 제외

무엇을 준비해야 하나요?

- 병원발급 : 장애진단서, 진료기록지(1개월에 1회 투석기록지로 만 3개월분)
  단, 신규복막투석장애인은 투약처방기록(약물표기)이 필요
- 개별준비 : 주민등록증, 도장, 반명함판 사진(3.5×4.5 cm) 1장
  (주민행정시스템 동의자의 경우 사진 제출할 필요 없으나, 필요시 사진 제출)

4. 장애등급별 복지서비스를 살펴볼까요?

장애인복지시책 중 장애등급별 복지서비스

주의내용		지원기능등급						문의 및 신청
		1급	2급	3급	4급	5급	6급	
장애인 자립자금 대여	저소득층	○	○	○	○	○	○	읍 · 면 · 동 주민센터
장애아동 발달재활 서비스		○	○	○	○	○	○	
장애인 연금(중증)		○	○	△				
장애수당 지급(경증)	수급자 및 차상위계층			○	○	○	○	
장애진단서 발급비 지원		○	○	○	○	○	○	
장애검사비 지원		○	○	○	○	○	○	
문화바우처 지원		○	○	○	○	○	○	
농어촌 재가장애인 주택개조사업		○	○	○	○	○	○	
가사간병 방문 관리사 지원		○	○	○				
장애인 의료비 지원 (의료급여증+장애인등록증 제시)	의료급여 2종	○	○	○	○	○	○	
장애여성 출산비용 지원		○	○	○	○	○	○	
공동주택 특별 분양 알선		○	○	○	○	○	○	
장애인 근로자 자동차 구입자금 대여		○	○	○	○	○	○	
장애인 활동 지원 제도		○	○	○	○	○	○	
장애인 자동차 표지 발급		○	○	○	○	○	○	
자동차분 건강보험료 전액면제(장애인 복지법상 규정에 의해 등록된 장애인 소유 자동차)	건강보험지역가입자 보험료 경감	○	○	○	○	○	○	국민건강보험공단 (1577-1000)
생활수준 및 경제활동 참가율 등급별 점수 산정 시 특례적용		○	○	○	○	○	○	
산출 보험료 경감(소득, 재산 기준 충족시)		○	○	○	○	○	○	
장기요양보험료 경감		○	○	○	○	○	○	
여성장애인 교육지원		○	○	○	○	○	○	제공기관에 신청
장애인고용서비스		○	○	○	○	○	○	한국장애인고용공단 (1588-1519)
장애인 정보화 교육지원		○	○	○	○	○	○	한국정보화진흥원 (053-230-1114)
무료 법률구조제도 실시(소득 기준 충족 시)		○	○	○	○	○	○	대한법률구조공단 관할지부 (국번없이 132)
특허출원료/기술평가청구류 동의 감면		○	○	○	○	○	○	특허청(1544-8080)
상속세 상속 공제		○	○	○	○	○	○	관할 세무서에 신청
증여세 면제		○	○	○	○	○	○	
소득공제 추가9인적/의료비/특수교육비/보험료) 공제		○	○	○	○	○	○	연말정산 시 공제신청 (국세청 전화세무상담 126)
승용 자동차 LPG 연료 사용 허용		○	○	○	○	○	○	관할시 • 군 • 구청 차량등록기관에 신청
차량 구입 시 도시철도채권/지역개발공채 구입 면제		○	○	○	○	○	○	
장애인 자동차 검사 수수료 할인		○	○	○	○	○	○	교통안전공단 (1577-0990)
공영주차장 주차요금 감면(각 자치단체별로 상이)		○	○	○	○	○	○	장애인등록증(복지카드) 제시
유선통신 및 이동통신 요금 감면		○	○	○	○	○	○	해당 통신회사
교통비(철도, 항공, 여객선, 도시철도, 고속도로) 요금감면(장애등급별로 상이)		○	○	○	○	○	○	장애인등록증 (복지카드) 제시
국 • 공립 문화시설 요금 감면		○	○	○	○	○	○	
자동차 등록세/취득세/자동차세 면제		○	○	○				차량등록기관 국세청소관 관할 세무서
승용차에 대한 개별소비세 면제		○	○	○	□			
전기요금 할인		○	○	○				한국전력공사 관할지사 · 지점 (국번없이 123)
도시가스요금 할인		○	○	○				지역별 도시가스 지사 · 지점
장애인 콜택시		○	○					지역별 교통약자 이동지원센터
보장구 건강보험 급여(의료급여) 적용		○	○	○	○	○	○	건강보험 가입자:국민건강보험공단 의료급여 대상자: 시 · 군 · 구청

– 3급 : 중증장애 3급도 포함됨 – □ : 시각장애 4급 포함(자치단체 감면조례로 시행) – △ : 중복장애 3급에 한함
* 소득 및 재산기준에 따라 신청 시 제한이 있을 수 있으니, 반드시 해당기관에 문의 후 접수 하시기 바랍니다.
√ 2019년 장애등급별 복지서비스 내용은 하반기에 개정 예정이므로 거주지 읍 · 면 · 동 주민센터 사회복지담당자에게문 의하세요.

5. 희귀질환자 의료비지원사업

어떤 제도인가요?

- 의료비 부담이 많은 투석환자들에게 투석치료비와 합병증 치료비에 대한 요양급여비용 중 본인부담금을 지원해주는 제도입니다.

언제, 어떻게 신청하나요? (연중 수시 접수 가능)

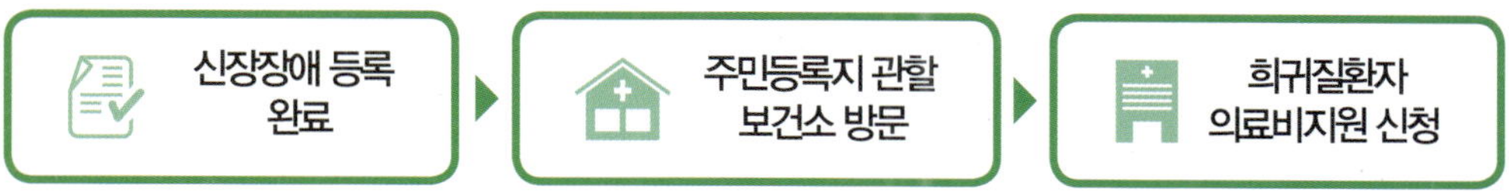

신장장애 등록 완료
주민등록지 관할 보건소 방문
희귀질환자 의료비지원 신청

누가 받을 수 있나요?

- 만성신장질환 중 콩팥기능상실(N18)로 투석치료 진행 후 중증난치질환자 산정특례에 등록한 환자
- 환자가구와 부양의무자 가구의 소득 및 재산이 지원기준을 만족하는 자

어떤 서류를 준비해야 하나요?

- 신청서식 : 희귀질환자 등록 신청서 등 해당 서식은 보건소에 비치되어 있음
- 구비서류 : 가족관계증명서, 대상자통장사본, 장애인증명서, 최근 3개월 내 발급된 진단서, 건강보험증 혹은 의료급여증, 소득 · 재산 · 금융관계 서류(임대차계약서, 소득증빙서류 등), 자동차보험계약서
  (※신청서식은 헬프라인(http://helpline.nih.go.kr) 사이버 자료실의 민원서식자료에서 다운 받거나 전국 보건소에서 받으실 수 있으며, 서류 준비 전 주민등록지 관할 보건소 담당자에게 전화로 문의하세요)

어떤 지원을 받을 수 있나요?

- 진료에 소요된 의료비 중 요양급여 분의 본인부담금(전액본인부담금, 비급여, 선별급여는 지원 대상 제외)
- 만성신부전환자가 의사의 처방전에 의하여 복막관류액 및 자동복막투석의 소모성 재료를 요양기관외의 의약품 판매업소에서 구입 · 사용한 비용

언제부터 적용되나요?

- 구비서류를 첨부하여 희귀난치성질환자 등록신청서를 제출한 날을 "지원신청일"로 간주하며, "지원신청일"="지원개시일"입니다.
- 지원대상자 자격관리 : 정기 소득 · 재산 매 2년마다 실시 또는 수시재조사

2019년도 환자, 부양의무자가구 소득 기준일람표

(단위 : 원/월)

가구규모/지역			1인	2인	3인	4인	5인	6인	7인
기준 중위소득			1,707,008	2,906,528	3,760,032	4,613,536	5,467,040	6,320,544	7,174,048
환자가구		일반기준 120%↓	2,048,410	3,487,834	4,512,038	5,536,243	6,560,448	7,584,653	8,608,858
부양의무자 기준		일반기준 200%↓	3,414,016	5,813,056	7,520,064	9,227,072	10,934,080	12,641,088	14,348,096
최고 재산액		농어촌	45,374,177	56,880,365	65,067,453	73,254,542	81,441,631	89,628,719	97,815,808
		중소도시	50,374,177	61,880,365	70,067,453	78,254,542	86,441,631	94,628,719	102,815,808
		대도시	70,374,177	81,880,365	90,067,453	98,254,542	106,441,631	114,628,719	122,815,808
환자가구	최고 재산액 300%↓	농어촌	136,122,532	170,641,094	195,202,360	219,763,626	244,324,892	268,886,158	293,447,424
		중소도시	151,122,532	185,641,094	210,202,360	234,763,626	259,324,892	283,886,158	308,447,424
		대도시	211,122,532	245,641,094	270,202,360	294,763,626	319,324,892	343,886,158	368,447,424
부양의무자가구	일반기준 500%↓	농어촌	226,870,887	284,401,823	325,337,266	366,272,710	407,208,153	448,143,597	489,079,041
		중소도시	251,870,887	309,401,823	350,337,266	391,272,710	432,208,153	473,143,597	514,079,041
		대도시	351,870,887	409,401,823	450,337,266	491,272,710	532,208,153	573,143,597	614,079,041

6. 의료비지원제도

재난적의료비 지원사업

어떤 제도인가요?

- 재난적 의료비 지원사업은 질병 · 부상 등으로 가구의 부담능력을 넘어서는 의료비가 발생하였을 때, 경제적 어려움으로 충분한 치료를 받지 못하는 문제가 발생하지 않도록 건강보험이 보장하지 않는 부분에 대한 의료비를 지원하는 사업입니다.

어떤 혜택을 받을 수 있나요?

- 입원 및 외래 진료 일수를 합하여 최대 180일 까지 연간 2천만원 한도 내에서 본인부담상한제 적용을 받지 않는 본인부담금 * 의 50%

  * (급여의일부본인부담금(예비 · 선별급여등)+전액본인부담금+비급여−지원제외항목 *)×50%−(국가 · 지자체 지원금+민간보험금)

- 지원 제외항목: 특실 및 1인실 비용, 다빈치로봇수술, 고강도초음파집속술, 임플란트 치과 보철치료, 보조기, 의료기기 및 의료소모품 구입비, 간병비, 제증명료 등

어떻게 신청하나요?

환자(또는 대리인)가 국민건강보험공단 지사에 신청	입원시부터 최종진료일(입원진료의 경우 퇴원일)의 다음날부터 180 일 이내 신청

어떤 서류를 준비해야 하나요?

- 개별 준비: 신청서, 진단서, 입(퇴)원 확인서, 가족관계증명서(의료급여 및 차상위계층 제외), 진료비 영수증, 신분증 등(필요서류 국민건강보험 공단 문의).
- 대리 신청:위임장, 대리인 신분증, 위임자 신분증 사본

누가 받을 수 있나요?

① 질환 기준

- 19.1.14 이후 입원 또는 외래 진료를 개시한 **모든 질환**으로 인한 입원 환자 및 **중증질환***으로 외래진료를 받은 환자 ***암, 뇌혈관질환, 심장질환, 희귀질환, 중증난치질환, 중증화상질환**
- 다만, 입원 또는 외래 진료 개시일이 '19.1.13 이전인 경우 시범사업(18.1~6월) 또는 2018년 본사업 (18.7월~) 기준으로 구분하여 적용

② 소득기준 및 의료비 부담 기준

- 소득에 따른 의료비 부담 수준 초과 시 지원

소득수준	의료비 부담 수준
기초생활수급자, 차상위	본인부담의료비 총액이 100만원 초과 시 지원
기준중위소득 50% 이하	본인부담의료비 총액이 200만원 초과 시 지원
기준중위소득 100% 이하	연소득 대비 본인부담의료비 총액이 15% 초과 시 지원

− 그 외 소득구간별 의료비 발생 수준에 따라 지원신청 기준이 상이하므로 공단에 의료비 부담수준을 확인해야 합니다.

* 본인부담의료비 총액 : 급여의일부본인부담금(예비 · 선별급여등)+전액본인부담금+비급여

2019년 재난적의료비 지원사업 기준중위소득 및 건강보험료 기준

소득구간	가구원수	월 소득액	보험료(원 단위 절상)		
			직장	지역	혼합
기준 중위소득 50%이하	1인	880,000	29,400	6,460	31,450
	2인	1,458,000	48,720	10,650	49,730
	3인	1,894,000	63,280	21,900	64,040
	4인	2,313,000	77,320	42,360	77,530
	5인 이상	2,756,000	92,100	70,650	93,250
기준 중위소득 50%초과 70%이하	1인	1,207,000	40,340	9,500	41,560
	2인	2,049,000	68,480	28,210	69,290
	3인	2,649,000	88,530	65,120	89,510
	4인	3,258,000	108,880	99,220	109,980
	5인 이상	3,859,000	128,990	125,120	130,170
기준 중위소득 70%초과 85%이하	1인	1,513,000	50,560	12,310	50,820
	2인	2,480,000	82,900	54,710	83,780
	3인	3,219,000	107,600	97,350	108,880
	4인	3,945,000	131,860	129,230	133,590
	5인 이상	4,712,000	157,500	159,520	159,710
기준 중위소득 85%초과 100%이하	1인	1,716,000	57,350	13,550	58,000
	2인	2,922,000	97,660	82,350	98,830
	3인	3,768,000	125,960	120,760	127,500
	4인	4,641,000	155,120	156,960	157,500
	5인 이상	5,482,000	183,230	191,320	186,220

③ 재산기준

- 재산과세표준액 기준 재산합산액(주택, 건물, 토지 등)이 5억 4천만원 초과 고액 재산보유자는 제외

보건복지부 긴급지원사업

어떤 제도인가요?

- 갑작스러운 중한 질병으로 인하여 발생한 의료비를 감당하기 어려운 대상자에게 의료비 일부를 지원해 주는 제도입니다.
- 투석을 시작하기 위해 동정맥류, 복막관류 수술을 받는 환자 중 지원기준에 적합하면 수술비를 지원 받을 수 있습니다.

누가 받을 수 있나요?

- 세대별 주민등록표에 기재된 가구구성원의 소득 및 재산 기준을 고려

① 소득기준 : 「국민기초생활 보장법」 제2조 제11호에 따른 기준 중위소득 75% 이하

가구 규모	1인가구	2인가구	3인가구	4인가구	5인가구	6인가구
원/월	1,280,256	2,179,896	2,820,024	3,460,152	4,100,280	4,740,408

※ 8인 이상 가구 : 1인 증가시마다 640,128원씩 증가(8인 가구 6,020,664원)

② 재산기준

지역	대도시	중소도시	농어촌
금액(만원)	18,800	11,800	10,100

③ 금융재산 : 가구 구성원의 금융재산이 최근 3개월 이내 평균 잔액이 500만원 이하

현금 (수표, 어음, 주식, 국 · 공채 등 유가증권, 예금, 적금, 부금 및 수익 증권 등이 해당)

어떤 혜택을 받을 수 있나요?

- 300만원 한도 내 의료비를 지원 받을 수 있으며, 단기 지원 원칙에 따라1 회만 지원 가능함. 단, 위기사유 미해소시 1회 연장 가능하며 동일상병이라도 부위가 다르거나 지원 후 2년 경과 시 재지원 가능함.
- 요양급여 본인부담금 상한액이 적용됨.
  (건강보험 : 1년간 101만원, 의료급여 1종 : 매 30일간 5만원, 의료급여 2종 : 1년간 80만원)
- 국민기초생활보장수급자는 예외적으로 수술 또는 중환자실 이용 등 긴급한 사유로 의료비를 감당하기 곤란한 경우에 긴급지원사업 신청이 가능함.

- 지원 제외 항목 : 상급병실료, 간병비, 의료기구 구입비, 제증명료, 보호자 식대 등에 해당하는 비급여 항목

어떻게 신청하나요? (편의에 따라 선택가능)

거주지 시 · 군 · 구 또는 읍 · 면동 주민센터 방문신청	국번없이 129번	병원 의료사회복지사 상담

어떤 서류를 준비해야 하나요?

- 병원 발급 : 진료비계산서, 진단서, 입원(재원)확인서
- 개별 준비 : 재산관련서류(통장사본), 주거서류
- 해당자에 한해 : 부채증명서, 근로소득원천징수영수증, 가족관계증명서 등

서울형 긴급지원사업

어떤 제도인가요?

- 2015년부터 서울시에서 시행한 제도로, 위기상황에 처하였으나 법적 · 제도적 지원을 받지 못하는 서울시 거주지 등록 시민에게 신속한 지원을 통하여 긴급한 위기상황을 넘길 수 있도록 돕는 사업입니다.

누가 받을 수 있나요?

- 위기상황 발생으로 생계유지가 곤란한 저소득 가구 서울시민
- 소득 기준 : 기준 중위 소득 85% 이하

(단위 : 원)

구분	1인 가구	2인 가구	3인 가구	4인 가구	5인 가구	6인 가구
중위소득 85%	1,450,957	2,470,549	3,196,027	3,921,506	4,646,984	5,372,462

- 재산 기준 : 24,200만원 이하
- 금융 기준 : 1,000만원 이하

어떤 지원을 받을 수 있나요?

가구 구성원 수	1인 가구	2인 가구	3인 가구	4인 가구	5인 가구 이상
지원금액	가구원 수 구분 없이 최대 1,000,000원 이내				

- 100만원의 범위 내에서 병원 응급진료비, 의약품, 수술비, 약제비, 본인부담금 등에 대하여 지원

어떤 서류를 준비해야 하나요?

- 공통서류: 금융정보 등 제공 동의서, 보건복지통합서비스 제공 신청 및 개인정보 수집이용 동의서, 진단서, 진료비 영수증, 재산관련서류(통장사본, 전월세 임대계약서

경기형 긴급복지사업(무한돌봄)

어떤 제도인가요?

- 경기도 거주자로 위기상황(소득자의 사망/가출/군입대, 중한질병 또는 부상, 학대, 유기, 폭력피해, 이혼, 실직, 사업실패, 화재, 자연재해 등)에 처해 생계가 곤란하게 되어 한시적 지원이 필요하다고 판단된 어려운 위기 가정을 보호하는 제도입니다.

누가 받을 수 있나요?

- 지원 신청일 기준 경기도내 6개월 전부터 계속하여 주민등록이 되어 있는 실제 거주자에 한함.

① 소득기준 : 기준 중위 소득 80% 이하

(단위 : 원)

구분	1인가구	2인가구	3인가구	4인가구	5인가구	6인가구	7인가구
기준 중위소득 80%	1,365,606	2,325,222	3,008,026	3,690,829	4,373,632	5,056,435	5,739,238

※ 8인 이상은 1인 증가시 마다 853,504원 씩 증가(8인가구 : 8,027,522원)

② 재산기준 : 대도시 15,000만원, 중 · 소도시 9,500만원 이하

- 대도시 : 수원, 성남, 고양, 용인, 부천, 안산, 안양, 의정부, 시흥, 광명, 군포, 오산, 구리, 의왕, 하남, 과천
- 중소도시 : 남양주, 화성, 평택, 파주, 김포, 광주, 이천, 양주, 안성, 포천, 여주, 양평, 동두천, 가평, 연천

③ 금융재산 기준 : 500만원 이하(6개월간의 평균잔액)

어떤 혜택을 받을 수 있나요?

- 수술 및 입원비 : 1회 500만원 이내의 비급여 항목 지원(제증명료, 보호자 식대 등 지원 불가)
- 항암 치료비 : 100만원 이내의 항암치료를 위해 청구된 비급여 본인부담금 항목지원
- 간병비 : 중한질병으로 입원 기간 중 발생한 유료간병비 지원
  (연 1회, 의료비 지원 한도 내에서 지원하며 간병비만 지원 불가)

7. 저소득층 사회복지지원제도

"국가로부터 생계비, 주거비나 의료비등을 지원받는 제도도 있답니다."

어떤 제도인가요?

- 질병이나 기타 사유로 인해 경제적인 어려움에 처한 경우, 소득 및 재산, 부양의무자 기준을 평가하여 국가에서 생계비, 주거비 또는 의료비 등을 지급하는 제도입니다.
- 투석 치료로 인해 경제 활동이 중단되고 지속적인 의료비가 부담되는 경우 평가 기준에 부합 되면 신청을 통해 국가의 도움을 받을 수 있습니다.

국민기초생활보장제도

- 지원 대상 : 근로능력여부 · 연령 등에 관계없이 국가의 보장을 필요로 하는 급여 종류별 최저 보장수준 이하의 모든 가구(원칙적으로 가구단위 보장이나 필요한 경우 개인단위로 보장함)

- 선정 기준

기준구분	생계급여	의료급여	주거급여	교육급여
소득인정액	기준중위소득 30% 이하↓	기준중위소득 40% 이하↓	기준중위소득 44% 이하↓	기준중위소득 50% 이하↓
부양의무자	수급권자의 1촌의 직계혈족 및 그 배우자(단, 사망한 1촌의 직계혈족의 배우자는 제외) *부양능력 판정을 통해 급여종류별 선정			

– 혜택: 생계급여, 의료급여, 주거급여, 교육급여, 해산급여, 장제급여 등 지원

차상위 본인부담 경감 제도

- 지원 대상 : 희귀난치성 · 중증난치질환자, 6개월 이상 치료를 필요로 하는 만성질환자, 18세 미만의 아동이 속한 세대의 소득인정액이 기준 중위소득의 50% 이하인 가구 (요양급여비용 본인부담 경감 대상자가 의료급여와 유사한 수준의 본인부담금만 투담하고 일반 건강보험가입자 본인부담금 과의 차액은 국고에서 지원함)

- 선정 기준:

① 소득인정액(소득평가액+재산의 소득환산액)이 기준 중위소득의 50% 이하 (1인 853,504원)

(단위 : 원)

구분	1인가구	2인가구	3인가구	4인가구	5인가구	6인가구	7인가구
기준중위 소득 50%	853,504	1,453,264	1,880,016	2,306,768	2,733,520	3,160,272	3,587,024

② 부양의무자 1촌의 직계혈족 및 배우자의 소득 및 재산기준 충족(1인 2,048,410원)

8. 저소득층 사회복지지원제도

"국가로부터 생계비, 주거비나 의료비등을 지원받는 제도도 있답니다."

서울형기초보장제도(서울시 거주자)

- 지원 대상 : 신청일 현재 세대주 주민등록이 서울시 거주자로 생활수준이 어려우나 부양의무자 기준 등 법정요건에 해당하지 않아 보호를 받지 못하고 있는 비수급 가구 (맞춤형급여의 생계 · 의료 · 주거급여 수급자는 신청 불가)

- 선정 기준 : ① 소득인정액이 기준중위소득의 43% 이하(1인 734,013원)
  ② 재산 1억 3천 5백만원 이하, 금융재산 3천만원 이하, 자동차기준 적합한 가구
  ③ 부양의무자 : 1촌의 직계혈족 및 배우자의 소득 및 재산기준 동시 충족(1인 4,613,536원/재산 6억 이하)

④ 혜택 : 생계급여(소득대비 차등 지원), 장제급여(1가구당 75만원),해산급여(1가구당 60만원) 지원

9. 장애인연금, 장애수당

어떤 제도인가요?

- 장애로 인하여 생활이 어려운 장애인에게 생활의 안정을 위하여 장애인연금 또는 장애수당을 지급하는 제도입니다.

누가 받을 수 있나요?

	장애인연금	장애수당
지원대상자	만 18세 이상의 중증장애인(1급, 2급, 3급 중복) ※ 3급 중복장애 :3급에 해당하는 장애 외에 추가 장애를 하나 이상 가진 경우 (예: 3급+5급 또는 3급+6급) ※ 다만, 중복합산으로 3급으로 상향 조정되는 자는 제외 예시) 4급+4급 → 3급이 된 자는 중복장애에 해당하지 않음.	만 18세 이상의 경증장애인 (3급,4급,5급,6급)
수급자격	본인과 배우자의 소득과 재산의 총 금액 (월 소득평가액+재산의 월 소득환산액)이 선정 기준액 이하인 자 – 소득인정액: 본인과 배우자의 월 소득평가액과 재산을 월소득으로 환산한 금액을 합하여 계산한 금액 – 선정기준액: 단독가구 122만원, 부부가구 195.2만원(2019년 3월 기준)	국민기초생활보장 수급자 또는 차상위 계층

어떤 혜택을 받을 수 있나요?

[장애인연금]

※ 만 65세 이상은 기초급여 대신 기초연금으로 지급됩니다. (만 65세 생일 1개월 전에 기초연금을 꼭 신청하세요)

※ 부부(2인)가구 모두 기초급여를 받는 경우 각각의 기초급여에 20% 감액

※ 2019년 4월부터는 장애인연금 기초급여(만 18세~만 64세)를 30만원으로 인상지급

(단위 : 원)

구분	합계		기초급여	부가급여	
	만 18세 ~ 만 64세	만 65세 이상	만 18세 ~ 만 64세	만 18세 ~ 만 64세	만 65세 이상
생계 · 의료 급여수급자	380,000	330,000	300,000	80,000	330,000
주거 · 교육 급여수급자 차상위계층	323,750	70,000	253,750	70,000	70,000
차상위초과	273,750	40,000	253,750	20,000	40,000

※ 2019년 4월~12월, 2020년 1월~ 급여액이 상이하므로 해당기간에 지급되는 금액을 확인하시기 바랍니다.

[장애수당]

(단위 : 원)

구분	생계 · 의료급여수급자	주거 · 교육급여수급자, 차상위계층	보장시설수급자 (생계 · 의료급여 수급자)
장애수당	40,000	40,000	20,000

어떻게 신청하나요?

신분증 및 통장사본 지참하여 읍 · 면 · 동 주민센터 방문 ▶ 신청 ▶ 심사 및 결과통보 ▶ 장애인연금 또는 장애수당 지급 (매월 20일)

10. 국민연금 내 장애연금

어떤 제도인가요?

- 국민연금 가입 중*에 발생한 사고나 질병으로 인해 완치 후에도 신체 또는 정신상의 장애가 남은경우 장애가 존속하는 기간 동안 지급되는 연금급여입니다.(*국민연금을 받고 있는 대상자는 해당되지 않음)

누가 받을 수 있나요?

- 국민연금 가입자이며 가입기간 중 60세 이전 만성콩팥병(만성신부전증)으로 주 2회 이상 지속적인 투석치료를 처음 시작한 날로부터 3개월 경과하거나 신장 이식 수술일로부터 6개월이 경과한 대상자로 국민연금법 기준 장애등급을 받은 대상자

어떤 혜택을 받을 수 있나요?

- 장애등급, 가입기간, 가입기간 중 소득월액평균 등을 고려하여 연금액 산정
- 질병이나 부상의 완치일을 기준으로 노동력 손실 또는 감소 정도에 따라 1~4급으로 결정

수급요건	장애등급	급여수준
완치 후에도 장애가 있는 자	1급	기본연금액 100% + 부양가족연금액
	2급	기본연금액 80% + 부양가족연금액
	3급	기본연금액 60% + 부양가족연금액
	4급	기본연금액 225% (일시보상금)

- 장애등급에 따라 1급~3급까지는 기본연금액에 부양가족연금액이 더해져 매월 연금으로 지급되며 장애 4급의 경우는 일시금으로 지급됩니다.

어떻게 신청하나요? (평일 기준 21일 이내)

- 전국 국민연금공단지사 어디서나 가능하며 방문접수
- 특별한 사정이 없는 한, 21일 내 완료(평일기준, 자료 보완 및 직접진단에 따른 추가 소요시간은 심사 처리 기간에 산입 되지 않음.)

공단 방문 ▶ 청구서 작성 및 접수 ▶ 본부 심사 ▶ 결과 통보 ▶ 지급 결정 및 통지서 발급

11. 노인장기요양보험제도

어떤 제도인가요?

- 만 65세 이상 또는 만 65세 미만으로 노인성 질병(치매, 뇌혈관성 질환, 파킨슨 병 등)으로 혼자서 세수・목욕・식사・세탁・배변처리・간호처치 등 일상생활이 어려운 어르신들에게 가정이나 장기요양기관에서 신체활동, 인지, 가사활동지원 등의 요양서비스를 제공해 드리는 제도입니다.
  (장애인활동지원 급여를 이용 중이거나 이용을 희망하는 경우 장기 요양등급이 인정되면 장애인 활동지원 신청 또는 급여가 제한됩니다)

누가 받을 수 있나요?

- 만 65세 이상 노인 또는 만 65세 미만의 노인성 질병(치매, 뇌혈관질환, 파킨슨 등)을 가진 6개월 이상 혼자서 일상생활이 어려운 대상자

등급	심신의 기능상태
1등급	와상상태로서 거의 일상생활이 불가능한 상태(100 점 중 95 점 이상) – 하루종일 침대 위에서 생활하는 자로 스스로 움직일 수 없는 와병상태 – 일상생활활동의 식사, 배설, 옷 벗고 입기의 모든 활동이 전적으로 타인의 도움 필요
2등급	일상생활이 곤란한 중증 상태(75 점 이상–95 점 미만) – 휠체어 이용하지만 앉은 자세 유지 못함 – 식사, 배설, 옷 벗고 입기 등에서 타인의 완전한 도움필요 – 하루 중 대부분의 시간을 침대 위에서 지내는 경우가 많
3등급	일상생활에서 부분적으로 타인의 도움이 필요한 상태(60 점 이상–75 점 미만) – 식사, 배설, 옷 입고 벗기 등에서 타인의 부분적 도움이 필요한
4등급	심신의 기능상태 장애로 일상생활에서 일정부분 타인의 도움이 필요한 상태 (51점 이상–60점 미만) – 식사, 배설, 옷 벗고 입기 등에서 타인의 일정부분 도움이 필요한 자
5등급	치매환자(노인장기요양보험법 제 2 조에 따른 노인성질병으로 한정) (45점 이상–51점 미만) – 인지기능장애와 문제행동으로 일상생활수행에 어려움을 겪는 경증 치매환자
인지지원등급	치매환자(노인장기요양보험법 시행령 제 2 조에 따른 노인성 질병으로 한정) 장기요양인정 점수가 45점 미만인 자

어떻게 신청하나요?

국민건강보험공단 전국지사에 신청 (노인장기요양보험운영센터) *신청방법:공단방문,우편,팩스,인터넷 ▶ 공단 직원 방문 심사 ▶ 등급 판정 ▶ 결과 통지 ▶ 서비스 제공

장기요양인정 유효기간

- 최소 1년이며 갱신신청 결과, 직전 등급과 같은 등급으로 판정된 경우 유효기간 연장이 가능합니다.

장기요양 1등급의 경우	4년
장기요양 2등급~4등급의 경우	3년
장기요양 5등급, 인지지원등급의 경우	2년

갱신신청

- 장기요양수급자로 결정되더라도 유효기간까지만 서비스를 이용할 수 있으며, 지속적 서비스를 이용하시려면 유효기간 종료 90일 전부터 30일 전까지 갱신 신청을 해야 합니다.
- 갱신 신청의 경우 유선으로도 신청이 가능합니다. 이 경우 신청서는 제출하지 않아도 되며, 통화자의 신분 확인 절차를 거친 후에 신청이 가능합니다. (2017.01.01. 시행)
- 장기요양 인정자의 심신 상태에 변화가 있어 현재 등급을 변경할 필요가 있을 때는 등급 갱신 신청기간이 아니더라도 등급변경을 신청할 수 있습니다.

어떤 혜택을 받을 수 있나요?

- 수급자로 인정을 받은 분은 장기요양인정서가 도착한 날부터 서비스 이용 가능합니다.
- 수급자가 자율적으로 장기요양기관을 선택하여 급여계약 체결 후 시설 및 재가 장기급여를 받을 수 있습니다.

급여내용		지원내용	본인부담금
시설급여		요양시설(노인요양시설, 노인요양공동생활가정)에 장기간 입소하여 신체활동 지원 등 제공	일반대상자 20%
			40%감경대상자* 12%
			60%감경대상자** 기타의료급여수급권자 8%
			국민기초생활보장 수급권자 면제
재가급여	방문요양	방문요양 장기요양요원이 가정을 방문하여 신체활동 및 가사활동 등을 지원	일반대상자 15%
			40%감경대상자* 9%
	인지활동형 방문요양	수급자에게 인지자극활동 및 잔존기능 유지 · 향상을 위한 사회훈련을 제공 (기존방문요양과는 달리 가사지원은 제공할 수 없으나 잔존기능 유지 · 향상을 위한 사회활동훈련을 제공하는 방법으로 수급자와 함께 옷 개기, 요리하기 등은 가능)	60%감경대상자** 기타의료급여수급 권자 6%
			국민기초생활보장 수급권자 면제
	방문목욕	장기요양요원이 목욕설비를 갖춘 차량을 이용하여 가정방문 후 목욕을 제공	
	방문간호	간호(조무)사 또는 치위생사가 방문하여 간호 및 처치, 교육, 상담, 구강위생 등 지원	
	주야간보호	하루 중 일정시간 동안 요양기관에서 보호하며 목욕, 식사, 기본간호, 치매관리, 응급서비스 등 심신기능의 유지, 향상을 위한 교육, 훈련 등을 제공	***감경대상자란? :** 건강보험공단에서 매월 말 수급자의 건강보험료 등을 확인하여 그에 따라 본인부담 감경률을 달리적용. *가입자 종류 및 가구원수별 보험료 순위 25%초과~50% 이하 **가입자 종류 및 가구원수별 보험료 순위 0%초과 25%이하인자 방문간호
	단기보호	월 15 일 이내 기간 동안 장기요양기관에서 보호하여 신체활동 지원 및 심신기능유지, 향상을 위한 교육, 훈련 등을 제공	
	복지용구	필요한 복지용구(18개 품목)를 대여하거나 구입, 연160 만원이내 (초과금액은 전액본인부담)	
특별현금급여 (가족요양비)		수급자가 섬 · 벽지에 거주하거나 천재지변, 신체 · 정신 또는 성격 등의 사유로 장기요양급여를 지정된 시설에서 받지 못하고 그 가족 등으로부터 방문요양에 상당하는 장기요양 급여를 받을 때 지급 (지급액 : 월 15 만원)	
가족상담 지원서비스		재가급여를 이용하는 수급자의 가족 중 스트레스, 부양부담이 높은 가족에게 정신건강전문요원이 전문상담, 교육, 정보를 제공하는 서비스	

참고문헌

1. 대한병원협회 : 건강보험, 요양급여비용 2009년 2월
2. 小川洋史 : 투석핸드북(개정 제4판) 의학서원 2009년 9월
3. 강성귀, 김원, 이식 : 신장학, 고려의학 2010년 1월 2판
4. 대한신장학회 혈액투석보고 2018년 12월
5. 대한투석협회 제공, 2019년 개정판

찾아보기

국문

영문

A

B

기초투석핸드북
2판

2010년 8월 30일 1판 발행
2019년 11월 21일 2판 인 쇄
2019년 11월 25일 2판 발 행

정가 30,000원

감 수 : 오가와 히로시 오카야마 미사꼬
편 집 : 신생회 제일병원재택투석교육센터
편 역 : 강성귀 · 박재홍 · 문치영 · 장용범
발행자 : 최 병 진

발 행 처 :도서출판 **고 려 의 학**
(02880) 서울 성북구 성북로9길 1 보문빌딩 3층
Tel. 765-0333, 0337
Fax. 743-2288
등록번호 : 제 1-519호 1978. 6. 29.

ISBN 979-11-89210-25-0